병원회계 및 재무관리

황성완 · 이해종 · 김광용 공저

보문각

• 공저자

황성완(백석예술대학교 의료행정 교수)

이해종(연세대학교 보건행정학과 교수)

김광용(백석예술대학교 세무회계 교수)

병원회계 및 재무관리

초판2쇄발행 2022년 3월 15일
초 판 발 행   2018년 1월 15일

지은이 황성완·이해종·김광용
펴낸이 이호동
발행처 **보문각**
블로그 http://bomungak.blog.me
e-mail bomungak@naver.com
주소 서울시 서초구 바우뫼로7길 8
등록번호 302-2003-00085
전화   02)468-0457
팩스   02)468-0458

값 23,000원

ISBN 978-89-6220-340-0 93510

본 교재를 출판하게 된 것을 우선 하나님께 영광돌리고자 한다.

매년 연말이면 올해의 사자성어에 대해서 논한다. 올해는 파사현정(破邪顯正)이 교수신문에서 선정되었다. 그 뜻은 사악하고 그릇된 것을 깨고 바른 것을 드러낸다는 뜻이다. 회계나 재무관리도 마찬가지로 항상 사악한 마음을 먹게 되는 유혹에 빠지기 쉽다. 그러나 오히려 바르게 정리한다면 그 무엇보다도 병원의 경영상황을 가장 잘 대변할 수 있는 것이다. 올바른 회계처리와 재무운영을 통해서 모든 의료기관이 재무적인 위험에서 벗어나길 바란다.

병원회계를 가르치면서 항상 답답했던 부분이 전산프로그램의 발달로 인해 분개를 잘하면 최종 결과물인 재무제표가 쉽게 만들어지는데, 학생들이 어려워하는 전기, 정산표 작성 등의 중간과정을 꼭 가르치는 것에 대한 의문이 있었다. 그러나 매번 이러한 질문을 던지지만 배우는 학생들에게는 중간과정을 모르고 처음과 끝부분만 아는 것은 알맹이 없는 찐빵과 같은 것 아닐까하는 생각이 든다. 그래서 이번에 기존의 병원회계 부분에 전산시스템에서 이뤄지는 결과물을 넣어서 화면을 보여주기로 하였다. 다른 프로그램도 많지만 회계프로그램으로 가장 많이 사용되는 것으로 더존 교육용 회계프로그램을 이용하여 실제 화면을 볼 수 있도록 만들었다. 따라서 3장의 병원회계의 순환과정에 더존 프로그램 설치에 관련된 내용과 분개, 전기, 정산표, 최종 재무제표의 내용을 더존 프로그램의 실제 화면을 넣어서 독자들의 이해를 돕는데 노력하였다. 전산회계프로그램을 이용하여 더 구체적인 사용에 대한 부분은 독자들의 반응을 보면서 추가하도록 하겠다. 기존에 독자들의 이해를 돕기 위해서 실제 사용되는 계정과목에 맞지 않는 독자들의 눈높이 맞게 사용하였던 계정과목을 실제 의료기관회계규칙에 맞게 모두 수정하였다. 혹 수정이 되어 있지 않은 부분이 있다면 의견을 보내주시기 바란다.

의료기관에서 재무관리 분야는 일반기업에처럼 많은 역할을 하지 못하지만 병원의 규모가 확대되고 있는 추세에서는 심도있게 고민해 보아야 할 것이다. 사드로 인한 중국과의 경제적인 마찰과 여러 가지 요인들로 인해서 아직까지 제주도에 투자개방형병원(영리병원)이 허가되고 있지 않지만 투자개방형병원이 도입이 되면, 기존 병원의 재무관리에 새로운 변화를 모색해야 할 것이다. 다만, 우리나라 모든 병원이 다 투자개방형병원으로 전환되지 않을 것이며, 전환하는 병원이 있다고 해도 많지 않을 것이라 생각된다. 다만, 일반 기업에서 이뤄지고 있는 재무관리의 많은 부분을 제외한 병원에 맞는 부분만을 수록하다보니 의료기관에서 종사하시는 분들의 답답함을 해결하지 못하는 부분이 아쉬움으로 남는 부분이다.

이번 출판에 많은 의견을 주신 교수님들께 감사의 말씀을 전하고 싶고, 본 교재를 이용하여 강의를 맡아주신 많은 교수님들께도 지면을 빌려 감사의 말씀을 전하고 싶다. 부족한 교재 보시는 많은 독자들께도 감사의 말씀을 전하며, 올해 좋은 일만 있기를 기도합니다.

2018년
방배동에서 저자일동

차례

Contents

제Ⅱ편 병원재무관리

제6장 병원재무관리의 이해

제7장 병원의 투자결정

제8장 병원의 자본조달과 자본구조

Contents

제 I 편
병원회계

Hospital Accounting and Financial Management

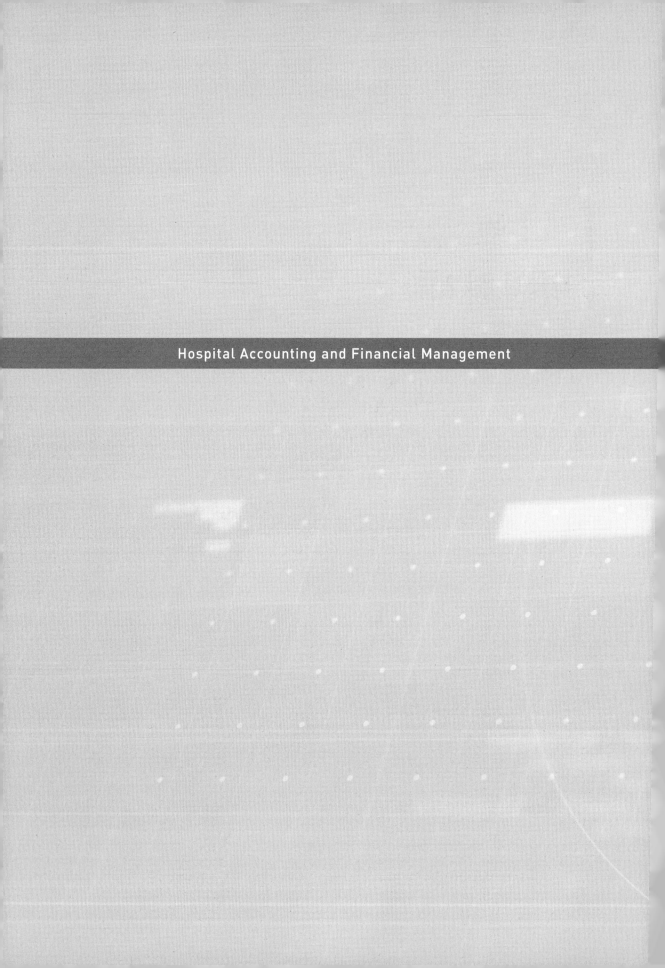

Hospital Accounting and Financial Management

제1장 병원회계의 본질

　회계라는 말을 우리는 일상생활에서 많이 쓰고 있다. 현재뿐만 아니라 미래에도 많이 사용하게 될 것이다. 그렇지만 대부분의 사람들이 회계는 나와 관련이 없는 단어인양 생활한다. 예를 들어서 가정주부에게 회계에 대해서 물어보면 '회계가 내게 필요한 것입니까?'라고 질문을 할 것이며, 회계 담당 업무를 제외한 병원에서 근무하는 대부분의 사람들도 마찬가지로 '우리가 회계를 알아야 하는 이유가 있습니까?'라고 질문 할 것이다. 왜 이런 현상들이 발생할까? 정말로 회계 관련 업무를 하는 사람을 제외하고는 회계에 대해서 알 필요가 없는 것일까? 그러나 병원에서 2가지 전문용어가 있다면 의학용어와 회계용어라고 할 정도로 상호 의사소통에 중요한 용어가 회계라 할 수 있다.

많은 사람들이 회계를 실제 접하기도 전에 두려움부터 앞서는 것이 현실이다. 그러나 우리가 외면을 하고 싶지만 현실 속에서 우리는 회계의 홍수 속에 살아갈 수밖에 없다. 그렇다면 "피할 수 없으면 즐겨라"라는 말처럼 우리가 회계를 우리 것으로 만들어 보는 것은 어떨까? 지금부터 회계가 무엇인지 우리 모두 헤쳐 나가보자. 회계를 처음 접해 본 사람들은 '추상화' 그림을 처음 보고 느꼈던 기억을 되살려 보도록 하자. 이게 그림이야 하지 않았나? 지금 회계가 이와 같은 기분이라 생각된다. 남들은 재무상태표니 손익계산서니 하면서 이야기를 하고, 여러분들도 신문이나 인터넷 혹은 대학 때 수업시간에 들어 본 것도 같은데, 그것을 받아 본 느낌은 '추상화' 속에 숨은 의미를 찾는 것 같을 것이다. 추상화의 제목을 아무리 들여다보고 그림을 아무리 다시 보아도 제대로 알 수 없었던 것처럼 회계도 이와 같은 생각이 들어, 회계는 전문가에게나 맡기고 나는 신경 쓰지 않는 것이 훨씬 좋겠다는 결론에 도달할지도 모르겠다. 그러나 회계는 누구나 할 수 있을 뿐만 아니라 현재 하고 있을지도 모른다.

1. 회계 정보 이용자

회계가 무엇인지 지금부터 차근차근 찾아가 보자. 우선 회계는 누가 필요로 하는 것일까? 회계 담당자, 회계 담당부서는 회계와 관련된 모든 일을 하고 있다. 그럼 병원에서 회계 담당 부서는 왜 회계 자료를 만드는 것일까? 최고경영자(병원장)를 비롯한 병원 경영진들이 원하니까? 회계 정보를 만들어서 제공하는 것일까? 그렇다면 최고경영자 혹은 병원 경영진들은 왜 회계 정보를 필요로 할까? 혹 다른 사람들은 필요하지 않을까? 여기에서 회계 정보를 필요로 하는 사람들에 대해서 한번 살펴보도록 하자.

첫째, 최고경영자 혹은 병원 경영진이라고 할 수 있다. 회계 정보는 병원을 운영하는데 필요한 의사결정을 하는데 있어서 필요하다. 예를 들어 병원이 신규로 장비를 들어오려고 하는

데 이것을 자체 자금으로 구매를 할 것인지 아니면 대출을 통한 차입을 통해서 구매를 할 것인지 등의 의사결정을 해야 하는 경우가 많다. 바로 이때 회계 정보가 필요할 것이다. 물론 이러한 의사결정을 하는데 있어서 회계 정보만을 가지고 최종 결정을 내리지는 않겠지만 회계 정보를 기초로 해서 병원의 재무 상태에 어떠한 영향이 있는지를 파악 할 수 있다.

둘째, 병원에 종사하는 직원들에게 필요하다. 병원 직원들은 업무에 필요한 물자를 조달하는데 있어 충분한 자금 지원이 되는지 혹은 물자를 저렴하게 들여올 수 있는 기회가 생겼을 때 이것을 진행하는 것이 좋은지 나쁜지를 판단하는 자료로써 회계 정보가 필요하다. 또한 자신이 근무하고 있는 병원이 장래에 계속해서 근무할 수 있는지 그리고 자신의 수입에 지장을 초래하지 않는지를 파악할 수 있는 좋은 자료가 된다.

셋째, 정부기관이다. 정부기관에서는 병원의 소득에 따른 세금 납부 또는 국가 기관의 통계처리 및 규제와 관리를 하는데 병원의 회계 정보가 필요하다.

넷째, 채권자에게도 중요한 자료가 된다. 병원이 성장하면서 환자 진료를 통한 수익을 창출도 하겠지만 신규 병원을 설립한다든지 최신 장비를 도입하는데 있어서 금융기관으로부터 장·단기 차입을 하는 경우, 금융기관으로부터 차입금을 대출하는데 필요한 근거 자료

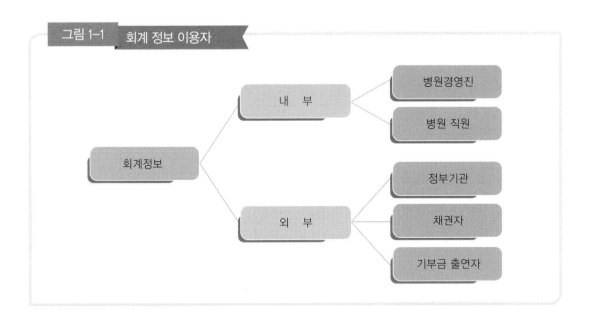

그림 1-1　회계 정보 이용자

- 회계정보
  - 내　부
    - 병원경영진
    - 병원 직원
  - 외　부
    - 정부기관
    - 채권자
    - 기부금 출연자

로 회계 정보가 활용된다. 그리고 병원에서 환자를 진료하는데 들어가는 의료소모품들의 경우에도 대부분 의료소모품이 입고되고 바로 현금을 지급하지 않기 때문에 외상으로 물건을 구입하는 경우에 납품하는 업체가 병원에 현금을 받지 않고 물건을 납품해도 되는지를 판단하는 근거가 회계정보이다.

다섯째, 병원에서는 일반 기업처럼 주주는 아니지만 병원에 기부금을 납부한 사람 또는 병원 설립 당시에 출연금을 납부한 사람들이 회계 정보를 필요로 한다. 일반 기업에서는 주주들이 기업이 잘 운영되고 본인들에게 이익을 창출할 수 있도록 경영을 잘하고 있는지를 판단하는 중요한 자료로 회계 정보를 활용하는 것처럼 병원도 기부금을 납부한 사람이 자신의 기부금이 잘 활용되고 있는지 등에 대해서 파악할 수 있는 정보가 바로 회계 정보이다.

이처럼 회계정보를 이용하는 사람들의 다양한 요구에 맞게 정보를 제공하다보면 보는 사람마다 똑같은 내용을 다르게 해석할수 있기 때문에 모든 사람들에게 일정한 형식에 따라 쉽게 병원의 경영 상태를 파악할 수 있도록 만들어진 것이 재무제표(financial statements)이다. 대표적인 재무제표가 재무상태표와 손익계산서라 할 수 있다.

앞에서 회계 정보를 필요로 하는 사람들에 대해서 보았는데, 이러한 내용을 기초로 회계를 정의하면 **병원 내·외부 이해 관계자들에게 병원활동에 대한 경제적 정보를 제공하여 합리적인 의사결정을 할 수 있도록 전달하는 과정**이라고 할 수 있다. 즉, 각각의 상황은 다르지만 이해 관계자들이 자신들의 올바른 의사결정을 내리는데 필요한 의사소통을 할 수 있는 공통의 도구가 바로 회계다.

2. 회계의 분류

회계는 목적, 대상 등에 따라 3가지 형태로 나눌 수 있다. 첫 번째는 일반적으로 우리가 회계라고 말하는 외부 이해관계자에게 전달할 목적으로 일정한 형식(재무제표)에 의해서 만들어진 재무회계(financial accounting)가 있다. 재무회계는 이해관계가 대립되는 일반대중에게 병원의 실적에 대하여 신뢰할 수 있는 정보를 제공하는 것이 목적이므로 일정한 원칙

(Generally Accepted Accounting Principle:GAAP)에 따라 행해지며, 정기적인 보고의 형태로 재무상태표, 손익계산서, 현금흐름표 등의 공식적인 형식으로 작성된다. 둘째는 내부 이해관계자로 최고경영자 혹은 임원진에게 경영의사결정을 판단하는데 필요로 하며 수시로 제공되는 회계인 관리회계(management accounting)가 있다. 관리회계는 재무회계처럼 일반적인 회계 원칙의 지배를 받지 않으며, 정기적인 보고보다는 수시로 발생하는 의사결정에 필요한 정보이기 때문에 특정한 형식보다는 경영의사결정을 합리적으로 내리는데 도움을 줄 수 있는 형태로 작성된 보고서로 주로 내부 이해관계자들을 위해 작성된다. 셋째는 조세법에 근거하여 국세청에 세법 소정양식에 맞게 회계정보를 제공하는 세무회계(tax accounting)가 있다. 세무보고의 형식과 재무회계보고의 형식이 때에 따라 다른 경우가 있는데 이것은 적용되는 세법의 차이, 합리적인 절세 방안에 따라서 약간의 차이를 가져 올 수 있다.

표 1-1 회계 목적에 따른 분류

구분	재무회계	관리회계	세무회계
대상	불특정 다수 이해관계자	내부 이해관계자	특정 이해관계자
목적	불특정 다수의 경제적 의사결정에 필요한 정보	내부 경영자의 의사결정에 필요한 정보	각종 세법, 법령 등에 필요한 정보
근거	병원 회계 기준	필요에 따라	조세법
자료유형	재무제표와 같은 일정한 형식을 갖춤	일정한 형식 없음	세법 소정양식

회계의 기본가정(basic assumption)이란 회계를 작성하는 데 필요한 이론적 구조를 형성하는데 전제가 되는 가정으로 회계공준(accounting postulates)이나 근본원칙(under lying principles)이라고도 한다. 다음 3가지가 가장 중요한 기본가정이다.

1. 회계실체

회계실체(economic entity)의 가정이란 병원은 하나의 독립된 별개의 경제실체라는 것이다. 즉, 재무제표에 포함될 정보를 병원(기업)의 관점에서 볼 것인가 아니면 병원(기업)의 소유주 관점에서 볼 것인가에 따라 제공되는 정보가 달라질 수 있다. 따라서 법적 형식보다 경제적 실질을 중시하여 정보를 제공하는 것으로 병원(기업)에 관해서만 기록 보고해야 한다는 것이다. 예를 들어, 병원장이 신규로 아파트를 구입하였다고 하더라도 이 거래는 병원의 회계정보에 영향을 주지 않는다. 그러나 병원의 자금으로 병원장의 관사를 매입하였다고 하면 이것은 병원의 소유이므로 병원의 회계 정보에 영향을 미치게 된다. 이처럼 회계실체의 가정은 개별재무제표 또는 연결재무제표의 작성 근거가 된다.

2. 계속기업

계속기업(going concern)[1]의 가정이란 병원은 반대의 증거(반증)가 없는 한 병원 목적을 달성하기 위해 계속적으로 경영활동을 존속한다는 전제하에 회계처리를 하는 것이다. 즉,

---

1) 「일반기업회계기준」에서 "계속기업" 작성의 원칙은 경영진이 재무제표를 작성할 때 계속기업으로서의 존속가능성을 평가해야 한다. 경영진이 기업을 청산하거나 경영활동을 중단할 의도를 가지고 있지 않거나, 청산 또는 경영활동의 중단 외에 다른 현실적 대안이 없는 경우가 아니면 계속기업을 전제로 재무제표를 작성한다. 계속기업으로서의 존속능력에 유의적인 의문이 제기될 수 있는 사건이나 상황과 관련된 중요한 불확실성을 알게 된 경우, 경영진은 그러한 불확실성을 공시하여야 한다. 재무제표가 계속기업의 기준하에 작성되지 않는 경우에는 그 사실과 함께 재무제표가 작성된 기준 및 그 기업을 계속기업으로 보지 않는 이유를 공시하여야 한다.

병원(회계실체)은 그 경영활동을 청산(清算)하거나 중대하게 축소시킬 의도가 없을 뿐만 아니라 그러한 필요성도 없기 때문에 병원의 청산가치를 계산하기보다는 향후 지속적으로 미래의 가치를 생산한다는 가정 하에 미래효익 원가(cost of future benefits)를 사용기간에 맞춰 배분해야 한다는 것이다. 예를 들어, 병원이 증축을 하였는데 40년간 사용할 수 있다고 가정하면 병원 증축에 들어간 비용을 한꺼번에 비용처리를 하는 것이 아니라 40년간에 걸쳐서 병원 증축에 들어간 비용을 처리하면 될 것이다. 그런데 만약 5년 후에 병원 문을 닫는다면 병원 증축 비용을 40년 동안으로 나눠서 감가상각을 하는 것보다는 5년 후에 병원을 매각했을 때 받을 수 있는 금액으로 평가해서 보고하는 것이 병원 경영 측면뿐 아니라 일반인들에게도 보다 유용한 정보를 제공하는 것이 될 것이다. 그러므로 계속기업의 가정을 하지 않는다면 병원 증축 비용과 같은 장기간에 걸쳐 병원에 영향을 주는 요소에 대해서 감가상각을 할 필요가 없을 것이다. 이는 역사적 원가주의의 근거인 동시에 회계기간의 전제조건이 된다.

3. 회계기간

회계기간(accounting period)의 가정이란 회계실체의 존속기간을 일정기간단위(일반적으로 1년 기준)로 분할하여 각 기간에 대한 경제적 유용한 정보를 보고하는 것을 말한다. 계속기업의 가정에 따라 병원의 경영활동을 계속하여 수행한다고 전제하기 때문에 일정기간을 인위적으로 구분하여 기간 손익을 산정해야 한다.

회계연도가 시작하는 시점을 기초라고 하며, 끝나는 시점을 기말이라고 한다. 이익계산의 대상이 되는 해당 회계기간을 당기(當期, current period)라 하고, 이전 회계기간을 전기(前期, previous period)라고 하며, 다음 회계기간을 차기(次期, next period)라고 한다. 병원은 회계기간을 일반적으로 1년을 넘지 않는 범위 내에서 설정하고 있으며, 주식시장에 상장된 기업의 경우에는 증권거래법에 따라 분기재무제표를 작성하여 공시하는 것을 의무로 규정하고 있다.

회계기간을 구분해서 회계정보를 작성하다보면 까다로운 회계처리문제가 발생하게 되는데, 예를 들어 앰블런스 구입을 1월 1일에 하였다면 1월 1일부터 12월 31일까지 1년치 보험료를 내기 때문에 보험료 지급과 동시에 비용으로 처리하면 편리할 것이다. 그러나 만약 9월 15일에 신규로 앰블런스를 구입하였다고 가정하면 자동차 보험료도 9월 15일에 지급을 완료하였을 것이다. 그러므로 12월 31일에는 이미 보험료를 지불하였기 때문에 모두를 비용으로 처리하는 것이 옳은 것이다. 그런데 차기년도의 1월 1일부터 9월 14일까지는 현재 지급한 보험료의 혜택을 보게 된다. 그러므로 모든 보험료를 올해 비용으로 처리 할 것인지 아니면 남은 기간의 보험 혜택을 빼고 그 동안의 보험만 비용처리를 할 것인가 결정해야 한다. 마찬가지로 11월 20일에 환자를 진료를 했는데, 진료수익 중 본인부담금은 당일 받았지만 보험자 단체로부터 지급될 부분이 익년도 1월 15일에 입금이 된다면 올해 발생한 수익으로 해야 할 것인지 아니면 환자에게서 받은 금액만 올해수익으로 정리하고 나머지 부분에 대해서는 보험자 단체가 병원으로 입금했을 때 수익으로 처리해야 할 것인가를 결정해야 할 것이다. 이와같이 수익과 비용을 기록하는 방법에는 2가지가 있는데, 하나는 현금주의[2]

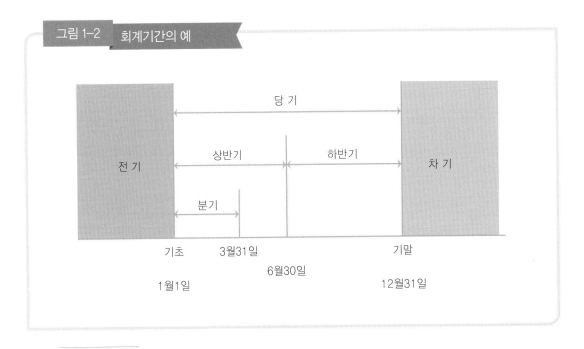

그림 1-2 회계기간의 예

당 기

상반기 하반기

전 기 차 기

분기

기초   3월31일   기말
          6월30일
1월1일   12월31일

---

2) 현금주의(cash basis)는 환자에게 의료서비스를 제공하고 현금을 수령한 시점에서 수익을 인식하며, 이를 위해 소요되는 지출을 현금으로 지급하는 시점에서 비용을 인식하는 방법이다.

이고 다른 하나는 발생주의[3]가 있다.

1. 회계정보의 질적 특성

회계정보는 다양한 이해 관계자가 의사결정에 유용한 정보를 제공하는 것을 목적으로
한다. 그러므로 회계정보가 유용하게 활용되기 위해서 질적으로 좋은 정보가 제공되어야
하는 것은 당연하다. 이렇게 유용한 재무정보의 질적 특성(qualitative characteristcs of useful
financial information)은 〈그림 1-3〉과 같다.[4]

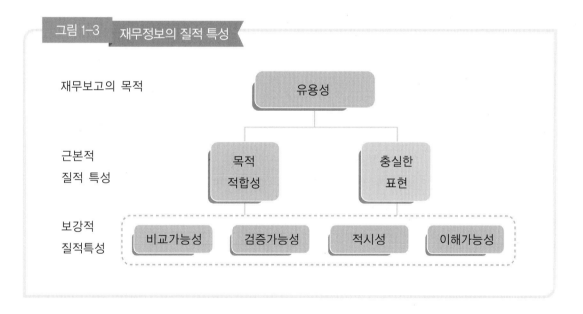

그림 1-3   재무정보의 질적 특성

---

[3] 발생주의(accural basis)는 현금의 실제 움직임과 상관없이 수익과 비용의 원인이 되는 경제적인 사실이 발생해서 경제
적인 효익을 얻거나 사용하는 시점에 수익과 비용을 기록하는 방법이다.

[4] 유용한 재무정보의 질적 특성(K-IFRS 재무보고를 위한 개념체계, 한국회계기준원 회계기준위원회, 2011)

유용한 재무정보의 질적 특성은 주요 이용자가 보고기업에 대한 의사결정을 할 때 가장 유용할 것으로 보이는 정보의 유형을 식별하게 해주는 것으로서, 재무제표 등에서 제공되는 재무정보에 적용된다. 그런데 재무정보의 측정, 요약, 보고에는 원가가 소요되므로 해당 정보 보고의 효익이 그 원가를 정당화한다는 것이 중요하다. 이러한 점에서 원가는 포괄적 제약요인(pervasive constraint)이 된다.

재무정보가 유용하기 위해서는 근본적으로 목적적합하고, 나타내고자 하는 바를 충실하게 표현해야 한다. 이러한 특성을 근본적 질적 특성이라 한다. 그리고 재무정보의 유용성은 그 재무정보가 비교가능하고, 검증가능하며, 적시성 있고, 이해가능한 경우 보강되므로, 이 특성을 보강적 질적 특성이라 한다.

1.1 근본적 질적 특성(fundamental qualitative characteristics)

근본적 질적 특성은 목적적합성과 충실한 표현이다.

1) 목적적합성(relevance)[5]

목적적합한 재무정보는 정보이용자의 의사결정에 차이가 나도록 할 수 있다. 그 이유는 그러한 재무정보에 예측가치나 확인가치가 있기 때문이다. 정보이용자들이 미래 결과를 예측하기 위해 사용하는 절차의 투입요소로 사용될 수 있는 정보는 예측가치(predictive value)를 갖고, 과거 평가를 확인하거나 변경시키는 정보는 확인가치(confirmatory value)를 갖는다.

예측가치가 있는 정보는 확인가치도 있는 등, 재무정보의 예측가치와 확인가치는 상호 연관되어 있는 경우가 많다. 이를테면, 미래 연도 수익에 대한 예측 근거로 사용할 수 있는 올해의 수익 정보를 과거 연도에 행한 올해 수익 예측치와 비교하는 경우에 그 비교 결과는 정보이용자가 과거 예측에 사용한 절차를 수정, 개선하는 데 도움을 줄 수 있다.

---

5) 개별병원 수준에서 적용하는 목적적합성의 한 측면으로 중요성(materiality)개념이 있다. 특정 보고병원의 재무정보에서 누락되거나 잘못 표시된 정보로 인해, 이에 근거한 정보이용자의 의사결정이 영향을 받게 된다면 그 정보는 중요성이 있다.

2) 충실한 표현(faithful representation)

재무보고서는 경제적 현상을 글과 숫자로 나타내는 것이므로, 재무정보가 유용하기 위해서는 나타내야 하는 목적적합한 현상을 충실하게 표현해야 한다. 이를 위해서는 서술이 완전하고, 중립적이며, 오류가 없어야 한다. 물론 완벽함은 달성하기 어렵기 때문에 가능한 한 그 특성을 극대화해야 할 것이다.

완전한 서술(complete depiction) : 필요한 기술과 설명을 포함하여 정보이용자가 서술되는 현상을 이해하는 데 필요한 모든 정보를 포함하는 것을 말한다.

중립적 서술(neutral depiction) : 재무정보의 선택이나 표시에 편의(bias)가 없는 것을 말한다. 즉, 정보이용자가 재무정보를 유리하게 또는 불리하게 받아들일 가능성을 높이기 위해 편파, 편중, 강조, 경시 등의 방식으로 조작되지 않음을 말한다.

오류 없는 서술(depiction free from error) : 충실한 표현은 모든 면에서 정확한 것을 의미하지는 않고, 현상의 기술에 오류나 누락이 없고, 보고정보의 생산에 사용되는 절차를 선택, 적용할 때 절차상 오류가 없음을 의미한다. 예를 들어, 추정치 금액을 명확하고 정확하게 기술하고, 추정 절차의 성격과 한계를 설명하며, 그 추정치를 도출하기 위한 적절한 절차를 선택, 적용하는 데 오류가 없다면 그 추정치의 표현은 충실하다고 할 수 있다.

1.2 보강적 질적 특성(enhancing qualitative characteristics)

보강적 질적 특성은 목적적합하고 충실하게 표현된 정보의 유용성을 향상시키는 질적 특성으로서, 비교가능성, 검증가능성, 적시성, 이해가능성이 있다. 어떤 두 방법이 똑같이 목적적합하고 충실하게 표현하고 있을 때, 어느 방법으로 현상을 서술할지 결정하는 데 보강적 질적 특성이 도움이 될 수 있다.

1) 비교가능성(comparability)

정보이용자의 의사결정은 여러 대안들 중 선택이므로, 보고기업에 대한 정보는 다른 기업에 대한 유사 정보 및 해당 기업에 대한 다른 기간이나 시점의 유사 정보와 비교할 수 있다면 더욱 유용하게 된다. 이러한 비교가능성은 정보이용자가 항목 간 유사점과 차이점을 식별하고 이해할 수 있게 하는 질적 특성이다. 이와 혼동될 수 있는 용어로 일관성(consistency)이 있는데, 이것은 (한 보고병원 내에서) 기간 간에, 또는 (동일 기간의) 병원 간에, 동일 항목에 대해 동일 방법을 적용하는 것을 말하므로, 비교가능성과 관련은 있지만 서로 같지는 않다. 비교가능성은 목표이고 일관성은 그 목표를 달성하는 데 도움을 주는 것이다.

2) 검증가능성(verifiability)

검증가능성은 합리적 판단력이 있고 독립적인 서로 다른 관찰자가 '어떤 시술이 충실한 표현이다'는 데 대체로 의견이 일치할 수 있다는 특성이다. 이 특성은 경제적 현상에 대한 정보의 충실한 표현 여부를 정보이용자가 확인하는 데 도움을 준다. 검증은 직접 또는 간접으로 이루어질 수 있다. 직접 검증은, 현금을 세는 것처럼, 직접 관찰을 통해 금액 등의 표현을 검증하는 것이고, 간접 검증은 동일한 원가흐름가정(예 : 선입선출법)으로 재고자산을 재계산하여 재고자산의 장부금액을 검증하는 것처럼, 모형, 공식 등의 기법에 투입요소를 확인하고 그 결과를 재계산하여 검증하는 것이다.

3) 적시성(timeliness)

적시성은 의사결정에 영향을 미칠 수 있도록 의사결정자가 정보를 제때에 이용가능하게 하는 것을 의미한다. 일반적으로 정보는 오래될수록 유용성이 떨어지지만, 추세의 식별 및 평가가 필요한 경우처럼, 일부 정보는 보고기간 말 후에도 상당 기간 적시성이 있을 수 있다.

4) 이해가능성(understandability)

정보는 명확하고 간결하게 분류하고 특정지어 표시하면 이해가능하게 된다. 그런데 일부 현상이 본질적으로 복잡하여 쉽게 이해시킬 수 없다고 하여 그 현상에 대한 정보를 제외하면 곤란하다. 그러면 재무보고서의 정보를 더 쉽게 이해하게 할 수 있을지는 모르지만 그 보고서는 불완전하여 잠재적으로 오도할 수 있기 때문이다. 재무보고서는 병원진료활동과 경제활동에 대해 합리적인 지식이 있고, 부지런히 정보를 검토하고 분석하는 정보이용자를 위해 작성되는 것이다.

회계정보를 생산하는 각 병원마다 회계정보를 만드는 방법이 각양각색이라면 회계정보를 이용하는 회계정보이용자들 입장에서는 각 병원들의 회계정보를 활용하는데 어려움을 겪을 것이다. 따라서 회계정보를 생산하는 회계 담당자들에게 회계처리를 하는데 있어서 일정한 원칙을 제공할 필요가 있는데 이를 회계의 기본원칙(accounting principle)이라고 한다.

회계처리를 위한 기본적인 회계원칙으로는 역사적 원가의 원칙, 수익인식의 원칙, 수익·비용 대응의 원칙, 완전공시의 원칙을 들 수 있다. 대부분의 원칙은 회계 전반에 걸쳐서 설명이 필요한 요소이므로 여기에서는 완전공시의 원칙에 대해서만 설명하도록 하겠다.

빠르게 변화하는 환경 속에 재무 정보에 대한 공개 요구가 증가하고 있다. 물론 일반 기업에서는 병원보다 훨씬 많은 정보가 요구 되고 있다. 그러나 투자개방형병원[6]이 도입되는 경우에는 일반 기업과 비슷한 수준의 정보에 대해 요구가 많아 질 것이다.

공시는 공시량에 따라 완전공시, 적정공시, 공정공시로 나눠질 수 있다. 완전공시(full disclosure)는 회계정보이용자들의 의사결정에 중대한 영향을 미칠 가능성이 예상되는 모든 정보에 대해서 공시해야 한다는 것이다. 적정공시(adequate disclosure)는 많은 정보 제공이 회계정보이용자들이 회계정보를 이용하는데 있어 비용/효익 측면에서 떨어질 수 있으므로 적절한 정보를 제공해야 한다는 것이다. 공정공시(fair disclosure)는 회계 정보를 이용하는 모든 이용자들에게 균등하게 정보를 제공해야 한다는 것이다.

완전공시 원칙에 따라 외부 정보이용자에게 재무상태표나 손익계산서 같은 재무제표를 제공하지만 산출된 정보이외에도 의사결정에 영향을 미치는 경제적 사항에 대해서는 주기나 주석 및 부속명세서 등을 추가적으로 공시한다.

---

6) 일반적으로 비영리병원과 영리병원으로 구분하여 쓰고 있는데, 영리병원의 형태가 주식회사병원의 형태로 운영될 가능성이 높고 정부에서도 영리병원 대신에 투자개방형병원으로 표현하고 있기 때문에 본서에서는 영리병원이라는 용어보다는 투자개방형 병원으로 사용하도록 하겠다.

의료기관회계기준규칙에서 재무제표는 이해하기 쉽도록 간단하고 명료하게 표시하여야 하며, 예시된 재무제표의 양식을 참조하여 작성한다. 예시된 명칭보다 내용을 잘 나타내는 계정과목명이 있을 경우에는 그 계정과목명을 사용할 수 있다. 재무제표는 재무상태표, 손익계산서, 현금흐름표, 자본변동표 및 주석으로 구분하여 작성하며, 다음의 사항을 각 재무제표의 명칭과 함께 기재한다.

(1) 의료기관명

(2) 보고기간종료일 또는 회계기간

(3) 보고통화 및 금액단위

의료기관회계기준규칙 제4조제2항의 규정에 의하여 "재무제표세부작성방법"에 대해서 다음과 같이 제정·고시하고 있다.

재무제표세부작성방법(보건복지부고시 제2015-234호)

1. 회계의 일반원칙

가. 회계처리 및 보고는 신뢰할 수 있도록 객관적인 자료와 증거에 의하여 공정하게 처리하여야 한다.

나. 재무제표의 양식 및 과목과 회계용어는 이해하기 쉽도록 간단·명료하게 표시하여야 한다.

다. 중요한 회계방침과 회계처리기준·과목 및 금액에 관하여는 그 내용을 재무제표상에 충분히 표시하여야 한다.

라. 회계처리에 관한 기준 및 추정은 기간별 비교가 가능하도록 매기 계속하여 적용하고 정당한 사유 없이 이를 변경하여서는 아니된다.

마. 회계처리와 재무제표 작성에 있어서 과목과 금액은 그 중요성에 따라 실용적인 방법에 의하여 결정하여야 한다.

바. 회계처리과정에서 2 이상의 선택 가능한 방법이 있는 경우에는 재무적 기초를 견고히 하는 관점에 따라 처리하여야 한다.

사. 회계처리는 거래의 실질과 경제적 사실을 반영할 수 있어야 한다.

2. 재무제표 및 부속명세서 작성원칙

재무제표는 재무상태표, 손익계산서, 기본금변동계산서, 현금흐름표 및 주기와 주석으로 한다.

가. 재무제표는 이 고시와 의료기관회계기준규칙에 따라 작성하되 이 고시 및 동 규칙에 정하지 아니한 사항에 대해서는 의료기관회계기준규칙에 반하지 않는 범위 내에서 기업회계기준과 일반적으로 공정·타당하다고 인정되는 회계관행에 따라 처리한다.

나. 재무제표는 당해 회계연도분과 직전 회계연도분을 비교하는 형식으로 작성하여야 한다.

다. 재무제표의 양식은 보고식을 원칙으로 한다.

라. 기타 필요한 명세서는 부속명세서를 작성하여야 한다.

마. 재무제표에는 이를 이용하는 자에게 충분한 회계정보를 제공하도록 중요한 회계방침 등 필요한 사항에 대하여는 다음의 방법에 따라 주기 및 주석을 하여야 한다.

   1) 주기는 재무제표상의 해당과목 다음에 그 회계사실의 내용을 간단한 자구 또는 숫자로 괄호 안에 표시하는 방법으로 한다.

   2) 주석은 재무제표상의 해당과목 또는 금액에 기호를 붙이고 난외 또는 별지에 동일한 기호를 표시하여 그 내용을 간결 명료하게 기재하는 방법으로 한다.

   3) 동일한 내용의 주석이 2 이상의 과목에 관련되는 경우에는 주된 과목에 대한 주석만 기재하고, 다른 과목의 주석은 기호만 표시함으로써 이를 갈음할 수 있다.

5절 병원회계의 특성

Hospital Accounting

병원이 설립된 목적은 각 조직에 따라 차이가 있을 수 있지만 기본적으로는 의료를 필요로 하는 고객들에게 의료서비스를 제공함으로써 건강증진에 기여하는 것이다. 따라서 일반적인 기업과 달리 병원의 설립형태는 개인병원을 제외하고는 모두 비영리기관으로 인식되고 있다.

1. 비영리기관

비영리기관은 조직체가 존재해야 하는 특별한 목적을 가지고 있으며 계획적이고 의식적인 이윤동기를 갖고 있지 않은 특징이 있다. 그러나 가장 큰 특징은 개별적으로 소유되거나 처분, 교환할 수 있는 지분이 존재하지 않는다는 점이다. 따라서 자본의 제공자에게 직접적이고 비례적인 재무이득을 제공하거나 약속하지 않는다. 금전적인 이익이 발생하더라도 기여자를 비롯한 누구에게도 분배할 수 없다. 그러므로 비영리기관은 경상비 지출 이외의 특수 목적에 필요한 자금을 운용하기 위해서 기금회계(fund accounting)로 운영하고 있다.

2. 병원회계

병원은 특수 목적인 의료서비스를 제공할 목적으로 설립된 경제실체다. 그러나 병원은 비영리기관으로 인식되면서도 병원의 특수 목적인 의료서비스를 제공하고, 반대급부로 진료비를 받는 수익사업의 형태를 보여줌으로써 세법 적용에 있어서는 영리사업으로 인식되는 이중적인 속성을 갖는다. 따라서 병원은 비영리기관의 속성과 영리기관의 속성을 모두 갖고 있으면서 회계 상으로 다음과 같은 특징을 갖는다.

첫째, 이익 발생에 대한 외부 유출이 없다. 병원은 비영리로 운영되기 때문에 영리기업에서처럼 이익이 발생하더라도 병원에 출연한 사람들에게 이익이 돌아가지 않으며 법인세 지급액을 제외한 나머지는 전액 병원에 유보된다. 출연한 자금에 대해서도 병원에서는 의료외수익인 기부금 수입으로 계상하며 영리기업 등에서 출연하였다고 하더라도 투자자산으로 계상하지 못하고 기업의 회계상 처리는 영업외비용인 기부금으로 처리하여야 한다.

둘째, 병원은 의료수익 중 상당히 많은 부분이 제3자 단체로부터 지급된다. 우리나라에서는 건강보험공단, 자동차보험, 산업재해보험 등 여러 종류의 제3자 지불방식으로 운영되고 있어 일반기업의 미수금처럼 일대일 미수금이 아닌 다수의 의료미수금을 제3자에게 청구하는 형태가 된다.

셋째, 원가 계산이 매우 어렵다. 병원에서 제공되는 상품은 의료서비스로 의료원가의 많은 부분이 인적서비스로 이루어지고 있다. 의료원가 중 원재료는 쉽게 계산이 이루어지지만 인적 서비스에 대한 부분은 다양한 서비스가 한꺼번에 이루어지기 때문에 행위별로 원가를 계산하기가 쉽지 않다. 하지만 원가는 의료수가와 연결되며 동시에 행위별 수가를 결정하는 중요한 요소가 되기 때문에 매우 중요하다.

　국가직무능력표준(national competency standards, NCS)은 산업현장에서 직무를 수행하기 위해 요구되는 지식·기술·소양 등의 내용을 국가가 산업부문별·수준별로 체계화한 것으로, 산업현장의 직무를 성공적으로 수행하기 위해 필요한 능력(지식, 기술, 태도)을 국가적 차원에서 표준화한 것을 의미한다.[7]

　그러나 일반 교과과정의 일반교재의 내용과 일대일로 맞아 떨어지는 국가직무능력표준의 교재를 만드는 것은 현실적으로 어려울 것이다. 특히, 보건의료분야는 서비스 영역에 있어 제조업과 달리 표준화가 쉽지 않은 것이 현실이다. 또한, 의료기관에서 행정업무에 필요한 사항이 하나의 교재로 이뤄지는 것이 아니라 다양한 교과목을 융합하여 개별 직무에 적

표 1-2　NCS의 학습모듈에 적용할 수 있는 병원회계 및 재무관리

능력단위	학습모듈	본 서 내용
병원경영기획	학습3. 예산관리하기	제11장 병원의 재무분석 및 재무계획
	학습4. 투자 계획하기	제7장 병원의 투자결정
병원구매관리	학습4. 재고관리하기	제4장 계정별 회계처리 제4절 재고관리 제9장 병원의 운전자본관리 제4절 재고자산관리
병원회계관리	학습1. 결산하기	제3장 병원회계의 순환과정
	학습2. 출납관리하기	제3장 병원회계의 순환과정 – 전표 제4장 계정별 회계처리 – 채권과 채무
	학습3. 세금 계산하기	
	학습4. 자금 관리하기	제8장 병원의 자본조달과 자본구조
병원경영평가	학습1. 경영 실적 관리하기	제10장 병원의 이익증대 방안 제11장 병원의 재부분석 및 재무계획
	학습2. 원가 분석하기	제5장 병원원가회계

---

7) 국가직무능력표준 홈페이지(http://www.ncs.go.kr/ncs/page.do?sk=P1A1_PG01_001

용되는 것이 현실이다.

따라서 본 교재에서는 NCS 세분류의 병원행정에서 능력단위인 병원경영기획, 병원구매관리, 병원회계관리, 병원경영평가의 학습모듈 중 적용 가능한 부분을 각장의 앞에 관련 부분을 기술하였으니 각각의 직무에 필요한 능력을 적용하고자 할 때 참고하기 바란다〈표 1-2〉. 다만, 병원회계관리의 학습모듈3 세금 계산하기는 세법 등과 관련해서 수시로 변동되는 상황이 많아 본서에서 다루고 있지 않지만 일선 현장에서는 가장 최근의 세법 등을 활용하고 전문가인 세무사의 자문을 활용하기를 권한다.

❖ 재무회계(financial accounting)

❖ 관리회계(management accounting)

❖ 세무회계(accounting for taxation)

❖ 일반적으로 인정되는 회계원칙(GAAP : Generally Accepted Accounting Principle)

❖ 회계실체(economic entity)

❖ 계속기업(going concern)

❖ 회계기간(accounting period)

❖ 목적적합성(relevance)

❖ 충실한 표현(faithful representation)

❖ 비교가능성(completeness)

❖ 검증가능성(verifiability)

❖ 적시성(timeliness)

❖ 이해가능성(understandability)

❖ 완전공시(full disclosure), 적정공시(adequate disclosure), 공정공시(fair disclosure)

01 일상생활 중에서 회계와 관련된 용어들이 무엇이 있는 지 알아보시오

02 병원 입장에서는 경영상에 중요한 사건임에도 불구하고 회계적 사건으로 인식되지 않는 것에는 어떤 것이 있는지 기술하시오.

03 은행 등의 이해관계자들이 왜 병원의 회계정보를 필요로 하는지 설명하시오.

04 일반적인 비영리단체의 회계와 병원회계의 다른 특성을 설명하시오.

제2장 병원재무제표의 이해

    일반적으로 결산서(final reports)라고 부르는 재무제표(financial statements)는 회계기간 동안의 경영활동을 재무적인 차원으로 정리하는 것으로 크게 재무상태표(balance sheet 혹은 statement of financial position), 손익계산서(income statement 혹은 statement of cost and revenue), 현금흐름표(statement of cash flow)로 구분된다(이를 3대 재무제표라고 한다). 일반기업에서는 잉여금 처분계산서가 있으나, 병원은 비영리기관이기 때문에 이에 대한 결산서는 필요 없다. 이 3가지는 상호 연결되어 있으며, 동시에 같이 이해하는 것이 매우 중요하다. 이중에서 가장 기본이 되는 것이 재무상태표이며, 이 중에서 이익의 대한 정보를 자세히 보여주는 것이 손익계산서고, 현금에 대한 정보를 자세히 보여주는 것이 현금흐름표이다.

환자를 진료하기 위해서는 무엇보다 진료할 병원이라는 건물이 필요하다. 또한 올바른 진단을 위해서 검사 기구들도 필요하다. 자금이 풍족하거나 무상으로 지원을 받는다면 좋겠지만 대부분 병원들이 직접 구입을 해야 한다. 그럼 병원을 짓거나 혹은 병원 건물을 매입하는 경우에 어떤 방법이 가능할까? 첫째는 병원에 풍부한 자금이 있어 현금을 주고 병원을 짓거나 매입을 할 것이다. 둘째는 은행 등에서 자금을 빌려서 병원을 짓거나 매입하는 경우가 있다.

그림 2-1 자본 조달 유형과 자본의 운용상황

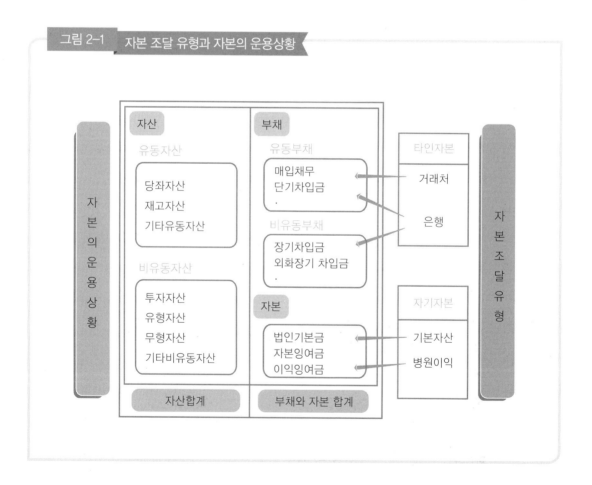

여기에서 우리는 두 가지 측면을 고려할 필요가 있다. 첫째는 병원을 구입하기 위해서 자본을 조달하는 방식으로 자기자금으로 조달하는 방식인 자기자본과 은행 등에서 차입을 통해서 조달하는 방식인 타인 자본을 이용하는 것이다. 이는 회계에서 자금의 조달과 관련된 정보이다. 둘째는 자기자본으로 병원건물을 구입했건 은행 등에서 차입을 통해서 병원건물을 구입했건 조달된 자본을 기준으로 자산을 갖게 된다는 점이다. 예를 들면 자본조달을 통하여 현금이라는 자산이 들어오거나, 아니면 건물이라는 자산이 생기게 된다. 이는 회계에서 자산의 확보와 관련된 정보이다. 따라서 재무제표에는 자산의 종류를 나타내는 정보와 자금의 종류(부채와 자본)를 나타내는 정보로 크게 구분된다.

1. 자산과 지분의 이해

이러한 자금 조달 내용과 조달된 자본이 어떤 유형으로 만들어졌는지를 보여주는 것이 재무상태표이다. 즉, 재무상태표[8]란 특정시점에 있어 병원이 소유한 재산(자산)과 갚아야 할 채무(부채) 및 기본 재산(자본)의 재무상태(financial position)를 나타내는 보고서이다. 재무상태표를 정확하게 이해하기 위해서는 자산, 부채, 자본에 대한 이해가 필수적이다.

재무상태표 세부작성기준(보건복지부고시 제2015-234호)

1) 재무상태표는 자산, 부채 및 자본으로 구분한다.
2) 자산, 부채 및 자본은 총액에 의하여 기재함을 원칙으로 하고, 자산의 항목과 부채 또는 자본의 항목을 상계함으로써 그 전부 또는 일부를 재무상태표에서 제외하여서는 아니된다.
3) 자산과 부채는 1년을 기준으로 하여 유동자산 또는 비유동자산, 유동부채 또는 비유동부채로 구분하는 것을 원칙으로 한다.
4) 재무상태표에 기재하는 자산과 부채의 항목배열은 유동성배열법에 의함을 원칙으로 한다.
5) 가지급금 또는 가수금 등의 미결산 항목은 그 내용을 나타내는 적절한 과목으로 기재하여야 한다.

---

8) 일반기업에서는 국제회계기준 도입으로 '대차대조표'를 '재무상태표'라고 하고 있다. '의료기관 회계기준규칙(2015년)'도 보건복지부고시 제2015-234호부터 대차대조표를 재무상태표로 사용하고 있다. 재무상태표의 목적은 일정 시점 현재 기업이 보유하고 있는 경제적 자원인 자산과 경제적 의무인 부채, 그리고 자본에 대한 정보를 제공하는 재무보고서로서, 정보이용자들이 기업의 유동성, 재무적 탄력성, 수익성과 위험 등을 평가하는 데 유용한 정보를 제공한다.

1) 자산

자산(assets)은 과거의 거래 또는 경제적 사건의 결과로 발생되고 병원이 소유권을 가지고 지배하면서 미래의 경제적 효익을 얻을 수 있는 자원을 말한다.

자산은 이용가능한 자원의 유동성에 따라 1년 이내에 현금화 되거나 소비될 것으로 기대되는 자산을 유동자산(current assets)이라고 하며, 현금, 재고자산, 보험자 단체로부터 아직 받지 않은 외상매출금(의료미수금) 등이 있다. 그리고 자산 중 현금화하는데 상당 기간 이상이 걸리는 자산을 비유동자산(fixed assets)이라고 하며, 토지, 병원건물, 앰블런스, 진단장비, 영업권, 특허권 등이 있다. 또한 건물을 임차해서 사용하는 경우 임대보증금이나 예치금도 자산에 해당된다. 그러나 동일한 물적 속성을 지닌 자산이라도 경영활동 과정상의 기능에 따라 다르게 분류될 수 있다(재무제표세부작성방법, 보건복지부고시, 2015).

✒ 자산의 계정과목

자산은 유동자산과 비유동자산으로 구분한다.
1) 유동자산은 당좌자산, 재고자산과 기타유동자산으로 구분한다.
   가) 당좌자산은 현금 및 현금성자산, 국고보조금, 단기금융상품, 단기매매증권, 의료미수금, 단기대여금, 대손충당금, 미수금, 미수수익, 선급금, 선급비용, 선급제세, 본지점, 이연법인세자산 및 기타의 당좌자산으로 구분한다.
     (1) 의료미수금은 진료행위로 인하여 발생한 외상매출금과 받을어음으로 한다.
       ① 입원환자 재원기간 중 발생한 미수금은 재원미수금, 퇴원환자로부터 발생한 미수금은 퇴원미수금, 외래환자로부터 발생한 미수금은 외래미수금, 기타의료수익의 미수금은 기타의료수익미수금으로 구분한다.
       ② 의료미수금은 보험자단체 등의 청구미수금과 환자본인부담금미수액을 포함한다.
       ③ 재원미수금 등은 환자종류에 따라 건강보험미수금, 의료급여미수금, 자동차보험미수금, 산재보험미수금, 일반환자미수금 및 건강검진미수금 등으로 구분할 수 있다.
     (2) 미수금은 의료미수금을 제외한 미수채권 등을 말한다.
   나) 재고자산은 약품, 진료재료, 급식재료, 저장품, 의료부대물품으로 구분한다.

2) 비유동자산은 투자자산, 유형자산, 무형자산, 기타비유동자산으로 구분한다. 이 경우 유형자산 과목별로 감가상각방법, 내용연수 등을 주석으로 기재하여야 한다.

가) 투자자산은 장기금융상품, 투자유가증권, 장기대여금, 장기대여금대손충당금, 퇴직보험예치금, 보증금 및 기타투자자산으로 구분한다.

나) 유형자산은 토지, 건물, 구축물, 기계장치, 의료장비, 차량운반구, 공기구비품, 건설중인 자산, 기타유형자산, 감가상각누계액 및 국고보조금으로 구분한다. 이 경우 유형자산 과목별로 감가상각방법, 내용연수 등을 주석으로 기재하여야 한다.

  (1) 유형자산의 인식시점 이후에는 원가모형이나 재평가모형 중 하나를 회계정책으로 선택하여 유형자산 분류별로 동일하게 적용한다.

다) 무형자산은 영업권 및 산업재산권으로 구분한다.

2) 지분 : 부채(채권자 지분)와 자본(소유주 지분)

지분(equity)이란 자산에 대한 원천적 청구권을 나타내는 것으로 특정 집단 또는 개인이 병원에 투자한 금액 또는 병원에 대한 청구권이 얼마나 되는지를 나타내는 것으로 부채와 자본이 있다.

부채(liabilities)는 경영활동을 수행하는 과정에서 병원이 미래에 병원 외부의 권리자에게 현금이나 용역을 제공하여야 할 의무를 말한다. 즉, 과거의 거래 혹은 경제적 사건의 결과 미래에 병원이 제공할 것으로 예상되는 경제적 효익의 희생을 말한다. 예를 들어 진료용 소모품을 외상으로 물건을 구입한 외상매입금이나 은행 등에서 차입금, 그리고 종업원에게 임금을 지급하지 못한 미지급급여 등이 부채에 해당한다. 부채는 1년 안에 갚아야 할 유동부채와 1년 이상의 장기간에 걸쳐 갚아도 될 비유동부채로 구분하며 구체적인 내용은 다음과 같다 (재무제표 세부작성 방법, 보건복지부 고시).

✒️ 부채의 계정과목

1) 유동부채는 매입채무, 단기차입금, 미지급금, 선수금, 예수금, 미지급비용, 미지급제세, 유동성장기부채, 선수수익, 예수보증금, 단기부채성충당금, 임직원단기차입금, 이연법인세부채 및 기타의유동부채로 구분한다.
2) 비유동부채는 장기차입금, 외화장기차입금, 금융리스미지급금, 장기성매입채무, 퇴직급여충당금, 이연법인세대, 임대보증금으로 구분한다.
3) 고유목적사업준비금을 결산서에 인식하는 경우 해당 고유목적사업준비금은 유동부채 및 비유동부채와는 별도로 구분하여 표시한다.

자본(capital)은 자산에 대한 소유자의 지분을 말하며, 자산 총액에서 부채총액을 차감한 잔액을 말하는 것으로 순자산(net assets)이라고 한다. 자본은 기업의 경우 주주 또는 출자자 몫에 해당하는 것으로 기업 자산에 대한 소유자의 청구권을 의미하지만 병원의 경우는 병원을 설립하기 위한 출연금(기본자본)과 고유목적사업적립금 및 임의사업적립금 등의 적립금 그리고 미처리잉여금 등이 자본에 해당되며 구체적인 항목은 다음과 같다(재무제표 세부작성 방법, 보건복지부 고시).

✒️ 자본의 계정과목

1) 법인병원 등은 자본을 기본금, 자본잉여금 및 이익잉여금으로 구분한다.
　가) 기본금은 법인기본금과 기타기본금으로 구분한다.
　나) 자본잉여금은 자본보존목적의 기타 자본잉여금으로 한다.
　다) 이익잉여금은 차기이월잉여금 및 당기순이익으로 구분한다.
2) 개인병원은 자본금이라는 개념이 없고 총자산에서 총부채를 차감하면 자본이 되므로 이를 구분하지 아니한다.

표 2-1 자산과목분류 및 내용해설[9]

□ 유동자산

(1) 당좌자산	현금과 비교적 단기간내에 현금화할 수 있는 유동자산
1. 현금 및 현금등가물	가. 현금 및 타인발행수표 등 통화대용증권과 당좌예금·보통예금 및 현금등가물을 포괄 나. 현금등가물은 큰 거래비용 없이 현금전환이 용이하고 이자율 변동에 따른 가치변동위험이 중요하지 않은 유가증권 및 단기금융상품으로서 취득당시 만기가 3월 내에 도래하는 것
2. 단기금융상품	금융기관이 취급하는 정기예금·정기적금·사용이 제한된 예금 및 기타 정형화된 상품 등으로 단기자금운용목적으로 소유 또는 기한이 1년내 도래하는 것
3. 단기매매증권	시장성 있는 회사채·국공채 등과 같은 유가증권으로 단기자금운용목적으로 소유한 것
4. 의료미수금	가. 진료행위로 인하여 발생된 의료미수금, 받을어음, 부도어음 등 나. 의료미수금은 입원 중 발생하여 계상되는 재원미수금, 퇴원환자진료비·외래환자진료비·기타의료수익 중 미회수금액(청구분 및 본인부담금) 다. 재원미수금, 퇴원미수금, 외래미수금은 환자종류에 따라 보험, 급여(보호), 자보, 산재, 일반, 건강진단 등으로 분류
5. 단기대여금	회수기간이 1년 이내 도래하는 대여금(임직원에게 대여한 1년 이내 회수가능한 채권 등)
6. 대손충당금	매출채권의 징수불능에 대비하여 설정한 평가성충당금
7. 미수금	의료미수금을 제외한 미수채권
8. 미수수익	이자, 임대료 등 당기에 속하는 수익 중 미수액
9. 선급금	의료장비 등의 발주를 위해 선급한 금액 ※ 병원을 둘 이상 운영하는 법인이 본원과 분원간에 전도해준 전도금(선급금)은 결산 시 정산하여 해당금액으로 처리
10. 선급비용	선급된 비용 중 1년 내에 비용으로 되는 것으로서 선급보험료·선급이자·선급리스료 등
11. 선급제세	의료수익이나 이자수입 중 원천징수된 세금과 중간예납한 세금 등

---

[9] 재무제표 세부작성 방법 고시 개정에 따라서 수정하였고, 2015년 일부개정안 공고(보건복지부 공고 제2015-234호)를 반영하였음(2015.12.31 공고).

12. 본지점	
13. 이연법인세자산	자산 · 부채가 회수 · 상환되는 미래기간의 과세소득을 감소시키는 효과를 가지는 일시적 차이 등
14. 기타의 당좌자산	기타 다른 계정에 속하지 아니하는 당좌자산
15. 국고보조금	자산취득을 위한 국고보조금에 대한 예금(현금) 차감계정
(2) 재고자산	진료나 병원운영을 위해 보관중인 유형의 자산
1. 약품	가. 진료목적으로 보유하고 있는 일반약품, 주사약품, 마취약품, 마약, 소독약품, 약국재료 등 나. 약품매입시 또는 대금결재시의 에누리 · 할인 · 할증 · 판매장려금 등은 약품매입액에서 차감하여 계상 다. 약국재료는 조제를 위한 약포장지 · 약병 · 연고튜브 · 약조제기기 · 실험정보실재료 등 간접재료
2. 진료재료	가. 진료목적으로 보유하고 있는 각종재료와 진료용구로서 1년 이내에 사용되는 재료 나. 진료재료는 방사선재료, 검사재료, 수술재료, 치과재료, 의료소모품, 혈액, 동위원소재료 등으로 분류 　- 방사선재료 : 진단방사선과의 방사선필름 · 현상약품 · 조영제 · 필름봉투 등 　- 검사재료 : 임상검사과 · 병리과 · 기능검사실 등의 시약 · 초자류 등 　- 수술재료 : 수술시 환자체내에 삽입되는 심장판막 · 인공수정체 · 인공관절 등 　- 치과재료 : 치과에서 치료시 사용하는 금 · 지경 · 석고 · 은 · 질렉스 · 징크세멘 · 수은 등 　- 의료소모품 : 중앙공급실에서 공급하는 수술이나 처치용 소모품(붕대 · 거즈 등) 및 내구성 의료용소도구(청진기, 혈압계, 감자류 등) 　- 동위원소재료 : 핵의학과의 동위원소(1년내 사용분) · 필름 · 시약 · 장갑 · 컵 등
3. 급식재료	급식을 위한 채소류 · 육류 · 생선류 · 미곡류 등의 재료와 급식용구(접시, 수저 등)
4. 저장품	가. 약품, 진료재료 및 급식재료 이외의 사무 · 수선 · 청소 · 냉난방을 위한 저장품 나. 사무용 · 관리용 사무용품(장부 · 각종서식 · 인쇄물 · 문방구류), 기계부품 등 수선용부품, 냉난방을 위한 유류, 인쇄물, 청소용구 · 청소용품 등 환경용품, 직원복리를 위한 제복 · 포상용 상품 등의 저장품으로 구분
5. 의료부대물품	의료부대수익을 위하여 보유하고 있는 장의용품, 매점용품 등
(3) 기타유동자산	
1. 기타유동자산	기타 다른 계정에 속하지 아니하는 유동자산

□ 비유동자산

(1) 투자자산	투자목적으로 보유하는 자산
1. 장기금융상품	유동자산에 속하지 않는 자산으로서 금융상품 중 만기일이 1년후에 도래하는 자산

2. 투자유가증권	투자목적으로 보유하는 유동자산에 속하지 않는 자산
3. 장기대여금	회수기간이 1년을 초과하는 장기성대여금
4. 장기대여금 대손충당금	장기대여금의 징수불능에 대비하여 설정한 평가성충당금
5. 퇴직보험 예치금	국민연금 전환금과 퇴직보험 예치금의 합이 퇴직급여 충당금을 초과한 금액
6. 보증금	전세보증금 · 전신전화가입보증금 · 영업보증금 등
7. 기타 투자자산	콘도회원권 · 골프회원권 · 임차자산개량비 등의 투자자산
(2) 유형자산	형태가 있는 자산
1. 토지	병원이 보유하는 업무용 · 비업무용 토지
2. 건물	병원이 보유하는 병동 · 관리동 · 직원숙소와 같은 일체의 건물과 전기 · 기관 · 난방 · 승강기 · 급배수 · 위생 · 기송관 등의 부속설비
3. 구축물	굴뚝 · 문 · 울타리 · 옹벽 · 도로 · 정원 등과 같이 건물 및 부속설비 이외의 공작물이나 토목설비로서 토지에 고정되어 있는 시설
4. 기계장치	전기설비 · 기계설비 · 냉동설비 · 주방설비(싱크대, 전기밥솥 등) · 세탁설비 등의 기계장치
5. 의료장비	환자진료를 위해 사용되는 의료기구나 용구(병실침대 포함)
6. 차량운반구	승용차, 구급차와 기타의 육상운반구
7. 공기구비품	내용연수가 1년 이상이고 구입가액이 상당액 이상인 일반가구류 · 전기가구류 · 사무용비품 · 병실용비품(상두대) · 공구류 · 집기류 · 전자계산기 등
8. 기타 유형자산	도서, 예술품(그림 등) 등 기타 유형자산에 속하지 아니하는 자산
9. 건설중인 자산	유형자산의 건설을 위해 투입된 재료비, 인건비, 경비, 도급금 등
10. 감가상각 누계액	유형자산에 대한 감가상각비의 누계액을 기재하며 당해자산에서 차감형식으로 기재
11. 국고보조금	자산취득을 위한 국고보조금에 대한 자산차감계정
(3) 무형자산	형태가 없는 자산
1. 영업권	합병, 영업양수 및 전세권 취득 등의 경우 유상으로 취득한 권리
2. 산업재산권	특허권, 의장권, 상표권 등의 재산권
(4) 기타비유동자산	형태가 없는 자산
1. 이연법인세자산	자산 · 부채가 회수 · 상환되는 미래기간의 과세소득을 감소시키는 효과를 가지는 일시적 차이 등

표 2-2 　부채과목분류 및 내용해설

□ 유동부채 (1년 내에 상환해야 할 부채)

1. 매입채무	약품 등 재고자산매입대가의 미지급금
2. 단기차입금	금융기관으로부터 차입한 1년 이내에 상환할 부채
3. 미지급금	일반적 상거래 이외의 거래에서 발생한 1년 이내에 지급할 금액
4. 선수금	일반적 상거래에서 발생한 선수금
5. 예수금	거래상대방 또는 병원직원으로부터 원천징수하여 납부시까지 예수하고 있는 제세와 예수금
6. 미지급비용	발생된 비용중 미지급한 금액(미지급급여·미지급집세·미지급이자 등) 등
7. 미지급제세	당기소득에 대해 납부할 법인세 등 기타 제세의 미지급액
8. 유동성 장기부채	장기부채 중 1년 이내에 상환할 부채
9. 선수수익	현금으로 수령하였으나 차기이후에 속하는 것(선수임차료·선수이자·선수수수료 등)
10. 예수보증금	업무상 일시적으로 보관하는 보증금(입원보증금·하자보증금 등)
11. 단기부채성 충당금	1년 이내에 사용되는 부채성충당금(임직원의 상여금지급충당금·연월차수당충당금 등)
12. 임직원단기 차입금	임원이나 직원으로부터 일시적으로 차입한 금액(가수금)
13. 이연법인세부채	자산·부채가 회수·상환되는 미래기간의 과세소득을 증가시키는 효과를 가지는 일시적 차이 등
14. 기타의 유동부채	기타 다른계정에 속하지 아니하는 유동부채

□ 비유동부채

1. 장기차입금	상환기일이 1년 이후에 도래하는 차입금
2. 외화장기 차입금	외화표시차입금으로서 상환기일이 1년 이후에 도래하는 차입금
3. 금융리스 미지급금	상환기일이 1년이후에 도래하는 금융리스 미지급금
4. 장기성 매입채무	지급기일이 1년 이후에 도래하는 매입채무
5. 퇴직급여 충당금	임직원이 일시에 퇴직할 경우에 지급할 금액으로 국민연금 퇴직전환금, 퇴직보험 예치금을 차감하는 형식으로 기재
6. 이연법인세부채	자산·부채가 회수·상환되는 미래기간의 과세소득을 증가시키는 효과를 가지는 일시적 차이 등
7. 삭제	
8. 임대보증금	임대계약 등을 확실히 하기 위하여 1년 이상 보관하는 보증금

□ 고유목적사업준비금(법인의 고유목적사업 또는 기부금에 지출하기 위하여 설정한 준비금)
□ 의료발전 준비금(고유목적사업준비금의 사용)

표 2-3	자본과목분류 및 내용해설
□ 자본(기본재산)	
1. 법인기본금	병원설립을 위하여 출연한 금액
2. 기타기본금	병원증축 등을 위해 출연한 금액 중 미등기금액 또는 이익잉여금의 기본금대체액(정부로부터 받는 출연금 포함)
□ 자본잉여금	
1. 기타자본 잉여금	자본보존 목적의 자본잉여금
□ 기타포괄손익누계액	
1. 재평가잉여금	재평가되는 유형자산의 공정가치와 장부금액과의 차이
2. 해외사업환산손익	해외사업소의 외화자산 및 부채의 환산과정에서 발생하는 환산손익
□ 이익잉여금(결손금)	
1. 차기이월 잉여금(결손금)	차기로 이월될 잉여금(결손금)
2. 당기순이익(순손실)	

2. 재무상태표의 이해

1) 재무상태표의 기본등식

재무상태표의 차변(debit)에는 자산이 있고 대변(credit)에는 부채와 자본이 있다. 자산과 부채 및 자본의 합은 늘 동일한데, 이는 동전의 앞면과 뒷면처럼 같은 동일 금액을 다른 형식으로 보여주는 것이기 때문이다. 즉, 대변에는 동일한 금액에 대해 조달하는 방식을 보여준 것이라며, 차변은 동일한 금액을 사용한 내용을 보여준다는 점에서 같다. 대변의 자본은 기본금(출연금)과 잉여금으로 나눠진다. 잉여금은 이월이영금과 당기순이익으로 나눌 수 있으며, 당기순이익은 의료수익에서 의료비용을 뺀 부분이다. 따라서 재무상태표는 다음과 같은 공식의 형태로 정리가 될 수 있다.

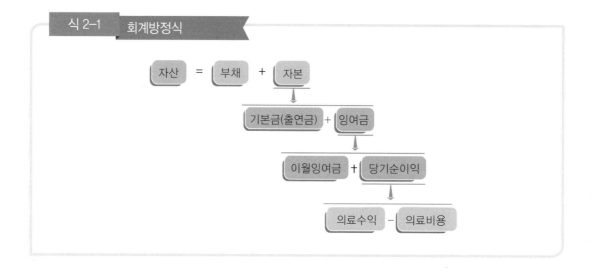

식 2-1 회계방정식

2) 재무상태표의 기본구조

재무상태표는 다음과 같은 형식으로 기록하게 되어 있다. 즉, 가장 상단에

① 재무상태표라는 명칭을 기입해야 하며,

② 재무상태표 바로 밑에 재무상태표의 작성 날짜를 기록해야 하며,

③ 좌측 상단에는 병원의 명칭을 기입하고

④ 오른쪽 상단에는 금액의 단위를 기록해야 한다.

재무상태표를 작성하면서 가장 주의해야 할 것은 차변의 자산총액과 대변의 부채와 자본 총액이 항상 같아야 한다는 것이다.

재무상태표의 작성 방법에는 2가지 유형이 있다. 첫째는 〈표2-4〉과 같은 계정식 형태 (account form)인데, 이는 차변에는 자산을, 대변에는 부채와 자본을 기록함으로써 좌우가 대 칭이 되도록 기록하는 방법이다.

표 2-4   계정식 재무상태표

재무상태표
(201×년 12월 31일 현재)

푸우병원   (단위 : 원)

차 변	대 변
자산	부채
유동자산	유동부채
	비유동부채
비유동자산	자본
자산 합계	부채와 자본 합계

둘째는 〈표 2-5〉와 같은 보고식 형태(report form)인데, 이는 차변 대변이 없이 자산을 먼저 기록한 다음에 부채와 자본을 기록하는 방식이다. 그런데 이때 자산의 합과 부채 및 자본의 합은 늘 같다는 것은 계정식과 동일하다.

표 2-5   보고식 재무상태표

재무상태표
(201×년 12월 31일 현재)

푸우병원   (단위 : 원)

자산
  유동자산
  비유동자산

자산 합계

부채
  유동부채
  비유동부채

자본

부채와 자본 합계

다음은 푸우병원의 설립과 한 달간 진료활동의 결과를 통해서 재무상태표의 구성항목과 작성 방법을 이해하도록 하자.

1) 9월 1일 푸우병원은 푸우가 병원을 설립하고자 100,000천원을 출자하였다.

재무상태표
(201×년 9월 1일 현재)

푸우병원   (단위 : 천원)

차 변		대 변	
자산		부채	
현금	100,000		
		자본	
		법인기본금(출연금)	100,000
자산 합계	100,000	부채와 자본 합계	100,000

9월 1일 차변의 자산에 출연금으로 푸우가 출자한 현금 100,000천원이 들어왔고, 대변의 자본에 기본금 100,000천원이 조달되어 차변과 대변이 같다.

2) 9월 5일 병원건물을 현금 50,000,000원으로 구입하였다.

재무상태표
(201×년 9월 5일 현재)

푸우병원   (단위 : 천원)

차 변		대 변	
자산		부채	
현금	50,000		
		자본	
건물	50,000	법인기본금(출연금)	100,000
자산 합계	100,000	부채와 자본 합계	100,000

9월 5일에 병원건물을 50,000,000원의 현금을 주고 구입하였으므로 자산계정의 현금 50,000,000원이 감소하고, 건물 50,000,000원이 증가하였으며, 총액에는 변동이 없다.

3) 9월 15일 진료재료 10,000,000원을 외상으로 구입하였다.

재무상태표

(201×년 9월 15일 현재)

푸우병원 (단위 : 천원)

차 변		대 변	
자산		부채	
현금	50,000	매입채무	10,000
진료재료	10,000	자본	
건물	50,000	법인기본금(출연금)	100,000
자산 합계	110,000	부채와 자본 합계	110,000

9월 15일에 진료용 재료를 외상으로 구입을 하였으므로, 자산에 진료재료 10,000,000원이 증가하였고, 부채에 매입채무가 10,000,000원 증가하였다. 따라서 자산 총액이 110,000,000원으로 증가하였고, 부채와 자본총액도 110,000,000원으로 증가하여 차변과 대변이 동일하다.

4) 9월 30일 환자 치료를 하는데 진료재료 10,000,000원이 들어가고, 진료비로 15,000,000원을 받았다.

재무상태표

(201×년 9월 30일 현재)

푸우병원 (단위 : 천원)

차 변		대 변	
자산		부채	
현금	65,000	매입채무	10,000
진료재료	0	자본	
건물	50,000	법인기본금(출연금)	100,000
		당기순이익	5,000
자산 합계	115,000	부채와 자본 합계	115,000

9월 30일 환자를 치료하고 진료비 현금 15,000,000원을 받아 차변에 현금이 65,000,000원으로 증가하였고, 진료과정 중에 들어간 진료재료 10,000,000원이 감소하여 자산 총액은 115,000,000원으로 증가하였다. 대변에는 진료를 통해 발생한 당기순이익 5,000,000원이 증가하여 부채와 자본총액도 115,000,000원으로 증가하였다.

최종 전산화면을 보면 아래의 그림과 같은 형태로 정리가 된다. 최초 설립된 형태이기 때문에 전기는 없고 당기만 기록되어 있다.

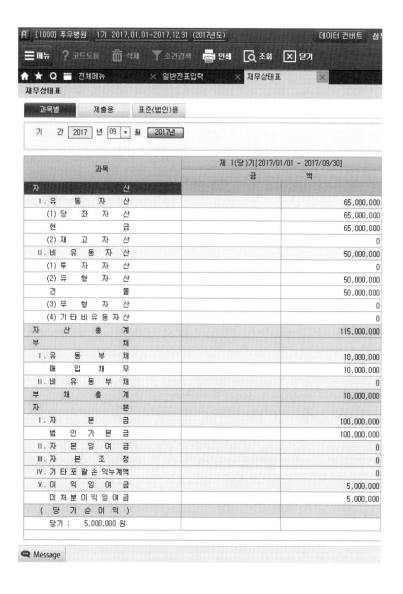

재 무 상 태 표

제 (당)기   년   월   일현재

제 (당)기   년   월   일현재

(단위 : 원)

계 정 과 목	제 (당)기	제 (전)기
	금 액	금 액
자 산		
Ⅰ. 유 동 자 산		
(1) 당 좌 자 산		
1. 현금 및 현금등가물		
2. 단 기 금 융 상 품		
⋮		
(2) 재 고 자 산		
1. 약 품		
2. 진 료 재 료		
⋮		
(3) 기 타 유 동 자 산		
Ⅱ. 비 유 동 자 산		
(1) 투 자 자 산		
1. 장 기 금 융 상 품		
2. 투 자 유 가 증 권		
⋮		
(2) 유 형 자 산		
1. 토 지		
2. 건 물		
(3) 무 형 자 산		
1. 영 업 권		
2. 산 업 재 산 권		
(4) 기 타 비 유 동 자 산		
⋮		
(자 산 총 계)		

부　　　　　　채		
Ⅰ. 유　동　부　채		
1. 매　입　채　무		
2. 단　기　차　입　금		
⋮		
Ⅱ. 비　유　동　부　채		
1. 장　기　차　입　금		
2. 외화장기차입금		
⋮		
Ⅲ. 고유목적사업준비금		
Ⅳ. 의료발전 준비금		
（부　채　총　계）		
자　　　　　　본		
Ⅰ. 기본금 (기 본 재 산)		
1. 법　인　기　본　금		
2. 기　타　기　본　금		
Ⅱ. 자　본　잉　여　금		
1. 자산재평가적립금		
2. 기타 자본 잉여금		
Ⅲ. 기타 포괄손익누계액		
1. 재평가잉여금		
2. 해외사업환산손익		
Ⅳ. 이익잉여금(결손금)		
1. 차기이월잉여금(결손금)		
2. 당기순이익(순손실)		
⋮		
（자　　본　　총　　계）		
부 채 와 자 본 총 계		

210㎜×297㎜(보존용지(1종)70g/㎡)

개인이 한 해 동안 얼마나 많은 수익을 발생했는지 그리고 얼마나 많은 비용의 돈을 썼는 지를 알 수 있는 것이 연말정산이다. 그리고 병원이 한 해 동안 운영을 잘 했는지 잘 못했는 지를 나타내는 것이 병원의 경영성과이다. 다시 말해 한 해 동안 병원이 가지고 있는 자산을 얼마만큼 잘 활용하여 이익을 발생시켰가를 보여주는 것이 경영성과이며 이것을 표현한 것 이 손익계산서라고 할 수 있다. 즉, 손익계산서[11]란 일정기간 동안에 병원이 얻은 경영성과

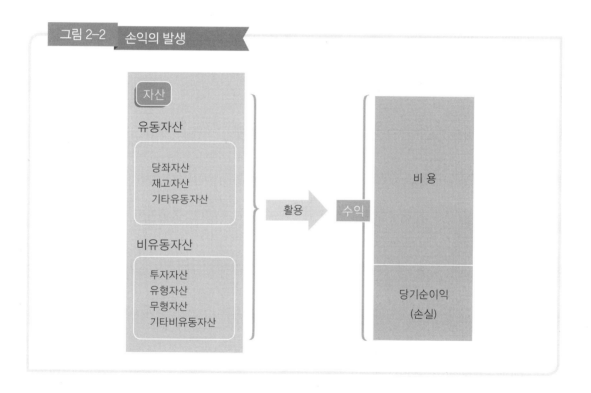

그림 2-2   손익의 발생

자산

유동자산

당좌자산
재고자산
기타유동자산

비유동자산

투자자산
유형자산
무형자산
기타비유동자산

활용 → 수익

비 용

당기순이익

(손실)

---

10) IFRS에서는 포괄손익계산서로 변환이 되었지만 병원회계규칙에서는 현재도 손익계산서로 쓰여지고 있기 때문에 이 책 에서는 현재의 규칙에 의해서 정리하도록 하겠다.

11) 「일반기업회계기준」에서 '손익계산서의 목적'은 일정 기간 동안 기업의 경영성과에 대한 정보를 제공하는 재무보고서이 다. 손익계산서는 당해 회계기간의 경영성과를 나타낼 뿐만 아니라 기업의 미래현금흐름과 수익창출능력 등의 예측에 유용한 정보를 제공한다.

를 나타내는 보고서이다. 동시에 재무상태표에 있는 당기순이익에 대한 정보를 보다 자세히 보고하는 양식의 결산서이다.

손익계산서의 이익은 총수익에서 총비용을 차감하여 계산하는데(1), 이것을 손익계산서의 기본 방정식이라고 한다. 따라서 비용에 이익을 더하면 수익이 된다(2). 손실이 발생하는 경우에는 수익보다 비용이 더 크기 때문에 수익에 손실을 더한 금액이 비용이 된다(3).

$$이익 \ = \ 수익 \ - \ 비용 \quad (1)$$

$$비용 \ + \ 이익 \ = \ 수익 \quad (2)$$

$$비용 \ = \ 수익 \ + \ 손실 \quad (3)$$

1. 수익과 비용

손익계산서는 자산을 활용한 병원의 수익성을 파악 할 수 있는 정보이며, 수익(revenues), 비용(expenses) 및 이익(income)을 보여준다.

1) 수익

수익(revenue)은 병원이 진료활동을 수행하여 발생시킨 현금이나 기타 자산의 유입에 해당하는 것으로 외래, 입원, 건강검진 등으로 얻은 의료수익과 임대료, 은행 예금 이자 등의 의료외 수익 그리고 특별이익 등으로 구분된다.

수익은 자산을 증가시키거나 부채를 감소시켜 병원의 재무 상태에 좋은 방향으로 영향을 준다. 그러나 수익은 수입(receipts)처럼 현금이 실제로 유입된 것은 물론 당장 현금의 유입이 되지 않은 것(그러나 미래에는 현금 유입이 예상되는 것)도 포함되기 때문에 수익의 증가가 바로 현금의 증가로 나타나지 않는다는 점에 주의 할 필요가 있다.

제조업의 경우 제품을 판매하는데 있어서 직접 판매가 이루어지거나 위탁판매 형태를 갖기 때문에 실질적으로 제품이 운송된 것과 실제 판매 된 것과는 차이가 있을 수 있다(완제품 재고가 존재할 가능성이 많음). 그러나 병원은 의료의 특성상 진료를 보는 것과 동시에 상품 매출이 발생(생산과 소비가 동시에 발생)하기 때문에 제조업에서 갖는 것과 같은 완제품 재고가 존재하시 않는나는 특성이 있다.

2) 비용

비용(expense)은 병원이 진료활동을 통해 수익을 발생시키는 과정에서 소모된 자산이나 사용된 용역의 원가인 인건비, 재료비, 관리비와 건물 임차료, 차입금에 대한 이자비용 등과 같은 의료외 비용, 특별손실, 법인세비용 등으로 자산이 감소하거나 부채가 증가하여 병원의 재무 상태에 부정적인 방향으로 영향을 준다.

비용은 지급(disbursements)처럼 현금이 실제 유출된 것은 물론 당장 현금의 유출이 수반되지 않는 것도 포함되기 때문에 현금흐름에 긍정적인 요소로 작용할 수 있지만 때에 따라서는 현금유출의 시기를 잘못 예측하는 부정적인 작용이 일어날 수 있다. 비용은 수익 · 비용 대응의 원칙에 따라 수익을 발생시키는 비용을 같이 대응하는 것이 원칙이며, 내용으로는 의료수익에 직접적으로 영향을 주는 진료원가와 진료와는 상관없는 비진료원가로 구분될 수 있다.

한편, 수익과 비용은 발생주의에 의해서 인식하게 된다. 여기에서 인식이란 수익과 비용을 회계상의 거래로 판단하고 그 경제적 효과를 화폐금액으로 측정해서 회계 처리하는 것을 말한다.

현금주의(cash basis)[12]는 환자에게 의료서비스를 제공하고 현금을 수령한 시점에서 수익

---

12) 제4장 계정별 회계처리에서 제3절 의료미수금 '3. 의료미수금의 회계처리'의 내용을 참조

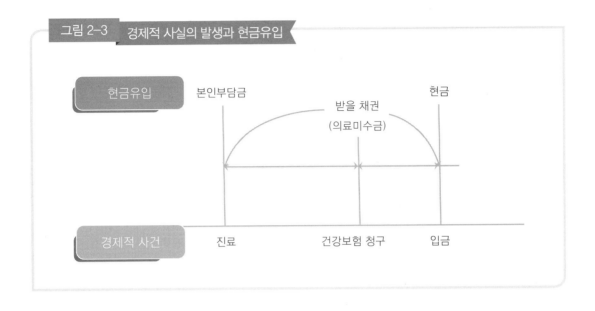

그림 2-3 경제적 사실의 발생과 현금유입

현금유입

본인부담금

받을 채권
(의료미수금)

현금

경제적 사건

진료

건강보험 청구

입금

을 인식하고, 이를 위해 소요되는 지출을 현금으로 지급하는 시점에서 비용을 인식하는 방법
이다. 현금주의는 간단하고 비용이 적게 드는 장점이 있지만 경영성과와 재무상태를 왜곡할
수 있는 단점이 있다. 또한, 회계기준의 대표적인 2가지 원칙인 수익인식원칙[13]과 대응원칙[14]
에 맞지 않는다. 발생주의(accural basis)는 현금의 실제 움직임과 상관없이 수익과 비용의 원
인이 되는 경제적인 사실이 발생해서 경제적인 효익을 얻거나 사용하는 시점에 수익과 비용
을 기록하는 방법이다. 발생주의는 현금주의에 비해서 복잡하고 비용이 많이 드는 단점이 있
지만 현금주의보다 장기간에 걸쳐 병원의 운영이 어떻게 진행되었는가를 정확하게 보여주
는 장점이 있다.

〈그림 2-3〉에서 보면 진료라는 경제적 사건이 발생하였으며, 고객(환자)은 진료비를 정산
하고 퇴원을 한다. 그러나 고객이 낸 진료비는 전체 금액 중 고객이 부담해야 할 본인일부부
담금만을 내는 것이다. 따라서 병원은 고객으로부터 받지 않은 부분을 제3자 단체인 보험자
단체(국민건강보험공단)에 청구를 하게 된다. 보험자 단체는 진료 결과를 심사하고 나머지

---

13) 수익인식원칙(revenue recognition principle) : 수익은 현금을 받았을 때가 아니라 수익이 발생하였을 때 인식해
　　야 한다는 원칙

14) 대응원칙(matching principle) : 비용은 현금이 지불될 때가 아니라 관련된 수익과 대응되어야 한다는 원칙

부분을 병원에 지급하게 된다. 그러므로 병원은 고객을 진료하는 시점에서 모든 진료비를 회수하는 것이 아니고 일부는 차후에 받게 되는 것이다. 이러한 경우에 현금주의 방식에서는 현금 유입이 일어나는 시점인 본인부담금을 받은 시점과 보험자 단체로부터 보험급여를 지급 받는 시점에서 수익을 인식하는 것이다. 그러나 발생주의 회계에서는 진료를 받는 시점에서 병원의 의료수익으로 인식하고 보험자 단체로부터 아직 받지 않은 부분에 대해서는 받을 채권인 의료미수금으로 기록하고 관리하게 된다.

2. 손익계산서의 구조

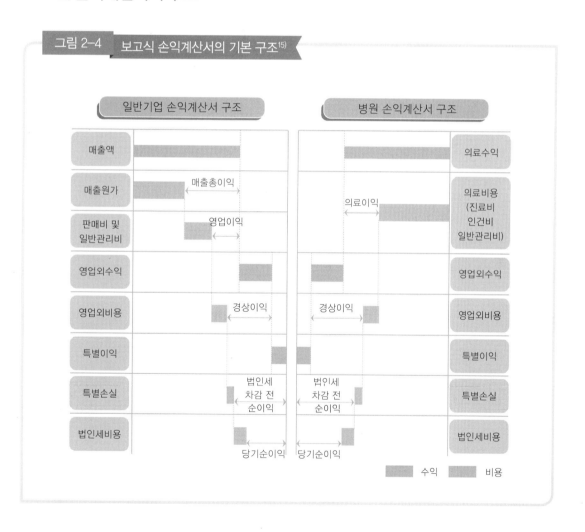

그림 2-4 **보고식 손익계산서의 기본 구조[15]**

병원의 손익계산서는 수익에서 비용을 차감하여 이익을 계산하는 것을 기본원칙으로 하지만, 회계의 이해가능성을 높이기 위하여 수익과 비용을 다단계로 구분하여 기록하고 있다. 즉, 의료이익, 경상이익, 법인세차감전 이익, 당기순이익 4단계로 구분하고 있다. 일반기업에서 매출액에서 매출원가를 뺀 매출총이익을 추가로 기록하고 있는데, 병원에서는 이러한 매출총이익을 따로 기록하지 않고 의료이익 속에 정리함으로써 의료이익과 기업의 영업이익은 같은 개념으로 보면 된다〈그림2-4〉.

✒️ 손익계산서 작성기준(재무제표 작성방법, 보건복지부고시)

가. 손익계산서 작성기준
  1) 모든 수익과 비용은 그것이 발생한 기간에 정당하게 배분되도록 처리하여야 한다. 다만 수익은 실현시기를 기준으로 계상하고 미실현수익은 당기의 손익계산에 산입하지 아니함을 원칙으로 한다.
  2) 수익과 비용은 그 발생원천에 따라 명확하게 분류하고 각 수익항목과 이에 관련되는 비용항목을 대응표시하여야 한다.
  3) 수익과 비용은 총액에 의하여 기재함을 원칙으로하고 수익항목과 비용항목을 직접상계함으로써 그 전부 또는 일부를 손익계산서에서 제외하여서는 아니된다.
  4) 손익계산서는 의료이익(의료손실), 법인세차감전순이익(순손실), 법인세비용, 고유목적사업준비금설정전 당기순이익, 고유목적사업준비금전입액, 고유목적사업준비금환입액 및 당기순이익(순손실)으로 구분 표시하여야 한다.

1) 의료수익(혹은 진료수익)

병원의 의료수익(patient revenues)은 일반 기업의 매출액과 같은 개념으로 병원의 주된 영업활동인 진료를 통해서 얻어진 수익으로 가장 중요한 수익이다. 의료수익에는 입원수익, 외래수익 및 기타의료수익으로 구분하며, 의료수익감면을 차감한 후의 수익을 계상한다. 의료

---

15) 기존에는 특별이익, 특별손실이 적용되었지만 행정예고된 규칙에서는 특별이익과 특별손실이 제외 될 예정으로 최종 변경에 따라 변화 예정임. 본서에서 일부분은 변경을 하였지만 기존의 방식도 이해할 필요가 있어서 이번에는 현재의 내용을 그대로 진행예정이며, 추후 개정된 규칙에 맞게 재수정 예정임.

수익감면으로 진료비에누리(또는 진료비할인), 연구용환자감면 및 자선환자감면 등을 기재한 의료수익조정, 그리고 건강진단수익, 수탁검사수익 등의 합계를 기재한 기타의료수익이 있다(재무제표 세부작성 방법 고시, 보건복지부 고시).

✒ 의료수익과목 계정과목

1) 의료수익은 입원수익, 외래수익 및 기타의료수익으로 구분하며 의료수익감면을 차감한 후의 수익을 계상한다. 이 경우 의료수익감면에 대한 세부내역을 주석으로 기재하여야 한다.
2) 의료수익감면은 진료비에누리(또는 진료비할인), 연구용환자감면 및 자선환자감면 등으로 구분한다.
   가) 진료비에누리는 일정한 요건에 적합한 환자에 대하여 사전에 약정한 할인율에 따라 진료비의 일부 또는 전부를 감액하여 주는 것을 말한다.
   나) 진료비할인은 진료비가 청구되어 의료미수금으로 계상되었으나 환자의 지불능력부족 등의 이유로 진료비의 일부 또는 전부를 감액하여 주는 것을 말한다.
   다) 연구용환자나 자선환자에 대해 진료비를 일부 또는 전부를 감면해주는 경우, 환자로부터 수납한 진료비만을 수익으로 계상한다.

2) 의료비용(혹은 진료비용)

의료비용(Expenses)은 진료활동 및 병원의 관리와 유지활동에서 발생되는 비용으로 인건비, 재료비, 관리비가 있다. 또한 기타 의료사업비용에는 지정진료경비, 의학교육연구비 등을 기재한다.

인건비(salaries)는 인적자원에 대하여 지출하는 비용으로, 의사와 간호사, 약사, 의료기사, 사무기술직, 기능·고용 및 기타직원의 인건비총액을 기재한다. 여기에는 급여와 퇴직급여충당금전입액이 포함되는데, 급여에는 본봉, 직무수당 등 매월 정액으로 지급되는 수당이 포함되고 퇴직급여충당금전입액과 같은 미래에 지출될 비용도 포함한다. 재료비(material costs)에는 약품비, 진료재료비, 급식재료비, 의료소모품비 등을 기재한다. 관리비(administrative expenses)는 복리후생비, 동력비, 소모품비, 감가상각비, 수선유지비, 지급임차료, 외주용역비, 기타관리비 등이 있다(재무제표세부작성방법고시, 보건복지부 고시).

✎ 의료비용의 계정과목

비용과목은 의료비용과 의료외비용으로 구분한다.

1) 의료비용은 인건비, 재료비 및 관리운영비로 구분한다.

    가) 인건비는 급여, 제수당 및 퇴직급여로 구분한다.

    나) 재료비는 약품비, 진료재료비 및 급식재료비로 구분하며 약품, 진료재료 등의 매입조건이나 대금지불 조건 등에 따라 발생하는 매입대금의 감액은 매입에누리(또는 매입할인)로 분류하고, 약품 등의 매입액에서 직접 차감하여 표시한다.

      (1) 매입에누리는 일정기간의 거래수량이나 거래금액 또는 대금지불조건 등에 따라 약품 등의 매입대 금일부를 감액받는 것을 말한다.

      (2) 매입할인은 약품, 진료재료 등의 매입과 관련하여 발생한 채무를 조기 변제함으로써 상대방으로부터 할인받는 금액을 말한다.

    다) 관리운영비는 복리후생비, 여비교통비, 통신비, 전기수도료, 세금과공과, 보험료, 환경관리비, 지급임차료, 지급수수료, 수선비, 차량유지비, 교육훈련비, 도서인쇄비, 접대비, 행사비, 연료비, 선교비, 의료사회사업비, 소모품비, 자체연구비, 감가상각비, 무형자산상각비, 임차자산개량상각비, 광고선전비, 대손상각비, 피복침구비, 외주용역비, 잡비 및 의료분쟁비용 등으로 구분한다.

      (1) 의료분쟁비용은 의료사고보상금, 의료사고 처리 수수료 등으로 구분할 수 있으며, 이에 대한 세부 내역을 주석으로 기재하여야 한다.

3) 의료외 수익

병원의 주요 영업활동인 진료를 제외한 보조적인 영업활동으로부터 발생한 수익을 의료외 수익(non-operating revenues)이라 하며, 의료외 수익에는 수입이자와 할인료, 보조금수익과 유가증권 처분이익, 대손충당금 환입액, 폐품 매각수익, 외환차익 등과 같은 기타수익 등을 기재한다(재무제표세부작성방법고시, 보건복지부).

✎ 의료외 수익 계정과목

3) 의료외 수익은 의료부대수익, 이자수익, 배당금수익, 임대료수익, 단기매매증권처분이익, 단기매매증권평 가이익, 연구수익, 외환차익, 외화환산이익, 투자자산처분이익, 유형자산처분이익, 대손충당금환입, 기부금수익, 잡이익, 자산수증이익, 채무면제이익 및 보험차익 등으로 구분한다.

    가) 의료부대수익은 주차장직영수익, 매점직영수익, 일반식당직영수익, 영안실직영수익 및 기타 시설직 영수입 등으로 구분할 수 있다.이 경우 의료부대수익에 대한 세부내역을 주석으로 기재하여야 한다.

나) 임대료수익은 임대한 병원시설에 따라 영안실임대수익 및 매점임대수익 등으로 구분할 수 있다.

다) 연구수익은 연구가 1년 이상 진행되는 경우 진행기준에 따라 인식한다. 이 경우 연구수익에 대한 세부내역을 주석으로 기재하여야 한다.

4) 의료외 비용

병원의 진료활동을 제외한 부수적인 활동에서 발생하는 비용을 의료외 비용(no-operating expenses)이라고 하며, 차입금에 대한 이자비용, 이연자산 상각비, 외환차손, 전출금, 잡손실 등을 기재한다(재무제표세부작성방법고시, 보건복지부).

✎ 의료외 비용 계정과목

2) 의료외 비용은 의료부대비용, 이자비용, 기타의 대손상각비, 기부금, 단기매매증권처분손실, 단기매매증권평가손실, 연구비용, 외환차손, 외화환산손실, 투자자산처분손실, 유형자산처분손실, 재고자산감모손, 고유목적사업준비금전입액, 고유목적사업비, 잡손실 및 재해손실 등으로 구분한다.

　가) 의료부대비용은 주차장직영비용, 매점직영비용, 일반식당직영비용, 영안실직영비용 및 기타 시설직영비용 등으로 구분할 수 있다. 이 경우 의료부대비용에 대한 세부내역을 주석으로 기재하여야 한다.

　　(1) 의료부대비용은 의료비용과 별도로 인건비, 재료비, 관리운영비 등으로 구분하고, 공통비용은 의료기관의 특성을 고려하여 합리적인 기준에 따라 배분한다.

　　　① 인건비는 인력 수, 총 급여 및 투입시간 등의 기준으로 배분한다.

　　　② 재료비는 재료의 투입량, 직접재료비, 사용면적(병실수), 사용인원 등의 기준으로 배분한다.

　　　③ 관리운영비는 매출액, 점유면적, 서비스시간, 사용인원, 관련 유형자산 가액 등의 기준으로 배분한다.

　나) 학교법인병원·국립대학교병원 및 서울대학교병원에서 법인에 전출한 이익금은 고유목적사업비로 처리한다. 이 경우 고유목적사업비의 세부사용내역을 주석으로 기재하여야 한다.

　다) 연구비용은 연구가 1년 이상 진행되는 경우 진행기준에 따라 인식한다.

3) 학교법인·국립대학교병원·서울대학교병원 또는 의료법인 등에서 이익금의 일부 또는 전부를 고유목적사업준비금으로 전입하기 위해 결산서에 반영하는 경우 해당 금액은 고유목적사업준비금전입액으로 처리하고, 고유목적사업준비금전입액은 의료비용 및 의료외 비용과는 별도로 구분하여 표시한다. 이 경우 고유목적사업준비금의 세부사용내역을 주석으로 기재하여야 한다.

5) 법인세비용

의료기관회계기준규칙 제4조제2항의 규정에 의하여 "재무제표세부작성방법"에 따라 법인
세비용 산출방법은 다음과 같다.

✒ 법인세비용

법인세법 등의 법령에 의하여 당해연도의 부담법인세와 법인세에 부가되는 세액합계에 당기 이연법인세 변
동액을 가감하여 법인세비용을 산출한다. 다만, 학교법인병원·국립대학교병원 및 서울대학교병원 이외의 병
원은 법인세부담액을 법인세비용으로 계상할 수 있다.

3. 손익계산서의 작성

손익계산서의 기본 구조는 의료기관회계기준에서 제시하고 있는 손익계산서의 기본구조
로 계정식 손익계산서와 보고식 손익계산서가 있다.

손익계산서를 작성하는 방식은 다음과 같다.
1) 손익계산서라는 명칭을 기록한다.
2) 왼쪽(차변)에 병원의 명칭을 기록한다.
3) 손익계산서의 회계기간의 날짜를 기록한다.
4) 금액 단위를 기록한다.
5) 대변과 차변에 계정과목과 금액을 기록한다.
6) 대변과 차변의 차이를 이익(손실)로 기록한다.

〈표 2-6〉에서 보는바와 같이 계정식 손익계산서는 차변에 비용과 이익을 기록하고, 대변
에 수익을 기록하는 구조이다. 손익계산서도 대차대조표와 마찬가지로 차변과 대변의 합은
항상 같아야 한다.

표 2-6 계정식 손익계산서

손익계산서

(201×년 1월 1일부터 201×년 12월 31일까지)

푸우병원 (단위 : 천원)

차 변	대 변
비 용 이 익 (당기순이익)	수 익
비용(비용 + 이익)합계	수익합계

〈표 2-7〉과 같은 보고식 형태(report form)인데, 이는 차변, 대변이 없이 수익을 먼저 기록한 다음에 비용과 이익을 기록하는 방식이다. 그런데 이때 수익의 합과 비용(비용+이익)의 합은 늘 같다는 것은 계정식과 동일하다.

표 2-7 보고식 손익계산서

손익계산서

(201×년 1월 1일부터 201×년 12월 31일까지)

푸우병원 (단위 : 천원)

일반기업		병 원
매출액		의료수익
매출원가	−	
매출총이익		의료비용
판매비 및 일반관리비	−	
영업이익		의료이익
영업외 수익	+	의료외 수익
영업외 비용	−	의료외 비용
경상이익		경상이익
법인세	−	법인세
당기순이익		당기순이익

다음 푸우병원의 한달 진료 결과를 통해서 손익계산서의 구성항목과 이익을 계산하는 방법을 이해하도록 하자.

1) 9월 한 달 동안 환자를 진료하고 1억 원의 의료수익을 올렸다.

손익계산서
(201×년 9월 1일부터 201×년 9월 30일까지)

푸우병원 (단위 : 천원)

차 변		대 변	
비 용		수 익	
이 익	100,000	의료수익	100,000
당기순이익	100,000		
합 계	100,000	합계	100,000

진료를 하고 발생한 의료수익이 대변에 100,000,000원이 증가하였고 차변에 이익인 당기순이익이 100,000,000원이 발생하여 차변과 대변이 같다.

2) 9월 한 달 동안 환자를 진료하는 과정에서 재료가 4천만 원이 들어갔다.

손익계산서
(201×년 9월 1일부터 201×년 9월 30일까지)

푸우병원 (단위 : 천원)

차 변		대 변	
비 용	40,000	수 익	
진료재료비	40,000	의료수익	100,000
이 익	60,000		
당기순이익	60,000		
합 계	100,000	합계	100,000

진료하는 과정 중에 진료재료 40,000,000원이 발생하여 1)번에서 발생했던 당기순이익

100,000,000원이 60,000,000원으로 감소하여 차변과 대변의 합계는 100,000,000원으로 같다.

3) 9월 30일 한 달 동안 수고한 직원들에게 3천만 원을 지급하였다.

손익계산서

(201×년 9월 1일부터 201×년 9월 30일까지)

푸우병원 (단위 : 천원)

차 변		대 변	
비 용	70,000	수 익	
진료재료비	40,000	의료수익	100,000
급여	30,000		
이 익	30,000		
당기순이익	30,000		
합 계	100,000	합계	100,000

직원들의 급여 30,000,000원이 발생하여 2)번에서 발생했던 당기순이익 60,000,000원이 30,000,000원으로 감소하였고 비용은 70,000,000원으로 증가하여 차변과 대변은 100,000,000원으로 같게 된다.

실제 1), 2), 3)의 순서처럼 이뤄지지 않고, 다음 장에서 배우는 것처럼 정산표에 의해서 최종 3)의 단계와 같은 형태로 이뤄진다. 다만, 이곳에서는 이해를 돕기 위해서 각 단계별로 작성을 하였다.

손 익 계 산 서

제 (당)기   년 월 일현재

제 (당)기   년 월 일현재

(단위 : 원)

계 정 과 목	제 (당)기	제 (전)기
	금 액	금 액
Ⅰ. 의 료 수 익		
1. 입 원 수 익		
2. 외 래 수 익		
⋮		
(의 료 수 익 계)		
Ⅱ. 의 료 비 용		
(1) 인 건 비		
1. 급 여		
2. 퇴 직 급 여		
⋮		
(2) 재 료 비		
1. 약 품 비		
2. 진 료 재 료 비		
⋮		
(3) 관 리 운 영 비		
1. 복 리 후 생 비		
2. 여 비 교 통 비		
⋮		
(의 료 비 용 계)		
Ⅲ. 의 료 이 익 (손 실)		

Ⅳ. 의 료 외 수 익		
1. 의 료 부 대 수 익		
2. 이 　자 　수 　익		
⋮		
Ⅴ. 의 료 외 비 용		
1. 의 료 부 대 비 용		
2. 이 　자 　비 　용		
⋮		
Ⅵ. 경 상 이 익 (손 실)		
Ⅶ. 법 인 세 비 용		
1. 법 인 세 비 용		
Ⅷ. 당 기 순 이 익 (순 손 실)		

210㎜×297㎜(보존용지(1종)70g/㎡)

표 2-8	의료수익 과목분류 및 내용해설

□ 의료수익

1. 입원수익	① 입원환자 진료에 따른 제반 의료수익 ② 환자 종류별로 보험 · 급여 · 산재 · 일반 · 자보수익 등으로 구분 가능 ③ 사전에 정한 할인율에 따라 특정기관 및 개인에게 진료비를 에누리 또는 할인해 준 금액, 극빈환자 등을 위한 자선진료에 따른 무료 또는 감면액, 연구용환자에 대한 진료비감면액을 차감하여 계상
2. 외래수익	① 외래환자진료에 따른 제반 의료수익 ② 환자종류별로 구분 가능 ③ 진료비의 에누리 등은 입원수익과 같은 방법으로 차감하여 계상
3. 기타의료수익 　- 건강진단수익 　- 수탁검사수익 　- 직원급식수익 　- 제증명료수익 　- 구급차 운영수익 　- 기타수익	종합건강진단 · 신체검사 · 건강상담 · 예방접종 등에 따른 제반수익 타 병원으로부터 검사 · 촬영 등을 의뢰받아 발생한 수익 병원의 주방시설을 이용하여 병원직원 및 내방객 등에게 식사를 제공하여 발생한 수익 진단서 등의 발급에 따른 수익 환자에게 구급차를 제공하여 발생한 수익 기타 다른계정에 속하지 아니하는 의료수익(단, 금액적으로 중요한 경우 독립된 계정과목을 설정)

표 2-9	의료외수익 과목분류 및 내용해설

□ 의료외수익

1. 의료부대수익	① 병원이 주된 의료사업 이외의 영안실 · 매점 · 슈퍼마켓 등의 부대사업을 직영하여 발생한 수익 ② 시설직영수익 금액이 큰 경우에는 독립과목으로 계상
2. 이자수익	제예금 · 국공채 등의 이자 및 어음매입할인료 등의 수익
3. 배당금수익	투자한 회사로부터의 배당금수익
4. 임대료수익	병원건물 또는 시설(영안실, 식당 등)을 임대하여 발생한 수익
5. 단기매매증권 　 처분이익	① 투자자산인 투자주식 · 투자사채의 처분에 따른 이익 ② 매매수수료를 비롯한 처분에 소요된 비용은 처분가액에서 공제하여 계상
6. 단기매매증권 　 평가이익	투자자산인 투자주식 · 투자사채의 평가에 따른 이익

7. 연구비용 　– 연구중심병원 　　연구수익 　– 수탁연구수익 　– 임상시험수익 　– 기타연구수익	① 연구중심병원으로 지정된 기관의 총 연구수익 및 연구중심병원이 아닌 기관에서 수행한 수탁연구수익 ② 의약품 등의 안전성·유효성을 심의하기 위하여 병원에서 실시되는 임상시험 수익 등 ③ 1년 이상 진행되는 연구의 경우 진행기준에 따라 연구수익을 인식하여야 함
8. 외환차익	외환의 매입 및 매각에 따라 발생하는 이익
9. 외화환산이익	연도말에 외화자산 또는 외화부채를 결산일 현재의 환율로 평가하여 발생하는 이익
10. 투자자산 처분이익	투자자산의 처분시 처분가액이 장부가액(취득원가 – 감가상각누계액)보다 많아서 발생한 이익
11. 유형자산 처분이익	유형자산의 처분시 처분가액이 장부가액(취득원가 – 감가상각누계액)보다 많아서 발생한 이익
12. 대손충당금환입	초과설정된 대손충당금의 환입에 따른 이익
13. 기부금수익	① 병원이 재화 및 용역의 제공 없이 제3자로부터 무상으로 받은 수입 등 ② 공공병원이 정부 등으로부터 결손보전 또는 운영비보조목적으로 받은 보조금
14. 잡이익	기타 다른계정에 속하지 아니하는 의료외수익
15. 자산수증이익	의료장비 등의 재산을 무상으로 증여 받은 경우 증여자산의 가액을 계상
16. 채무면제이익	채권자로부터 채무액을 변제 받은 금액
17. 보험차익	보험에 든 재고자산과 유형자산의 멸실 등의 사고시 수령한 보험금액이 자산가액보다 많은 경우의 이익

표 2-10	의료비용 과목분류 및 내용해설

□ 의료비용

(1) 인건비	
1. 급여	① 본봉·직책수당 등 명칭에 관계 없이 근로의 대가로 지급하는 비용 ② 의사급여·간호직급여·약무직급여·의료기사급여·영양직급여·사무직급여·기술직급여·기능직급여·보조직급여 등으로 나누어 계상

	③ 의사급여에는 전문의와 전공의급여, 간호직급여에는 간호사와 조산사, 간호조무사 급여, 약무직급여에는 약사와 한약사급여, 의료기사직급여에는 의료기사 등의 급여, 영양직급여에는 영양사 · 조리사 등의 급여, 사무직급여에는 행정직원과 전산직원 급여, 기술직급여에는 의공, 전기, 기계, 열관리, 환경관리 등 면허보유 기술자의 급여, 기능직급여에는 운전기사 · 교환원 · 경비원 · 목공 · 보일러공 · 미화원 · 세탁원 등의 급여, 보조직급여에는 기사 및 기능사 자격이 없는 일용인력, 보조인력, 배식인력 등의 급여를 계상 ④ 대학병원에서 의료 활동의 대가로 임상교원에게 지급하는 본봉 · 진료수당 · 선택진료성과금 등의 급여 ⑤ 대학병원의 경우 고유목적사업비(전출금)는 임상교원의 급여를 차감한 전액을 계상
2. 제수당	급여외 지급되는 각종수당
3. 퇴직급여	보수규정에 의한 퇴직급여계상액 또는 지급액 (사학연금 또는 공무원연금 부담액 포함)
(2) 재료비	
1. 약품비	① 환자의 진료를 위하여 실제로 소모된 약품비 포함 ② 약품종류에 따라 일반약품비 · 주사약품비 · 마취약품비 · 마약비 · 소독약품비 · 약국재료비 등으로 분류
2. 진료재료비	① 환자의 진료를 위하여 실제로 소모된 진료재료비 ② 진료재료의 종류에 따라 방사선재료비 · 검사재료비 · 수술재료비 · 치과재료비 · 의료소모품비 · 혈액비 · 동위원소재료비 · 기타재료비 등으로 분류
3. 급식재료비	환자 · 환자보호자 · 병원직원 등을 위한 급식에 소모된 급식재료와 급식용구
(3) 관리운영비	
1. 복리후생비	① 직원복지후생을 위한 복지후생적인 비용 ② 복리후생비는 그 성질에 따라 직원의료비, 병원이 부담하는 3대보험료(건강보험부담금 · 고용보험부담금 · 산재보험료), 국민연금부담금, 단체활동비, 축조의금, 당숙직비, 직원피복비 등으로 구분
2. 여비교통비	출장여비규정에 의한 국내외 출장여비 · 업무활동을 위한 시내교통비 · 통근버스임차료 · 의사 등의 부임여비 및 이와 유사한 성질의 교통비
3. 통신비	전신 · 전화 · Fax · 우편사서함 등 통신시설의 이용료 및 우편료
4. 전기수도료	전력료와 상 · 하수도료
5. 세금과공과	비용처리되는 재산세·종합토지세 · 주민세(균등할) · 사업소세 · 공동시설세 · 도시계획세, 인지 및 증지비용, 대한병원협회 등 관련단체에 납부하는 회비 등의 공과금

6. 보험료	건물 및 의료장비에 대한 화재보험, 보증보험, 의료사고보험 등의 보험료(단, 차량보험은 제외)
7. 환경관리비	소독용역비, 오물수거비, 쓰레기종량제봉투비 등
8. 지급임차료	건물 · 시설 · 의료기기 등의 임차 및 리스비용
9. 지급수수료	법률 및 경영업무를 위한 자문수수료, 경영진단 · 회계감사 · 세무조정 등에 대한 수수료, 등기비용, 송금수수료, 기타소송비
10. 수선비	① 유형자산의 수선유지를 위하여 외부수선업체에 지불한 금액과 수선을 위하여 소모된 수선용품비(단, 차량수선비는 차량비에 계상) ② 유형자산의 종류에 따라 의료장비수선비 · 건물수선비 등으로 구분
11. 차량유지비	차량의 운영 및 유지에 드는 통행료 · 주차비 · 자동차세 · 차량면허세 · 책임 및 종합보험료 · 유류대 · 수선비 등
12. 교육훈련비	① 직원의 교육 및 훈련을 위한 각종 세미나 및 연수참가비 · 외부강사의 강사료 · 직원의 해외교육비용 · 예비군 및 민방위훈련비 등 ② 교육훈련비는 직종에 따라 의사교육훈련비 · 간호직원교육훈련비 등으로 구분
13. 도서인쇄비	연구용도서를 포함한 도서 · 잡지 · 신문의 구입 및 구독비용, 복사비 및 제규정 · 사내보 · 예산서 · 처방전 · 장표 등의 인쇄비용
14. 접대비	업무와 관련하여 거래와 관계 있는 자의 접대 및 사례비
15. 행사비	병원장 취임식, 체육대회 등 각종행사에 소요된 비용
16. 연료비	보일러 및 냉난방시설을 위한 가솔린, 중유, 가스 등의 비용(단, 차량유류대는 제외)
17. 선교비	원목활동을 위한 비용(원목실 운영지원비 등)
18. 의료사회사업비	부인암검진사업, 방역사업 및 의료계몽과 관련하여 발생하는 재료비, 출장비 등의 제반비용, 무의촌진료비, 채헌혈비 등(단, 연구용 및 자선진료감액은 해당 의료수익에서 차감하여 계상)
19. 소모품비	장부, 제용지, 볼펜, 제서식 등의 사무용품비와 감가상각 대상은 아니나 1년 이상 사용하는 비품 중 금액이 적어 비용처리되는 소모품비
20. 자체연구비	병원의 자체연구활동과 직접 관련이 있거나 합리적이고 일관성 있는 기준에 따라 그러한 활동에 배부될 수 있는 모든 지출(연구용 동물구입비 및 의국운영비 포함)
21. 감가상각비	① 유형자산에 대한 감가상각계산액 ② 유형자산종류에 따라 건물 · 구축물 · 기계장치 · 의료장비 · 차량운반구 · 공기구비품 등으로 구분
22. 무형자산상각비	창업비, 장기의 외화채권 또는 외화채무에서 발생한 임시거액의 평가차손(환율조정차)의 상각비 등

23. 임차자산 개량상각비	타인명의 자산에 가산된 자본적 지출에 대한 상각비
24. 광고선전비	직원채용, 입찰, 기타 홍보를 위한 비용
25. 대손상각비	의료미수금 등 채권에 대한 대손충당금전입금과 불량채권의 대손처리비용
26. 피복침구비	환자에 제공된 피복침구의 소모금액, 환자 및 직원피복침구의 세탁에 따른 비누, 소독제 등의 비용(외주로 처리시는 외주용역비에 계상. 직원피복비는 복리후생비로 분류)
27. 외주용역비	외부전문업체에 청소·세탁·시설관리·임상검사 등을 위탁하고 그 대가로 지불하는 비용
28. 잡비	각종 회의를 위한 다과비용 및 기타 상기 관리운영비에 해당되지 아니하는 비용
29. 의료분쟁비용	의료사고 등 의료분쟁으로 인해 발생한 손해배상 또는 합의 비용 등의 금액

표 2-11 의료외비용 과목분류 및 내용해설

□ 의료외비용

1. 의료부대비용	① 병원이 주된 의료사업 이외의 영안실·매점·슈퍼마켓 등의 부대사업을 직영하여 발생한 비용 ② 시설직영수익을 독립과목으로 계상한 경우에는 해당비용도 독립과목으로 계상
2. 이자비용	장단기차입금 및 기타 채무에 대하여 지급한 이자 및 어음할인료
3. 기타의 대손상각비	일반적 매출채권(의료미수금)외 채권의 대손발생액
4. 기부금	불우이웃돕기, 기타 외부기관에의 기부금 및 의연금 등
5. 단기매매증권 처분손실	유가증권 처분시 취득가액이 처분가액보다 낮아서 발생한 손실
6. 단기매매증권 평가손실	시장성 있는 유가증권의 시가가 현저히 저락하여 시가로 평가시 발생한 손실
7. 연구비용 - 연구중심병원 연구비용 - 수탁연구비 - 임상시험비 - 기타연구비	① 연구중심병원으로 지정된 기관의 총 연구비용 및 연구중심병원이 아닌 기관에서 수행한 수탁연구비용 등 ② 의약품 등의 안전성·유효성을 심의하기 위하여 의료기관에서 실시되는 임상시험으로 인해 발생한 비용 ③ 연구비용은 1년 이상 진행되는 연구의 경우 진행기준에 따라 연구비용을 인식하여야 한다.
8. 외환차손	외환채권의 회수 또는 외화부채의 변제시 환율변동에 따라 발생한 손실

9. 외화환산 손실	외화부채의 결산기말 원화환산액이 장부가액보다 많을 때의 차액
10. 투자자산 처분손실	투자자산의 처분시 처분가액이 장부가액보다 낮아서 발생한 손실
11. 유형자산 처분손실	유형자산의 처분시 처분가액이 장부가액보다 낮아서 발생한 손실
12. 재고자산 감모손	재고자산의 실사결과 실사된 재고량이 장부상 수량보다 부족하여 손실처리할 금액
13. 삭제	
14. 고유목적 사업비	① 대학 및 학교법인의 고유목적사업을 위하여 전출한 금액 ② 대학병원의 경우 임상교원의 급여와 연구보조비를 차감한 잔액을 계상
15. 잡손실	기타 다른계정에 속하지 아니하는 의료외비용
16. 재해손실	화재, 도난 등 우발적인 재해로 인한 손실

표 2-12 **법인세비용 과목분류 및 내용해설**

□ 법인세비용

1. 법인세비용 　(소득세 등)	법인세 등에 의거 당기과세소득에 대해 당기부담할 법인세 및 부가되는 세액합계에 당기이연법인세변동액을 가감·산출된 금액

표 2-13 **고유목적사업 준비금 전입액 과목분류 및 내용해설**

□ 고유목적사업 준비금 　전입액	법인의 고유목적사업인 연구용진료·건물증축·의료장비구입·대학운영 등을 위하여 준비금을 설정하여 결산서에 반영한 경우 준비금 전입액

표 2-14 **고유목적사업 준비금 환입액 과목분류 및 내용해설**

□ 고유목적사업 준비금 　환입액	고유목적사업준비금 미사용분 및 의료발전준비금환입액

앞에서 손익구조의 이해에서 이익은 수익에서 비용을 차감하여 발생한다고 하였다. 그런데, 신문이나 뉴스를 통해서 흑자도산(黑字倒産, bankruptcy in the black)이라는 이야기를 들어본 적이 있을 것이다. 손익계산서 상에는 이익(이익은 일반적으로 회계장부에 검은색 글씨로 기록하기 때문에 흑자(黑字)라고하며, 손실은 빨간색으로 기록하기 때문에 적자(赤字)라고 함)이 발생한 것으로 나타나는데 병원이 부도처리 되는 경우가 있다. 이러한 경우를 우리는 흑자도산이라고 한다.

병원의 이익이 많고, 의료자산을 충분히 보유해서 재무상태가 나쁘지 않은 상황에서도 현금결제능력이 부족해서 병원이 도산하는 흑자도산과 같은 상황이 발생한다. 그러므로 회계상의 이익만을 나타내는 손익계산서로는 이와 같이 중요한 병원의 현금흐름을 외부정보이용자에게 충분히 알려줄 수 없기 때문에 현금흐름에 대한 정보를 충분히 보여줄 수 있는 재무제표로 현금흐름표를 작성해서 외부정보이용자에게 제공하는 것이다.

1. 현금흐름정보의 필요성

재무제표는 재무보고의 중추적 수단이다. 재무상태표와 손익계산서는 발생주의 회계시스템을 통하여 얻을 수 있다. 그러나 재무정보는 1년이라는 기간으로 끊어서 발생주의에 의거하여 장부를 정리한 것이기 때문에 이를 바탕으로 미래 현금흐름을 예측하고 평가하는 데는 한계가 있다. 따라서 재무상태표에 기록되어 있는 현금에 대한 보다 자세한 정보(현금의 유입과 유출에 대한 정보)를 제공할 목적으로 현금흐름표가 기본재무제표로 등장하게 되었다. 다음은 발생주의에 근거한 재무상태표와 손익계산서의 정보한계를 보여준 것이다.

첫째, 발생주의 손익계산서는 경영성과계산에 중점을 둔 결과, 자금흐름에 대한 충분한 정보를 제공할 수 없다.

둘째, 비교재무상태표는 일정시점의 재무상태만 나타낼 뿐이며, 일정기간 동안의 자금흐름정보는 제공하지 못한다.

셋째, 현금주의에서는 경영성과와 자금흐름이 일치한다. 그러나 합리적인 이익측정을 위하여 발생주의로 이행한 결과, 당기순이익과 자금흐름은 서로 다른 결과로 나타난다. 이에 따라 이익이 있는 데도 배당할 수 없는 상황이나 흑자도산의 원인 등을 전통적인 재무제표 체계로는 충분히 설명할 수 없다.

2. 현금흐름표의 내용

병원의 현금이 어떻게 조달되고 사용되는지를 보여주는 재무제표가 현금흐름표[16]이다. 즉, 현금흐름표의 목적은 병원의 현금에 대한 수요와 조달 능력을 평가하는데 유용한 정보를 제공하는 것이다. 현금흐름표는 병원의 현금과 관련된 활동을 영업(의료)활동, 재무활동, 투자활동의 3구분하여 각 부분에서 어떻게 현금흐름에 영향을 미쳤는지를 보여준다. 회계정보이용자들은 현금흐름표를 이용해서 한 회계기간 동안의 현금유입과 유출에 대한 정보를 얻을 수 있으며, 또한 병원의 영업활동 이외에 투자와 재무활동에 대한 정보도 파악할 수 있다.

이와 같은 현금흐름표는 외부정보이용자입장에서 다음과 같은 유용성이 있다.

첫째, 병원의 자금창출능력에 대한 정보를 제공한다. 현금흐름표는 기업의 현금유입과 현금유출 및 그 차이인 순유출입을 발생시킬 수 있는 능력을 보여줌으로써 회계정보이용자에게 병원의 부채상환능력 등에 대한 정보를 제공한다.

둘째, 기업의 미래현금흐름 창출능력에 대한 정보를 제공한다. 현금흐름표의 정보를 이용하면 매출로 인한 현금유입액과 유출액의 증감추세나 상호관계를 파악할 수 있어서 회계정보이용자가 미래현금흐름의 금액과 발생 시기에 대한 정보를 얻을 수 있다.

셋째, 손익계산서상의 당기순이익과 영업활동으로 인한 현금흐름이 차이가 나는 원인에 대한 정보를 제공한다. 손익계산서상의 당기순이익은 발생주의에 따라 계산되므로 실제의

---

16) 「일반기업회계기준」에서 '현금흐름표의 목적'은 기업의 현금흐름을 나타내는 표로서 현금의 변동내용을 명확하게 보고하기 위하여 당해 회계기간에 속하는 현금의 유입과 유출내용을 적정하게 표시하여야 한다.

현금흐름과 차이가 나게 된다. 현금흐름표는 영업활동으로 인한 현금흐름자체를 보여줌으로써 이익의 질(quality of earning)[17]에 대한 정보를 제공한다.

반면에 현금흐름표의 한계는 다음과 같다.

첫째, 현금에 포함되는 현금등가물의 개념이 모호하다.

둘째, 현금흐름표 그 자체만으로는 현금유출입이 보고되는 기간과 이를 유발시킨 거래의 발생시점이 상이하다는 점을 알릴 수단이 없다.

셋째, 미래현금흐름에 대한 장기 전망을 평가하기에는 불완전하다.

따라서 현금흐름표는 재무상태표나 손익계산서 등과 함께 이용될 때 서로의 한계점이 보완되어 그 유용성이 배가되는 것이며, 이는 곧 재무제표의 연계성으로 귀결된다.

3. 현금흐름의 구분

병원활동 전과정에서 현금흐름은 수반된다. 현금흐름은 반드시 활동별로 구분하여 나타내야 한다. 일정기간 동안 현금이 증감된 사실 그 자체가 중요한 것이 아니라 조달원천과 운용이 어떻게 되었는가 하는 정보가 유용하기 때문이다. 동일한 크기의 현금흐름이라 하더라도 자금은 병원활동에 따라 기능과 용도를 달리한다. 즉, 설비투자재원은 장기자본으로 조달하고 운전자금은 단기차입금 등으로 충당하거나, 여유자금을 단기적으로 운용하는 경우에는 포트폴리오 전체로서 위험과 수익을 관리하는 것 등은 좋은 사례라 할 수 있다. 활동별 현금흐름의 일반적 구분기준은 다음과 같다.

A. 운전자본을 구성하는 유동자산과 유동부채는 대부분 영업활동과 관련된다. 그러나 단기매매증권, 단기대여금 등은 투자활동이며, 단기차입금, 유동성장기부채 등은 재무활동 관련 계정이다.

B. 고정부채나 자본계정을 증감시키는 거래는 대개 재무활동이다. 예외적으로 퇴직급여충

---

17) 이익의 질이란 동일한 당기순이익에서 상대적으로 현금흐름이 얼마나 많은가를 의미하는 것으로 현금흐름이 많은 경우에 이익의 질이 높다고 본다.

당 부채, 이연법인세부채 등은 영업활동 관련계정이다.

C. 고정자산의 증감을 가져오는 거래는 대부분 투자활동이다. 그러나 장기성매출채권, 부도매출채권, 이연법인세자산 등은 영업활동 관련계정이다.

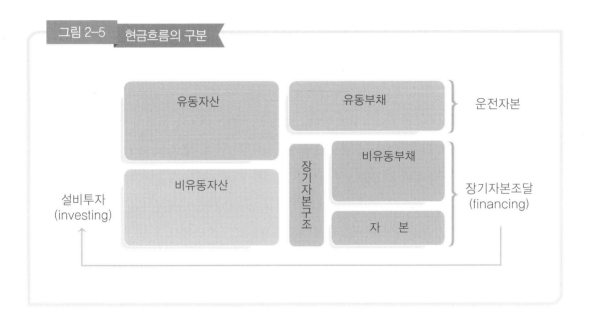

그림 2-5 현금흐름의 구분

이때 이자수익, 이자비용, 배당금수익 등은 손익계산서에는 의료외손익으로 보고되지만 현금흐름표는 이를 모두 영업활동으로 분류한다. 손익항목을 의료손익, 의료외손익, 특별손익 등으로 구분 표시하는 것은 발생주의 관점에서 바라본 시각이며, 현금주의회계는 이러한 분류체계가 아무런 의미가 없다. 따라서 현금주의 당기순이익을 구성하는 요소는 모두 영업활동으로 분류한다. 이것을 정리한 내용이 다음과 같다.

첫째, 대여금 및 차입금 등 원금의 증감거래는 각각 투자활동과 재무활동으로 분류되나, 그 과실인 이자수익, 이자비용은 영업활동이다.

둘째, 단기매매증권, 장기투자증권을 취득하거나 처분하는 거래는 투자활동으로 분류하지만, 배당금수익 등은 영업활동이다.

셋째, 투자와 재무활동 관련계정에서 발생하는 손익은 현금주의 당기순이익의 구성요소가 아니다. 즉 의료현금흐름과 무관한 손익이다. 간접법에서 이들 손익항목은 당기순이익에 가감되어 전액 제거되며, 직접법에는 아예 나타나지 않는다.

4. 현금흐름표의 보고형식

병원 경영활동의 내용에 따라 현금흐름의 발생 원인이나 유출입규모 및 빈도 등이 크게 다르다. 현금흐름표는 이와 같은 병원의 현금흐름이 어떻게 유입되고 유출되는지를 나타내 주는 재무제표로 병원의 현금유출입이 일목요연하게 나타나야 한다. 이를 위해 현금흐름표 에서는 기업의 현금흐름을 활동유형에 따라 구분해서 첫째, 영업활동으로 인한 현금흐름 둘째, 투자활동으로 인한 현금흐름 셋째, 재무활동으로 인한 현금흐름으로 나누어 현금흐름을 보고한다. 현금흐름들간의 관계를 보면, 1년간 의료활동을 통해서 창출한 현금인 영업현금 흐름의 사용방법은 더 좋은 의료서비스 제공과 현금 창출을 위한 비유동자산 구입에 투자를 하고 또 다른 하나는 은행차입금 상환 등에 사용하게 된다.

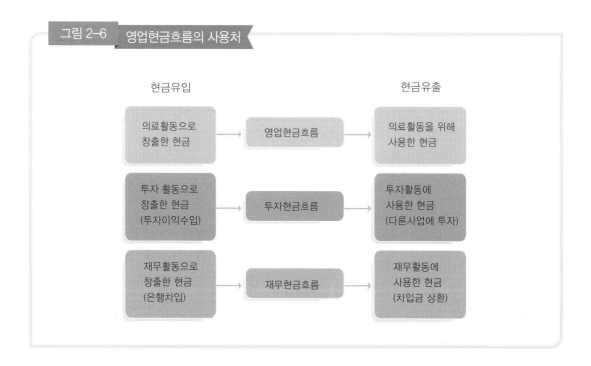

그림 2-6 영업현금흐름의 사용처

가. 영업활동

영업활동(operating activities)은 의료서비스를 제공하여 이익을 창출하는 활동이다. 의료기관회계기준에서 따로 정의된 것은 없지만 기업회계기준으로 정의하면 의료서비스를 제공하기 위한 일련의 활동으로 투자와 재무활동에 속하지 않는 모든 거래를 말한다.

영업활동으로 인한 현금유입에는 의료서비스에 의한 의료수익, 의료미수금의 회수, 이자수익의 회수 등이 있다. 영업활동으로 인한 현금유출에는 의료서비스 제공에 필요한 재화의 현금매입, 매입채무의 지급, 급여를 비롯한 각종 관리비의 지급, 이자비용의 지급, 법인세비용의 지급 등이 있다.

영업활동에 의한 현금흐름을 파악하는 방법은 크게 2가지인데, 그 하나는 각 영업활동에 대해 개별적으로 현금흐름을 파악해서 그것을 요약하는 방법이고, 다른 하나는 손익계산서의 이익을 출발점으로 해서 현금흐름이 발생하지 않은 수익과 비용을 가감하는 방식이다. 일반적으로는 계산의 편의상 후자를 많이 사용한다.

영업활동에 의한 현금흐름은 다른 활동에 의한 현금흐름보다 더 빈번히 발생하고, 전체적 규모도 크기 때문에 현금흐름자체를 직접 관리하는 것이 까다롭다.

나. 투자활동

투자활동(investing activities)은 현금의 대여와 회수, 단기매매증권, 투자자산이나 유형자산 및 무형자산의 취득과 처분에 관련된 활동을 말한다. 즉 투자활동은 현금의 대여와 회수활동, 단기금융상품, 유가증권, 투자자산 및 유형자산의 취득과 처분활동 등을 말한다.

일반적으로 재무상태표상의 자산 중 영업활동과 관련된 자산항목을 제외한 모든 자산항목의 변동거래는 투자활동으로 간주한다. 따라서 투자활동에 해당하는 현금유입액은 단기·장기대여금의 회수, 유가증권의 처분, 투자자산과 유형자산의 처분 등이 있으며, 현금유출액은 현금의 대여, 유가증권의 취득, 투자자산과 유형자산의 취득 등이 있다.

다. 재무활동

재무활동(financing activities)[18]이란 자금의 차입과 상환 같은 영업활동이 아닌 활동으로서 부채와 자본의 증감을 발생시키는 활동을 말한다. 즉 병원이 사업에 필요한 현금을 영업활동이나 투자활동을 통해서 조달하면 좋지만, 그렇지 못한 경우에 은행에서 대출을 받아 조달할 수도 있는데 이런 활동이 재무활동이다.

재무활동에 해당하는 현금유입액으로 단기차입금·장기차입금 차입 등이 있으며 현금유출액으로 차입금의 상환 등을 예로 들 수 있다.

표 2-15 현금흐름의 분류

	유입(inflows)	유출(outflows)
영업활동	의료활동으로 받은 현금 이자수익 임대료수익	의료활동을 위해 지급한 현금 인건비 및 관리비 지급액 이자비용 법인세비용
투자활동	단기금융상품, 유가증권의 처분 장·단기대여금의 원금 회수 비유동자산의 처분	단기금융상품, 유가증권의 취득 장·단기대여금의 원금 대여 비유동자산의 취득
재무활동	장·단기차입금의 차입 비유동부채의 차입	장·단기차입금의 상환 비유동부채의 상환

5. 현금흐름의 구조

앞에서 살펴본 세 가지 경영활동이 서로 다르게 현금흐름을 만들어 내기 때문에 세 가지 활동의 현금흐름을 구분해서 현금흐름표를 만들게 되는데 이는 〈그림 2-7〉과 같다.

---

18) 기업의 경우에는 은행 등에서 차입과 상환 뿐만 아니라 주식의 발행과 소각 또는 배당금의 지급 등의 활동과 같은 부채 및 자본계정에 영향을 미치는 거래를 재무활동이라 한다.

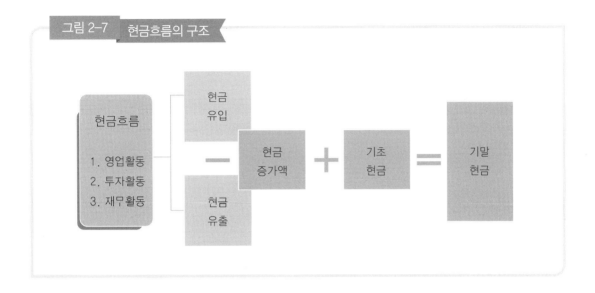

그림 2-7 현금흐름의 구조

〈그림 2-7〉과 같이 현금흐름표는 병원의 현금흐름을 영업활동, 투자활동, 재무활동으로 구분해서 각 활동에 대해서 현금유입액과 현금유출액을 표시하고, 세 가지 활동에 의한 현금흐름을 합쳐서 전체현금의 증감액을 계산한 후에 이 금액에 기초현금을 가산해서 기말의 현금을 계산한다.

이러한 현금흐름표를 통해서 우리는 다음과 같은 정보를 파악할 수 있다.

첫째, 영업활동에 의한 현금흐름을 통해서 병원 본래의 영업활동인 의료활동에 의해서 발생한 현금(예금)의 증감 내용을 알 수 있다. 당기순이익은 병원의 본업인 진료활동의 성과를 나타내는 것이며, 감가상각비와 같은 현금 지출을 동반하지 않는 비용을 이익에 가산해 현금이익(당기이익+감가상각비)을 파악할 수 있으며 운전자금의 감소 내용을 통해서 영업순환과정 내 현금의 일시적 모습을 확인할 수 있다.

둘째, 투자활동에 의한 현금흐름에서는 병원건물, 의료장비, 특허권 등의 취득이나 매각 등의 수입과 지출 내역을 파악할 수 있다.

셋째, 재무활동에 의한 현금흐름을 통해서 금융기관에서의 차입이나 상환 등과 같은 재무활동 전반에 걸친 현금수지내역을 파악할 수 있다.

넷째, 영업현금흐름에서 투자현금흐름을 차감한 잉여현금흐름은 자유롭게 사용할 수 있는 현금을 파악할 수 있다.

다섯째, 현금의 증가(감소)액은 당기 현금의 순증가(감소)한 금액을 알 수 있다.

표 2-16　현금흐름표 구조

현금흐름표

푸우병원	(201X년 1월 1일부터 12월 31일까지)	(단위 : 원)
과　목		금　액
Ⅰ. 영업활동으로 인한 현금흐름		×××
1. 당기순이익	×××	
2. 현금의 유출이 없는 비용 등의 가산	×××	
3. 현금의 유입이 없는 수익 등의 차감	(×××)	
4. 영업활동으로 인한 자산·부채의 변동	×××	
Ⅱ. 투자활동으로 인한 현금흐름		×××
1. 투자활동으로 인한 현금유입액	×××	
2. 투자활동으로 인한 현금유출액	(×××)	
Ⅲ. 재무활동으로 인한 현금흐름		×××
1. 재무활동으로 인한 현금유입액	×××	
2. 재무활동으로 인한 현금유출액	(×××)	
Ⅳ. 현금의 증가(감소)		×××
Ⅴ. 기초의 현금		×××
Ⅵ. 기말의 현금		×××

❖ 재무상태표(B/S : Balance Sheet)

❖ 자산(assets) − 유동자산(current assets),

　비유동자산(fixed assets)

❖ 화폐성 자산(monetary assets),

　비화폐성 자산(nonmetary assets)

❖ 지분(equity)

❖ 부채(liabilities)

❖ 자본(capital)

❖ 순자산(net assets)

❖ 손익계산서(I/S : Income Statement)

❖ 수익(revenues) vs 수입(receipts)

❖ 비용(expenses) vs 지급(disbursements)

❖ 현금주의(cash basis) vs

　발생주의(accural basis)

❖ 의료수익(patient revenues)

❖ 의료비용(patient expenses)

❖ 인건비(salaries)

❖ 재료비(material costs)

❖ 관리비(administrative expenses)

❖ 의료외 수익(non−operating revenues)

❖ 의료외 비용(non−operating expenses)

❖ 특별이익(special gains)

❖ 특별손실(special losses)

❖ 현금흐름표(SCF : statement of cash flow)

❖ 영업활동(operating activities)

❖ 투자활동(investing activities)

❖ 재무활동(financing activities)

01 자본조달과 자본 운영 사이의 관계를 설명하시오.

02 재무상태표에 대해서 설명하시오.

03 다음의 내용을 이용해서 재무상태표를 작성하시오.

9월 10일 푸우가 5,000만원을 출현하여 푸우병원을 설립하였다.

9월 15일 외상으로 100만원의 재료를 구입하였다.

9월 18일 소모품 10만원을 현금으로 구입하였다.

9월 20일 외상대금 중 50만원을 현금으로 지불하였다.

04 다음의 내용을 이용해서 재무상태표를 작성하시오.

1) 푸우가 1억원을 출자하여 푸우병원을 설립하였다.

2) 진료용 재료 1천만원을 외상으로 구입하였다.

3) 건물을 현금 5천만원과 은행 대출 1억원으로 지급하고 매입하였다.

4) 외상대금 7백만원을 현금으로 지급하였다.

5) 한 달간 진료를 보고 6백만원의 재료가 들어갔고, 현금으로 3백만원을 받았고, 건강
보험 공단에 8백만원을 신청하였다.

6) 급여로 2백만원을 지급하였다.

05 손익계산서를 정의하시오.

06 의료비용에 포함되는 것은 무엇인가?

07 다음은 푸우병원의 제 2기 진료활동에 관한 자료이다. 푸우병원의 의료이익은 얼마인가?

기초 재고액	15,000	급 여	20,000
당기 매입액	150,000	일 반 관 리 비	15,000
매 입 환 출	6,000	노후장비처분이익	20,000
기말 재고액	37,000	의 료 수 익	250,000

08 다음은 제 3기 푸우병원의 회계자료이다. 손익계산서를 작성하시오.

기초 재고액	150,000	급 여	2,000,000
당기 매입액	15,000,000	일 반 관 리 비	2,500,000
매입 에누리	500,000	진 료 비 삭 감	320,000
매 입 환 출	600,000	이 자 비 용	1,500,000
기말 재고액	3,500,000	노후장비처분이익	1,000,000
광고 선전비	1,000,000	이 자 수 익	500,000
		의 료 수 익	25,000,000

09 현금흐름표가 등장하게 된 배경에 대해서 설명하시오.

10 현금흐름표가 가지고 있는 한계에 대해서 설명하시오.

11 현금흐름표에서 파악할 수 있는 정보에 대해서 설명하시오.

제3장 병원회계의 순환과정

　재무제표를 작성하기 위해서는 병원에서 발생한 여러 회계활동(이것을 일반적으로 거래라고 칭한다)을 효율적으로 기록 정리하는 도구(방법)들이 필요하다. 이러한 도구들은 병원마다 다르게 기록하는 경우가 많은데, 현실적으로는 정보의 통일성을 위하여 정부가 앞장서서 동일한 기록방법을 규정하게 된다. 병원회계의 시작은 거래가 발생했다는 정보(일반적으로 전표를 발행했다고 한다)가 수집되면 이것을 회계장부에 기록하는 것부터 시작하여 다양한 장부에 기록하게 되는데, 이중에서 가장 중요한 장부가 분개장, 원장, 정산표이다. 분개장은 날짜별로 거래를 기록하고자 하는 장부이며, 원장은 계정(항목)별로 기록하는 장부이며, 정산표는 결산서를 만들 때 종합적으로 정리하는 장부이다. 이러한 작성(순환)과정을 이해하는 것이 재무제표의 특성을 이해하는 데 도움이 되기 때문에 간단하게나마 그 과정을 소개하고자 한다. 여기서 제시하는 기본적인 과정을 이해하면 기타의 구체적인 방법들은 실무에서 손쉽게 읽힐 수 있다.

제3장은 능력단위 병원회계관리에서 학습모듈1의 결산관리는 본 장의 제1절 병원회계의 순환과정과 일치하고 있으며, 학습모듈2의 출납관리하기는 제1절 병원회계의 순환과정 중에서도 전표부분과 일치한다. 특히, 대다수의 병원에서 회계업무 중 상당수가 출납관리에 많은 시간을 할애하기 때문에 전표관리는 매우 중요한 부분이라 할 수 있다. 그러나 회계에서 국가직무능력표준의 학습모듈처럼 많은 부분을 넣는 것은 불필요하리라 사료된다.

1. 프로그램설치와 시작

1) 실무교육프로그램(SmartA_CPA) 다운 로드 방법

① 한국공인회계사회(www.at.kicpa.or.kr)의 [AT자격시험]코너에서 다운로드 가능

② SmartA_CPA.zip파일을 다운받아 압축풀기 후 SmartA_CPA.exe파일을 실행하여 프로그램을 설치한다.

2) 프로그램의 설치

① 프로그램설치 시작 바탕화면에 다운 받은 설치파일(Smart A_CPA_.exe)을 더블 클릭하여 설치한다.

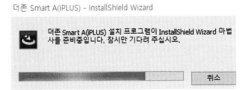

② 사용권계약동의

사용권 계약 및 사용권 정보 수집 동의에 체크한 후 프로그램의 설치를 한다.

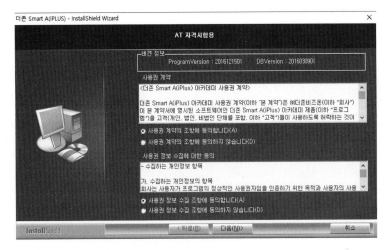

③ 프로그램설치경로지정

프로그램과 데이터 설치경로를 확인하고 [다음]을 클릭한다.

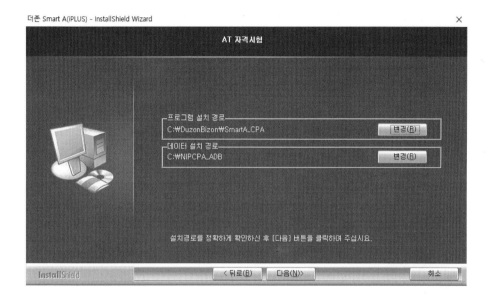

④ 설치완료

[완료]를 클릭하여 설치를 완료한다.

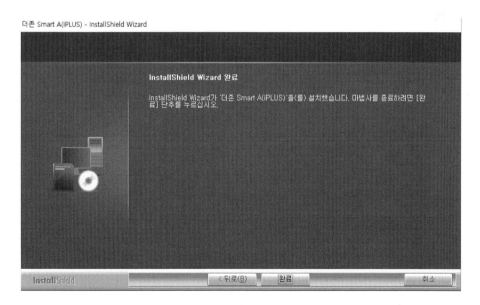

3) 프로그램의 시작

바탕 화면에 설치되어 있는 AT 자격시험 프로그램인 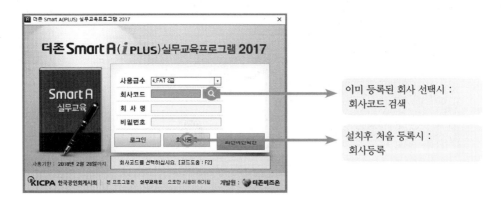 'AT 자격시험 더존 Smart A 실무교육 프로그램 아이콘'을 더블 클릭하여 실행시키면 '더존 Smart A(iPLUS) 실무교육 프로그램 2017'화면이 나타난다.

실무교육 프로그램을 설치한 후 처음으로 로그인하는 경우는 회사등록 을 클릭하여 회사를 먼저 등록한 후 🔍 을 클릭하여 등록한 회사를 선택한다.

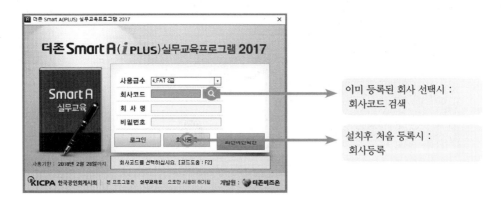

2. 데이터백업

입력된 데이터를 별도의 저장장소에 저장하는 작업을 말한다.

① 백업할 회사선택

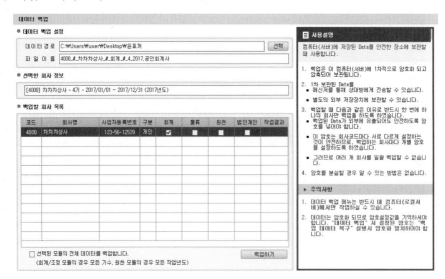

② 데이터 백업

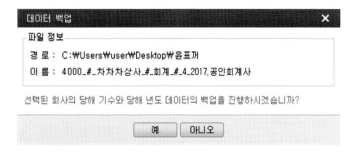

③ 저장할 폴더 지정

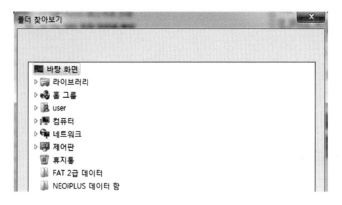

④ 백업 폴더 확인

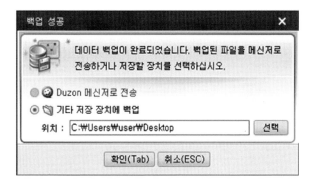

⑤ 백업 성공 확인

● 백업할 회사 목록

코드	회사명	사업자등록번호	구분	회계	물류	원천	법인개인	작업결과
4000	차차차상사	123-56-12539	개인	☐	☐	☐	☐	성공

3. 백업데이터복구

다른 저장장소에 저장되어 있는 데이터를 하드드라이브로 복구하는 작업을 말한다.

① 복구할 회사선택

데이터 경로에서 복구할 회사를 선택한다.

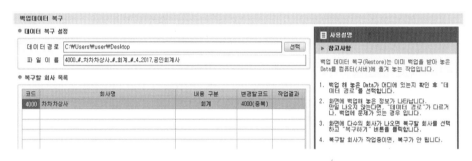

② 데이터 복구할 회사 선택

새로운 회사코드를 지정하여 복구하거나 선택한 기존 회사코드로 복구할 수 있다.

③ 복구 성공 확인

● 복구할 회사 목록

코드	회사명	내용 구분	변경할코드	작업결과
4000	차차차상사	회계	4000(중복)	성공

　수많은 회계이용자들에게 전달되는 가장 대표적인 회계정보가 재무제표이다. 이렇게 재무제표가 일련의 과정을 통해서 만들어지는 과정을 결산(closing account)이라고 한다. 기초와 기말 사이를 한 회계기간으로 하여 당기에 거래가 발생하면 이를 인식 · 분석 · 측정하여 분개장에 분개(journalizing)하고, 원장에 전기(posting)하는 과정을 반복한다. 기말에 장부

그림 3-1　회계의 순환과정

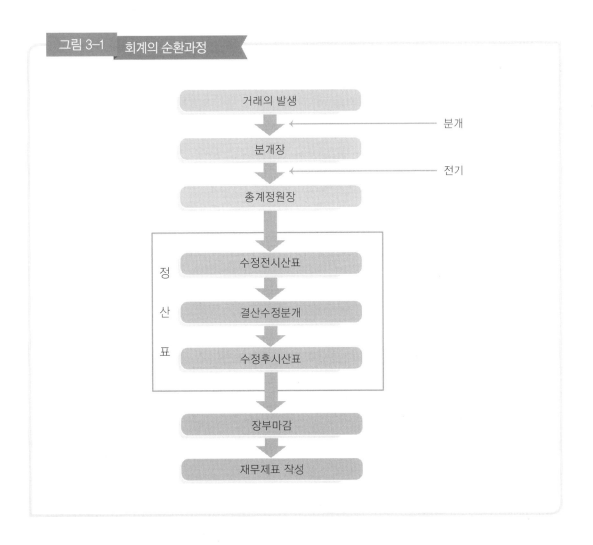

를 마감하고 재무제표를 작성하여 결산을 하는데 이러한 과정을 회계의 순환과정(accounting cycle)이라고 한다〈그림 3-1〉.

3절 회계상의 거래

회계상의 거래(transactions)란 병원이 경영활동을 수행하는 과정에서 재무제표의 구성요소인 자산, 부채, 자본과 수익, 비용에 변화를 가져오는 경제적 사건(economic events)을 말하며, 회계상의 거래는 반드시 금액으로 나타낼 수 있어야 한다. 예를 들어 A병원에서 새로운 심장이식수술을 할 수 있는 의료기기를 개발하였다면 병원은 앞으로 많은 수익을 발생할 수 있을 것이다. 그러나 이것은 회계상의 거래로 기록할 수 없다. 새로운 의료기기가 개발되었지만 병원의 재무상태에 미치는 영향을 계산할 수 없기 때문이다. 따라서 일상생활에서 거래라고 부르더라도 재무제표의 구성요소에 변화를 가져오지 않는다면 회계상에서 거래로 취급하지 않는다. 이것을 좀 더 확실히 하기 위해서 다음과 같은 예제를 한번 보도록 하자.

예제 1

Exercise

푸우 원장이 진료를 하고 의료수익 30,000원 중 6,000원을 현금으로 받았다.

병원은 의료라는 서비스를 제공하고 6,000원의 현금이 증가하였고, 24,000원의 의료미수금이 발생하였다. 이렇게 자산 중 현금(6,000원)과 의료미수금(24,000원)의 증가와 수익계정에 의료수익(30,000원) 증가 같은 변화가 가져왔기 때문에 이와 같은 경우에 회계상의 거래에 해당한다.

장래에 발생할 수 있는 의료사고를 대비하여 태권브이법무법인에 매월 말일에 자문료를 지급하기로 하고 법무계약을 체결하였다.

일상생활에서는 이러한 것을 거래라고 하지만, 현재의 상태는 법무법인과 법률적인 대행을 위한 서류상 업무체결을 한 상태이기 때문에 재무제표에 아무런 영향을 미치지 못하므로 회계상의 거래에 해당하지 않는다. 단, 월말이 도래하여 법무비용이 발생하면 회계상의 거래가 된다.

푸우병원에 도둑이 들어 현금 100,000원을 가지고 달아나는 사건이 발생했다.

일상생활에서 도난 사건이 발생하는 경우 거래라고 하지 않는다. 이러한 경우는 도둑과 거래를 한 것도 아니고 어떠한 약속을 체결한 것도 아니므로 일반적으로 거래라 하지 않지만 회계상으로 보면 재무제표에 현금(100,000원)이라는 항목 즉, 자산에 감소를 가져왔으므로 거래에 해당한다. 마찬가지로 천재지변으로 인해서 병원의 재산상의 피해를 가져오는 경우도 이에 해당한다.

1. 계정

A. 계정의 이해

계정(account, a/c)[19]이란 재무상태표의 항목인 자산, 부채, 자본과 손익계산서의 항목인 수익, 비용의 증가와 감소를 개별 항목으로 구분하여 기록하는 단위(예를 들어, 현금을 현금 계정이라고 말함)를 말하며, 각 계정을 구분하기 위해 붙이는 이름이 계정과목(title of account)이라고 한다〈그림 3-2〉.

계정은 계정과목, 차변(debit side : 계정과목의 왼쪽 부분)과 대변(credit side : 계정과목의 오른쪽 부분)으로 구성되어 있는데, 계정과목은 계정에 기록되는 항목의 성격을 정확하게 표시할 수 있는 이름을 사용한다. 계정은 발생빈도가 많고 금액이 큰 항목은 별도의 계정으로 관리하고 발생빈도가 적거나 금액이 적은 항목은 통합해서 관리하는 것이 좋다.

계정 형식은 실무에서는 표준식과 잔액식이 사용되며 교육목적으로는 약식계정을 사용한다. 계정의 배열은 영문자 T와 닮았다고 하여 T계정이라고 한다.

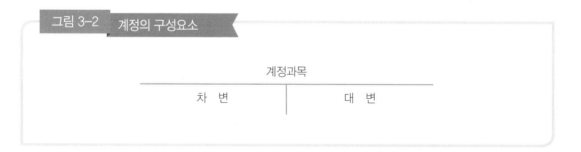

그림 3-2   계정의 구성요소

	계정과목
차 변	대 변

---

19) 회계(accounting)라는 개념도 계정(account)을 집계 관리하는 행위(~ing)라는 의미이다.

거래가 발생하여 계정에 영향을 미치게 되면 거래를 계정에 기록하여야 하는데, 이때 계정들을 기입하는 절차를 보면 다음과 같다.

첫 번째, 어떤 계정항목에 영향을 받았는가를 파악한다.

두 번째, 해당 계정들은 자산, 부채, 자본, 수익, 비용 중에 어느 곳에 속하는지 파악한다.

세 번째, 해당 계정들에 영향을 미치는 금액이 얼마인지 파악한다.

네 번째, 해당 계정들의 차변 또는 대변 중 어디에 기입할 것인지 결정을 한다.

다섯 번째, 차변과 대변이 같은지 대차평균을 확인한다.

그림 3-3 계정별 증감시 계정기입의 법칙

자산계정		부채계정		자본계정	
증 가 (+)	감 소 (−)	감 소 (−)	증 가 (+)	감 소 (−)	증 가 (+)

비용계정		수익계정	
증 가 (+)	감 소 (−)	감 소 (−)	증 가 (+)

B. 거래요소의 결합관계

우리가 급여를 받기 위해서는 병원에 노동력을 제공한다. 다시 말해 노동력을 제공하고 반대급부로 급여를 받는다. 이와 같이 경제적인 거래는 제공받는 것이 있으면 반대급부로 제공해주는 것이 있다. 즉, 회계상의 거래를 계정항목에 기록하게 되면 반드시 제공받는 항목과 제공하는 항목이 나타나는데 이를 거래의 이중성(dual effects of accounting)이라고 한다.

모든 회계상의 거래는 반드시 제공받는 항목과 제공하는 항목이 나타나는 거래의 이중성을 갖고 있다. 이러한 특성으로 거래의 양면을 계정에 기록해 보면 장부의 왼쪽인 차변과 오른쪽인 대변에 기록하는 금액이 동일하게 되는데 이를 대차평균의 원리라고 한다.

　이러한 원리를 이용해 거래의 이중성을 가지고 있는 경제적 거래를 기록하기 위해서 차변과 대변에 동일한 금액을 기록하는 것을 복식부기(double entry bookkeeping)라고 하며, 이와 반대로 거래의 이중성을 기록하지 않고 현금의 입금이나 지출과 같은 개별항목의 변동만을 단독으로 기록하는 것을 단식부기(single entry bookkeeping)라 하며 대표적인 예로 가계부가 있다.

　거래가 발생하여 각 계정에 영향을 미치는 것을 표시하기 위해 계정의 증감을 유형별로 구분해서 살펴보면 다음과 같다. 첫째, 반대측에 동일한 변동을 가져오는 회계상의 거래로 자산의 증가는 부채의 증가 또는 자본의 증가를 가져오고, 자산의 감소는 부채의 감소 또는 자본의 감소를 나타낸다. 둘째, 동일측에 반대의 변동을 가져오는 회계상의 거래로 자산의 증가는 다른 자산의 감소를 가져오고, 부채의 증가는 다른 부채의 감소 또는 자본의 감소를 가져오고, 자본의 증가는 다른 자본의 감소 또는 부채의 감소를 가져온다. 셋째, 수익의 경우에는 증가는 대변에, 감소는 차변에, 그리고 비용의 증가는 차변에, 비용의 감소는 대변에 기록한다. 수익과 비용을 이와 같이 기록하는 이유는 순이익은 재무상태표의 대변에 기록되어 있는데, 수익은 순이익의 증가를 가져오기 때문에 대변에, 비용은 순이익의 감소를 가져오기 때문에 상대편인 차변에 기록하는 것이다. 이와 같은 거래 관계를 요약하면 〈표 3-1〉과 같다.

표 3-1	거래 8요소의 결합관계			
차변의 변화	대변의 변화	재무제표	차변	대변
자산의 증가	자산의 감소	재무상태표	자산	부채
부채의 감소	부채의 증가			
자본의 감소	자본의 증가			자본
비용의 증가	수익의 증가	손익계산서	비용	수익

병원건물을 현금 500,000원을 주고 매입하였다.

차 변	대 변
병원건물 구입	현금 지급
자산의 증가	자산의 감소

건물 500,000 　　　　　　　　　 현금 500,000

진료재료를 100,000을 외상으로 구입하였다.

차 변	대 변
진료재료 구입	외상매입금의 발생
자산의 증가	부채의 증가

진료재료 100,000 　　　　 매입채무(외상매입금) 100,000

푸우가 병원을 설립하고자 현금 5,000,000원을 출현하여 푸우병원을 설립하였다.

차 변	대 변
현금의 수령	설립자본금
자산의 증가	자본의 증가

현금 5,000,000 　　　　　　 (법인)기본금 5,000,000

대여금에 대한 이자로 40,000원의 현금을 받았다.

차 변	대 변
현금의 수령	이자수익 발생
자산의 증가	수익의 증가

현금 40,000 　　　　　　　　 이자수익 40,000

Exercise

병원 임차료 100,000원을 현금으로 지급하였다.

차 변	대 변
임차료 발생	현금 지급
비용의 증가	자산의 감소

지급임차료 100,000   현금 100,000

Exercise

진료재료의 외상대금 200,000원을 현금으로 지급하였다.

차 변	대 변
외상매입금의 감소	현금의 감소
부채의 감소	자산의 감소

매입채무(외상매입금) 200,000   현금 200,000

Exercise

외상으로 구입했던 약품대금 800,000원에 대해서 3개월 약속어음을 발행했다.

차 변	대 변
외상매입금의 감소	약속어음의 증가
부채의 감소	부채의 증가

매입채무(외상매입금) 800,000   지급어음 800,000

Exercise

한 달 동안 수고한 직원들의 급여 2,000,000원을 현금으로 지급하였다.

차 변	대 변
급여의 증가	현금의 감소
비용의 증가	자산의 감소

급여 2,000,000   현금 2,000,000

2. 분개

거래가 발생하면 거래의 이중성에 따라 영향을 받는 항목들에 대해서 차변과 대변으로 나누어 기록하는 것을 분개라고 한다. 즉, 분개란 거래를 계정에 기록하기 전에 거래를 분석하여 어느 계정의 어느 쪽에 얼마의 금액을 기록할 것인지를 결정하는 절차를 말한다.

거래 자료를 분개장에 기입하는 절차를 분개기입(journalizing)이라고 한다. 분개기입의 절차는 첫째, 어떤 계정과목에 영향을 주는지 파악한다. 둘째, 해당 계정들의 차변 또는 대변 중 어디에 기입할 것인지 결정을 한다. 세 번째, 해당 계정들에 영향을 미치는 금액이 얼마인지 파악한다. 넷째, 각 계정에 전기할 때 원면을 기입한다. 이때 중요한 것은 분개를 하고 나면 항상 차변과 대변의 금액은 똑 같아야 한다는 점이다. 즉 한쪽의 차변을 기록하면 다른 쪽은 반드시 대변에 기록해야 한다.

다음 예제를 통해서 분개를 실시해보도록 하자.

예제 12   Exercise

10월 1일 푸우병원은 푸우가 병원을 설립하고자 현금 5천만 원을 출현하여 설립하였다.

계정과목	현금	출연금(기본재산)
차변과 대변 결정	현금계정의 차변	출연금 계정의 대변
금액	5천만원	5천만원

이 거래는 현금이라는 자산이 5천만원 증가하고 법인기본금(기본재산-출연금)이라는 자본이 5천만원이 증가한다. 회계의 기록방법에 따라 자산의 증가는 현금계정의 차변에 기록하고, 자본의 증가는 법인기본금 계정의 대변에 기록한다. 거래에 대한 분개과정을 나타낸

것이 위와 같으며, 분개장에 기입한 것은 〈표 3-2〉과 같다. 여기서 원면이라는 것은 원장에 있는 해당 계정의 페이지를 말한다. 전산프로그램에서 현금이 들어온 것임으로 입금전표에 입력하는 것과 같은 형태라 입력할 때는 구분란에 입금을 쓰면 〈표 3-2〉와 같은 형태로 대변에 법인기본금만 입력하면 된다. 그러나 실제 분개장 화면은 〈표 3-2〉의 하단과 같은 화면이 보여진다.

표 3-2   예제12에 대한 분개 입력 화면 및 분개장 화면

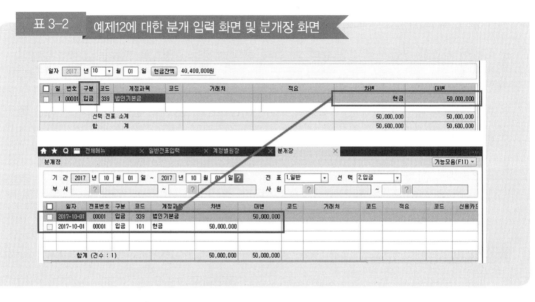

예제 13

Exercise

10월 2일 병원건물과 토지를 각각 현금 1천만원에 매입하였다.

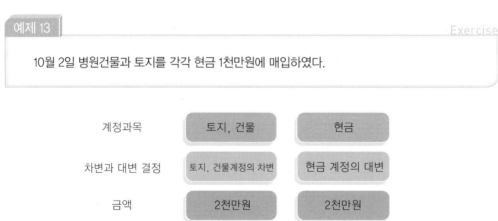

계정과목	토지, 건물	현금
차변과 대변 결정	토지, 건물계정의 차변	현금 계정의 대변
금액	2천만원	2천만원

이 거래는 토지, 건물이라는 자산이 각 1천만원 증가하고 현금이라는 자산이 2천만원이 감소한다. 회계의 기록방법에 따라 자산의 증가는 토지, 건물계정의 차변에 기록하고, 자산의 감소는 현금 계정의 대변에 기록한다. 거래에 대한 분개과정을 나타낸 것이 위와 같으며, 분개장에 기입한 것은 〈표 3-3〉과 같다. 전산프로그램에 입력한 화면은 〈표 3-3〉과 같이 구분란에 출금을 쓰면 차변에 토지와 건물 각각, 10,000,000원을 입력하고 대변에 현금으로 자동인식이 되기 때문에 대변에는 추가로 입력할 필요가 없다. 그러나 분개장에 입력된 실제 화면은 〈표 3-3〉의 하단 그림과 같다.

표 3-3 예제13에 대한 분개 입력 화면 및 분개장 화면

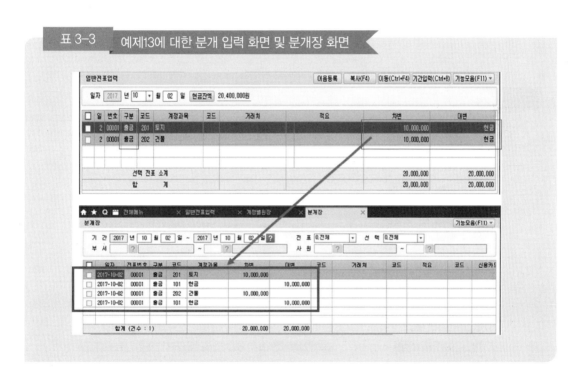

다음의 내용을 분개하여 보시오.

예제 14 Exercise

10월 3일 진료재료 5백만원을 외상으로 구입하였다.

예제 15   Exercise

10월 4일 병원은 위의 외상대금을 90일 후에 지급할 것을 약속한 어음으로 지급하였다.

예제 16   Exercise

10월 5일 환자 진료를 하고 의료수익 3천만원 중 현금으로 6백만원을 받았다.

예제 17   Exercise

10월 6일 푸우원장은 제 2의 병원을 세울 것을 발표하였다.

표 3-4   예제14-17에 대한 분개 입력 화면 및 분개장 화면

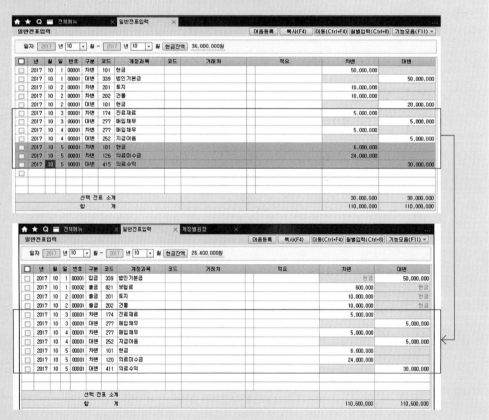

※ 예제17(10월 6일) : 회계적 사건이 아님

예제 14-17까지 분개장에 기입한 내용은 〈표 3-4〉와 같다. 일반적으로 분개장에 수기로 기입을 하게 되면 〈표 3-4〉의 형태처럼 현금이 전체 기록되지만, 하단에 있는 전산프로그램처럼 구분란에 입금, 출금을 기입하면 현금에 대한 부분을 별도로 기입하지 않아도 자동으로 인식되는 것을 알 수 있다. 그러나 의료수익과 관련해서 발생한 현금은 입금전표 또는 출금전표와 다른 대체전표의 형태이기 때문에 직접 입력해야만 된다.

Exercise

4월 1일 푸우는 희망병원을 설립하고자 1억원을 출현하였다.

4월 1일 푸우는 5천만원에 월 3백원으로 건물을 임대하였다.

4월 1일 직원 3명을 각 2백원씩 매월 25일에 월급을 주기로 하고 고용을 하였다.

4월 3일 진료재료 15백만원과 소모품 재료 5백만원을 외상으로 구입하였다.

4월 20일 총 5천만원하는 앰블런스를 14백만원을 주고 나머지는 무이자 36개월 할부로 구입하였다.

4월 25일 직원들에게 월급을 지급하였다.

4월 30일 4월 한달간 진료하고 받은 현금(본인부담금)은 총 1천만원이고, 국민건강보험공단에 25백만원을 청구하였다.

4월 30일 전기료 및 상수도료 15십만원, 기타 관리비 3백만원이 현금으로 지급되었다.

표 3-5   연습 1 분개장

(단위 : 원)

날 짜		적 요	원 면	차 변	대 변
4	1	현금	1	100,000,000	
		(법인)기본금	50		100,000,000
4	1	임차보증금	21	50,000,000	
		지급임차료(월세)	61	3,000,000	
		현금	50		53,000,000
4	1	직원 고용은 회계적 사건이 아님.			
4	3	진료재료	15	15,000,000	
		소 모 품	31	5,000,000	
		매입채무	40		20,000,000
4	20	차량운반구(앰블런스)	20	50,000,000	
		현금	1		14,000,000
		미지급금	60		36,000,000
4	25	급여	67	6,000,000	
		현금	1		6,000,000
4	30	현금(본인부담금)	1	10,000,000	
		의료미수금(국민건강보험 청구금액)	16	25,000,000	
		의료수익	51		35,000,000
4	30	전기수도료	71	1,500,000	
		기타관리비	73	3,000,000	
		현금	1		4,500,000

3. 전표

전표(voucher)는 거래의 내용인 분개를 한 장의 종이에 기록한 서식이다. 거래가 발생하면 전표에 거래에 대한 분개를 기록하고 전표의 뒷면에는 관련 증빙서류를 부착한다. 전표를 사용하는 것은 회계기록 및 장부조직을 간소화 할 수 있으며, 회계자료의 심사와 결재과정을 합리화 할 수 있다는 장점을 가지고 있다.

매일 엄청난 양의 거래가 발생하는 병원일수록 전표를 활용하는 것이 일반적인데 대표적인 전표로는 입금전표, 출금전표, 대체전표 등이 있다(그러나 최근 들어 이러한 과정을 종이로 하는 대신에 전산정보로 처리하는 경우가 많아지고 있다).

입금전표(入金傳票)는 현금이 유입되는 거래를 기록하는 전표로서 (차변) 현금 ×××을 기록한 것과 마찬가지 효과를 얻기 때문에 차변에 현금을 분개할 필요가 없고, 단지 대변에 분개할 사항만 입금전표에 기록하면 된다. 입금전표는 돈이 들어오는 경우를 표시하기 위해 빨간글씨로 적은 경우가 많아, 이를 적전표(赤傳票)라고도 한다.

출금전표(出金傳票)는 현금이 유출되는 거래를 기록하는 전표로서 (대변) 현금 ×××을 기록한 것과 마찬가지 효과를 얻기 때문에 대변에 현금을 분개할 필요가 없고, 단지 차변에 분개할 사항만 출금전표에 기록하면 된다. 출금전표는 돈이 나가는 경우를 표시하기 위해 파란색 글씨로 적은 경우가 많아, 이를 청전표(靑傳票)라고도 한다.

표 3-6　입금전표

(입금)전표

일 자: 2017 년 09 월 01 일

계 정 과 목	적　　　　요	금　　액	
		차　변	대　변
임 대 수 익			12,000,000
합　　　계			12,000,000

No. 1

회사명:푸우병원

표 3-7　출금전표

(출금) 전표

일 자: 2017 년 03 월 01 일

계 정 과 목	적　　　요	금　　　액	
		차　변	대　변
지급수수료(환)	현금	6,000,000	
합　　　계		6,000,000	

No. 1　　　　　　　　　　　　　　　　　　　　　　　　회사명: 푸우병원

대체전표(代替傳票)는 현금 유입이나 유출이 없는 거래를 기록할 때 사용한다. 예를 들어, 약품을 구입하고 대금을 월말에 지급하는 경우에 현금의 입출이 없는 거래로서 대체전표에 기록한다. 대체전표는 검은 글씨로 쓰인 경우가 많아, 이를 흑전표(黑傳票)라고도 한다.

표 3-8　대체전표

(대체) 전표

일 자: 2017 년 10 월 03 일

계 정 과 목	적　　　요	금　　　액	
		차　변	대　변
진 료 재 료		5,000,000	
매 입 채 무			5,000,000
합　　　계		5,000,000	5,000,000

No. 1　　　　　　　　　　　　　　　　　　　　　　　　회사명: 푸우병원

4. 전기

거래가 발생하면 전표가 작성이 되고 분개장에 기입 된다. 그러나 분개장은 각 거래가 발생한 순서에 따라 분개의 형식으로 기록되기 때문에 각 계정과목별 잔액을 파악하기는 어렵게 되어 있다. 이러한 문제를 해결하기 위해서 각 계정과목별로 잔액을 산출하기 위해서 분개장을 기초로 해당 계정에 내용을 기록하는 것을 전기(posting)라고 한다. 그리고 각 계정들을 모두 모아놓은 장부를 총계정원장이라고 한다.

앞의 분개장에 기입한 예제 12~17까지 사항을 전기해보도록 하자.

예제 12   Exercise

10월 1일 푸우병원은 푸우가 병원을 설립하고자 현금 5천만원을 출현하여 설립되었다.

10월 2일 병원건물과 토지를 각각 현금 1천만원에 매입하였다.

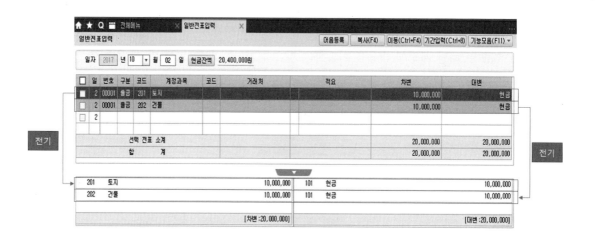

10월 3일 진료재료 5백만원을 외상으로 구입하였다.

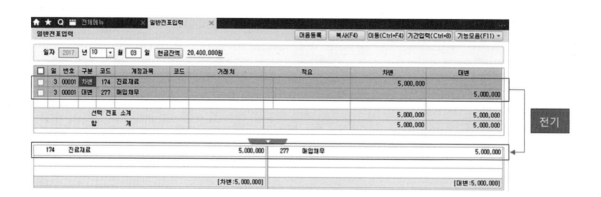

10월 4일 병원은 위의 외상대금을 90일 후에 지급할 것을 약속한 어음으로 지급하였다.

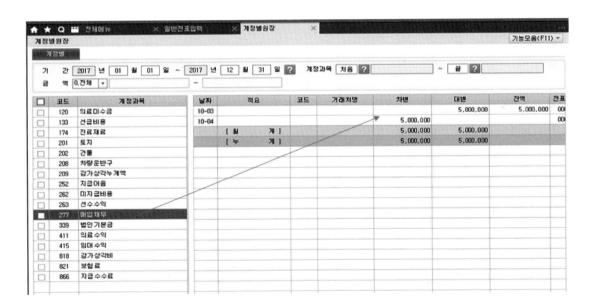

　　10월 4일 분개한 내용을 전기한 결과는 위의 그림과 같다. 그러나 매입채무 계정은 예제 14
에서 보는 것과 같이 10월 3일에 매입채무 계정이 있기 때문에 당일의 전기는 위의 그림과
같지만 각각의 계정별원장을 보면 아래의 그림과 같은 형태가 되어진다.

Exercise

10월 5일 환자 진료를 하고 발생한 의료수익 3천만원 중 현금으로 6백만원을 받았다.

일반전표입력						어음등록	복사(F4)	이동(Ctrl+F4) 기간입력(Ctrl+8)	기능모음(F11) ▾
일자	2017	년	10	▾	월	05	일	현금잔액	26,400,000원

☐	일	번호	구분	코드	계정과목	코드	거래처	적요	차변	대변
☐	5	00001	차변	101	현금				6,000,000	
☐	5	00001	차변	120	의료미수금				24,000,000	
☐	5	00001	대변	411	의료수익					30,000,000
			선택 전표 소계						30,000,000	30,000,000
			합 계						30,000,000	30,000,000

101	현금	6,000,000	411	의료수익	30,000,000
120	의료미수금	24,000,000			
	[차변 :30,000,000]				[대변 :30,000,000]

전기

Exercise

10월 6일 푸우원장은 제 2의 병원을 세울 것을 발표하였다.

→ 회계적인 사건이 아니기 때문에 분개장에도 기록하지 않으며, 별도의 계정을 만들 필요가 없다.

앞에서 보는 것처럼 총계정원장은 병원의 모든 거래를 계정과목별로 분류해서 기록하고 정리하는 역할을 함으로써 계정과목들의 증감변동을 보기 위해서는 총계정원장을 검토하면 상황을 쉽게 파악할 수 있으며 회계기말에는 재무상태표와 손익계산서를 작성하는데 필요한 계정잔액 정보도 제공한다.

회계정보는 그 내용과 특성이 매우 다양하기 때문에 그것을 기록하고 관리하는 것이 쉽지 않다. 따라서 여러 종류의 장부에 기록하게 되는데 크게는 주요장부와 보조장부로 구분할 수 있다. 주요장부(main book 또는 principle book)는 기본적인 회계장부로 분개장과 총계정원장을 말한다. 보조장부(subsidiary books)는 총계정원장의 각 계정에 관한 거래를 보다 상세하게 기록하는 장부로 주요장부에서 부족한 점을 보충하기 위해 기록하는 장부로써 필수적인 장부는 아니나 병원규모나 거래의 성질 및 빈도 등을 고려해서 적절히 설정하는 장부이다. 진료수익, 매입 또는 현금출납, 당좌예금 등 경영에 대한 중요한 거래에 대해 그 발생순서에 따라 내용을 상세히 기록하는 보조기입장(subsidiary register)과 총계정원장 형식과 똑같은 형식이지만, 진료미수금이나 매입채무들을 거래처별로 또는 인명별로 개별계정을 설정하여 기록하는 보조원장(subsidiary ledger)이 있다.

5. 시산표(trial balance)의 작성

병원은 회계기간 동안 거래가 발생하면 이를 분개해서 총계정원장에 전기하고 연말이 되면 회계정보를 최종적으로 정리해서 재무제표를 만들어야 하는데 이런 일련의 과정을 결산(closing account)이라고 한다.

시산표는 일정시점에서 각 계정과목별로 총액과 잔액을 산출하여 계정과목과 그 잔액을 모아 놓은 표이다. 이는 각 거래의 기록을 집계한 총계정원장의 모든 계정들에 대해서 차변의 합계와 대변의 합계가 일치하는지 확인해보기 위한 도구로 사용한다.

병원에서 거래가 발생할 때마다 정확하게 분개가 되고 전기가 이루어졌다면 대차평균의 원칙에 따라 시산표의 차변합계와 대변합계는 일치해야 하며, 만일 시산표 작성 결과 차변합계와 대변합계가 일치하지 않는다면 분개나 전기 과정에서 분명 잘못 기입된 사항이 있다는 것이므로 수정해야만 한다.

시산표 작성의 첫 번째 목적은 거래를 분개하고 전기하는 과정에서 잘못 기입되었거나, 분개를 누락한 것을 발견하여 수정하는 것이며, 두 번째 목적은 재무상태표와 손익계산서를 작성하기 전에 각 계정잔액을 모아서 병원의 재산 상태나 경영성과를 개괄적으로 파악함으로써 보다 쉽게 재무상태표와 손익계산서를 만드는 것이다.

시산표 유형에는 모든 계정의 차변과 대변의 합계액을 모아서 정리한 합계시산표〈표 3-9〉, 총계정원장의 각 계정별로 잔액만을 모아서 하나의 표로 나타낸 잔액시산표〈표 3-10〉, 합계시산표와 잔액시산표를 하나의 표로 작성한 합계잔액시산표〈표 3-11〉가 있다.

합계시산표는 각 계정의 차변합계와 대변합계액을 옮겨 적은 표로 차변금액의 합계와 대변금액의 합계가 일치하면 기록과정에서 오류가 없다고 할 수 있다. 차변과 대변을 차감해서 남은 금액만 재무상태표나 손익계산서에 기록 한다.

표 3-9 합계시산표

합계시산표

20××년 12월 31일

차 변	계정과목	대 변
56,000,000	현 금	20,000,000
24,000,000	의료 미수금	
5,000,000	진 료 재 료	
10,000,000	토 지	
10,000,000	건 물	
5,000,000	지 급 어 음	5,000,000
	매 입 채 무	5,000,000
	(법인)기본금	50,000,000
	의 료 수 익	30,000,000
110,000,000	계	110,000,000

잔액시산표는 합계시산표와 달리 동일한 계정과목에 대해서는 차변합계와 대변합계를 비교하여 잔액이 발생하는 쪽의 금액을 기록하여 각 계정별로 모은 표이다.

〈표 3-9〉에서 현금의 경우 차변 56,000,000원이고 대변이 20,000,000원이므로 차변에서 대변을 빼면 잔액이 36,000,000원이 되고 이 결과값이 〈표 3-10〉의 잔액시산표의 현금계정의 결과값이다. 마찬가지로 매입채무는 차변과 대변이 5,000,000원으로 같으므로 잔액시산표에는 없는 것이다.

〈표 3-10〉의 잔액시산표는 〈표 3-9〉의 합계시산표의 차변과 대변의 금액 중 많은 쪽의 금액이 남아서 최종합계 금액이 85,000,000원으로 줄어 있다.

표 3-10 **잔액시산표**

잔액시산표

20××년 12월 31일

차　변	계정과목	대　변
36,000,000	현　　　금	
24,000,000	의 료 미 수 금	
5,000,000	진 료 재 료	
10,000,000	토　　　지	
10,000,000	건　　　물	
	지 급 어 음	
	매 입 채 무	5,000,000
	(법인)기본금	50,000,000
	의 료 수 익	30,000,000
85,000,000	계	85,000,000

합계잔액시산표는 합계시산표와 잔액시산표를 하나의 표에 모아놓은 것으로 안쪽에는 합계시산표와 같은 내용이 양쪽 밖은 잔액시산표의 내용이 담겨있다. 전산프로그램으로 입력된 화면은 〈표 3-11〉과 같다.

표 3-11 합계잔액시산표

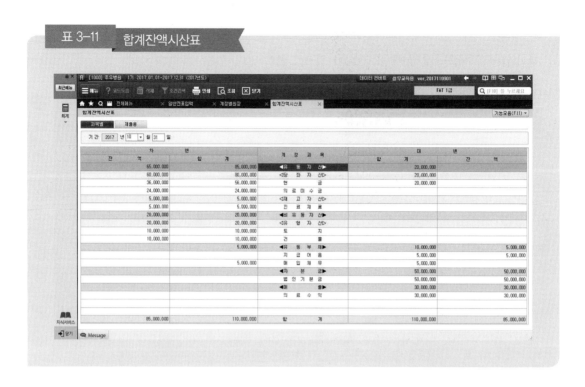

그러나 이러한 시산표는 반드시 외부에 공시되어야 하는 회계보고서는 아니므로 꼭 작성할 필요는 없으나 회계담당자들이 분개나 전기 과정에서 발생할 수 있는 오류를 확인하기 위해서 작성하는 표라고 할 수 있다. 전산 프로그램을 이용하면 〈표 3-11〉처럼 자동으로 계산되어 나오기 때문에 확인을 통해서 뒷쪽에 작성하게 될 재무제표를 만들기 전에 확인하는 것이 효율적이다.

1. 결산정리분개

회계연도 말에 재무상태표와 손익계산서를 작성하기에 앞서 총계정원장의 계정잔액과 실제계정잔액이 일치하지 않는 경우에는 이를 조정하여 일치하도록 수정하는 분개를 기말수정분개(year-end adjustment) 또는 결산수정분개라고 한다. 이러한 수정분개가 필요한 이유는 거래가 발생하였을 때에 기록에서는 문제가 없으나, 시간이 지남에 따라 기록한 내용이 변화하여 결산시점에 와서는 정확한 기록이 아니기 때문에 결산시점으로 수정(update)해 주기 위함이다.

기말수정분개는 병원의 유형과 병원에서 발생하는 회계거래의 유형에 따라 차이가 있지만 일반적으로 다음과 같은 3가지 항목으로 구분할 수 있다. 첫째, 선급항목(prepaid item)으로 비용 중에서 당기에 현금을 지급하였지만 아직 비용을 다 소진하지 않았기 때문에 다음 회계기간으로 이전시키는 행위이다. 예를 들면 미래에 추가적인 효익을 얻을 수 있는 선급보험료나 선급임차료와 수익 중에는 현금을 수령하였지만 아직 효익을 제공하지 못한 선수임대료나 선수수수료가 이에 해당한다.

예제 18   Exercise

(선급비용)9월 30일로 끝나는 화재보험을 60만원을 주고 재가입하였다.

[발생시점 분개]

10월 1일   (차) 보험료   600,000   (대) 현 금   600,000

[발생시점 전기]

현 금	보험료
10/1 보험료 600,000	10/1 현금 600,000

병원의 결산일이 12월 31일이면 결산시점에서 볼 때 보험기간은 아직 3개월밖에 지나지 않았지만 보험료는 1년분을 지급했으므로 9개월분을 미리 지급한 것이다. 따라서 결산시점에 아무런 수정분개를 하지 않는다면 600,000원의 보험료는 전부 당기의 비용으로 처리되므로 450,000원만큼 당기 비용이 과대기록 되고 차기 보험료는 0원이 되어 450,000원만큼 차기의 비용이 과소기록 되므로 각 연도의 이익이 잘못 계산되는 결과를 초래한다. 따라서 연말에 다음과 같이 수정분개를 해야 한다.

[연말 수정분개]

12월 31일　(차) 선급비용　　　450,000　　(대) 보험료　　　450,000

[연말 수정전기]

선급비용		보험료	
12/31 보험료 450,000		10/1 현금 600,000	12/31 선급비용 450,000

예제 19　　　　　　　　　　　　　　　　　　　　　　　　　*Exercise*

(선수수익) 9월 1일 병원 1층에 음식점을 임대해주고 12,000,000원을 받았다.

[발생시점 분개]

9월 1일　　(차) 현　　금　　12,000,000　　(대) 임대료수익　　12,000,000

[발생시점 전기]

현　금		임대료수익	
9/1 임대료수익 12,000,000			9/1 현금 12,000,000

앞의 보험료와 마찬가지로 12월 31일 결산시점을 기준으로 4개월은 당해 연도에 수익을 발생한 것이지만 8개월분은 미리 받은 것과 같기 때문에 임차인에게 앞으로 8개월간의 사용권을 준 것과 같으므로 선수수익은 부채에 기록한다. 따라서 연말에 다음과 같이 수정분개를 해야 한다.

[연말 수정분개]

12월 31일   (차) 임대료수익   8,000,000   (대) 선수수익   8,000,000

[연말 수정전기]

선수수익		임대료수익	
	12/31 임대료수익 8,000,000	12/31 선수수익 8,000,000	9/1 현금 12,000,000

둘째, 발생항목(accrued items)은 비용이 발생하였으나, 아직 지급되지 않은 것을 파악하여 기록하는 행위이다. 예를 들면 현금을 지급하지는 않았지만 당기의 비용으로 볼 수 있는 미지급이자, 미지급임차료가 이에 해당하고 수익 중에서는 현금을 수령하지는 않았지만 당기분 수익으로 볼 수 있는 미수이자, 미수임대료 등이 있다.

예제 20   Exercise

(미지급비용) 3월 1일에 푸우병원의 경영성과를 평가하기 위해서 Y대학교 보건행정학과 L교수와 1년간 12백만원의 연구용역을 맺으면서 선금 6백만원을 지급하였고, 최종보고서가 제출되면 나머지 용역비용을 지급하기로 하였다.

[발생시점 분개]

3월 1일   (차) 지급수수료   6,000,000   (대) 현   금   6,000,000
           (연구용역비)

[발생시점 전기]

현 금		지급수수료(연구용역비)	
3/1 지급수수료 6,000,000		3/1 현금 6,000,000	

연구용역비를 1년간 계약했으므로 계약 후 6개월이 지나 추가 비용이 발생하였지만 지급을 하지 못하고 있다. 따라서 그해 나머지 6개월 중 4개월분은 아직 비용을 지급하지 못한 상

태이다. 따라서 실제 지급해야 할 비용을 차후로 미루는 것임으로 다음과 같이 수정 분개를 해야 한다.

[연말 수정분개]

12월 31일　(차) 지급수수료　　　4,000,000　(대) 미지급비용　　　4,000,000

[연말 수정전기]

지급수수료(연구용역비)		미지급비용	
3/1 현금 6,000,000			12/31 지급수수료 4,000,000
12/31 미지급비용 4,000,000			

　셋째, 추정항목(estimated items)은 회계기간 동안 수익창출에 기여했지만 이에 대응하는 비용을 미처 처리하지 못한 부분을 조정하는 행위이다. 이는 현금지출은 없어서 비용의 크기를 정확하게 알 수 없는 비용항목으로 회계기간 동안 기계장치 등의 가치감소분을 비용으로 기록하는 것으로, 감가상각비가 대표적이다.

예제 21　　　　　　　　　　　　　　　　　　　　　　　Exercise

(감가상각) 푸우병원은 7월 1일에 신규로 앰블런스를 15,000,000원에 구입하였다. 5년 후에 폐차가 된다고 하자.

[발생시점 분개]

7월 1일　　(차) 차량운반구(앰블런스) 15,000,000　(대) 현　금　　15,000,000

[발생시점 전기]

현　금		차량운반구(앰블런스)	
	7/1 차량운반구 1,500,000	7/1 현금 15,000,000	

[연말 수정분개]

12월 31일   (차) 감가상각비   1,500,000   (대) 차량운반구(앰블런스) 1,500,000

[연말 수정전기]

감가상각비		차량운반구(앰블런스)	
12/31 차량운반구 1,500,000		7/1 현금 15,000,000	12/31 감가상각비 1,500,000

감가상각비는 유형자산에서 직접 차감하는 방법(직접법)과 감가상각누계액을 설정하여 기록하는 방법(간접법)이 있다. 그런데 위와 같이 감가상각비를 유형자산에서 직접 차감하는 경우에는 유형자산의 잔액을 직접 감소시킴으로써 연말 재무상태표에 처음 취득한 취득원가인 15,000,000원이 기록되는 것이 아니라 취득원가에서 감가상각비를 차감한 13,500,000원이 표시된다. 이렇게 되는 경우에는 재무상태표 작성 당시에 유형자산의 가치는 알 수 있지만 취득원가와 감가상각누계액을 알 수 없는 문제가 발생한다. 따라서 감가상각비를 유형자산에서 직접 차감하지 않고 감가상각누계액이라는 별도의 계정에 기록해서 감가상각누계액이 별도로 집계되도록 하는 방법을 사용한다. 이것을 감가상각누계액으로 다시 분개하면 다음과 같다.

[연말 수정분개]

12월 31일   (차) 감가상각비   1,500,000   (대) 감가상각누계액   1,500,000

	차량운반구(앰블런스)	
	7/1 현금 15,000,000	

감가상각비		감가상각누계액	
12/31 감누 1,500,000			12/31 감가상각비 1,500,000

한편 이러한 기말수정분개에서 추가적으로 해야 할 것이 한 가지가 더 있는데, 이것은 재료에 대한 잔액을 파악해서 재료비를 계산하는 과정이다. 이 과정은 병원에서 원가계산을 어떻게 하느냐에 따라 달라진다. 즉 진료에 필요한 재료비를 계산하는데, 진료를 할 때마다 기록하는 방식(계속기록법이라고 함)을 하는 병원은 연말에 와서 기록된 재료비를 바로 합하면 총 재료비가 계산되어 연말정산을 할 필요가 없다. 그러나 진료를 할 때 마다 재료 사용분을 기록하는 것은 번거롭기 그지없다. 따라서 일반적으로는 진료를 할 때마다 기록하지 않고 연말에 가서 남아 있는 재료를 파악해서 기록하는 방식(재고조사법이라고 함)을 채택하고 있다. 이 방식은 재료를 구입할 때에는 매번 장부에 기록하지만 사용할 때에는 기록하지 않고 있다가, 연말에 재고를 조사하여 사용된 재료비를 계산하는 것을 말한다. 사용된 총 재료비는 다음과 같은 공식에 의해서 계산된다.

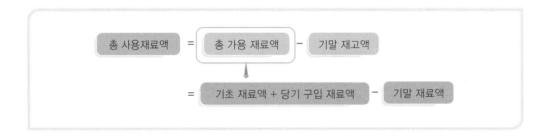

따라서 재고조사법에 의해 재료비를 계산하는 병원에서는 연말에 재고조사를 하여 창고에 얼마의 재고액이 있는지를 파악한 후에 장부에 기록되어 있는 총 구입액과 기초 재고액의 합에서 이를 제함으로써 사용재료비를 계산하고, 이를 장부에 기록하여야 한다.

예를 들어, 장부의 기록된 약품재료의 기초가액은 10,000,000원이고, 당기에는 총 300,000,000원의 약을 구입했다고 기록되어 있다고 하자. 연말에 재고조사를 해보니 총 약품재고액은 50,000,000원이었다. 그러면 당기의 총 약품비는 260,000,000원(=10,000,000원 + 300,000,000원 - 50,000,000원)으로 계산된다. 따라서 다음과 같이 약품이라는 자산에서 감하고 약품비라는 항목을 추가하는 연말수정분개를 하여야 한다. 따라서 이 수정분개는 병원의 특성에 따라 적용여부가 결정된다고 할 수 있다.

차) 약품비 260,000,000원　대) 약　품 260,000,000원

약품비		약품			
		1/1 전기이월	10,000	12/31 약품비	260,000
12/31 약품 260,000		1/1 ~ 12/31 당기구입	300,000	12/31 차기이월	50,000
		합계	310,000	합계	310,000
		1/1 전기이월	50,000		

위와 같은 계정별 마감은 뒤에서 더 자세하게 설명할 예정이니 현재의 내용은 변경된 사항만 확인하기 바란다. 또한, 본 교재의 예제는 설립된 시점부터 예제를 구성하였기 때문에 약품과 같이 이월된 내용을 합산할 수 없어서 다음에 나오는 정산표에는 제외하였다.

2. 정산표 작성

수정분개가 완료되면 이를 다시 총계정원장에 전기하고 수정분개가 정확하게 이뤄졌는지를 확인하기 위해서 수정후시산표를 작성한다. 이러한 과정에 있는 모든 시산표를 정산표라고 한다.

앞의 시산표를 기초로 해서 수정분개 내용을 포함하여 다음과 같이 수정후시산표를 작성할 수 있다. 단, 기초 시산표의 차량운반구에 대한 감가상각과 차입금에 대한 이자부분에 대해서는 변화가 없는 것을 가정해서 수정후시산표를 작성하였다〈표 3-12〉.

표 3-12 수정 후 합계잔액시산표

차변 잔액	차변 합계	계정과목	대변 합계	대변 잔액
55,850,000	97,450,000	◀유 동 자 산▶	41,600,000	
50,850,000	92,450,000	◁당 좌 자 산▷	41,600,000	
26,400,000	68,000,000	현 금	41,600,000	
24,000,000	24,000,000	의 료 미 수 금		
450,000	450,000	선 급 비 용		
5,000,000	5,000,000	◁재 고 자 산▷		
5,000,000	5,000,000	진 료 재 료		
35,000,000	35,000,000	◀비 유 동 자 산▶	1,500,000	1,500,000
35,000,000	35,000,000	◁유 형 자 산▷	1,500,000	1,500,000
10,000,000	10,000,000	토 지		
10,000,000	10,000,000	건 물		
15,000,000	15,000,000	차 량 운 반 구		
		감 가 상 각 누 계 액	1,500,000	1,500,000
	5,000,000	◀유 동 부 채▶	22,000,000	17,000,000
		지 급 어 음	5,000,000	5,000,000
		미 지 급 비 용	4,000,000	4,000,000
		선 수 수 익	8,000,000	8,000,000
	5,000,000	매 입 채 무	5,000,000	
		◀자 본 금▶	50,000,000	50,000,000
		법 인 기 본 금	50,000,000	50,000,000
	8,000,000	◀매 출▶	42,000,000	34,000,000
		의 료 수 익	30,000,000	30,000,000
	8,000,000	임 대 수 익	12,000,000	4,000,000
11,650,000	12,100,000	◀판 매 관 리 비▶	450,000	
1,500,000	1,500,000	감 가 상 각 비		
150,000	600,000	보 험 료	450,000	
102,500,000	157,550,000	합 계	157,550,000	102,500,000

3. 계정의 마감

기말수정분개가 이뤄진 후 계정잔액들을 전기 한 후에 정확한 것을 확인하면 총계정원장의 계정들을 마감한다. 계정을 마감하는 방법에는 영구계정(permanent accounts)과 임시계정(temporary accounts)이 있다. 영구계정은 재무상태표의 자산, 부채, 자본계정 등과 같이 잔액이 차기로 이월되어 영구적으로 존재하는 계정을 말하며, 임시계정은 손익계산서의 계정처럼 기말에 계정을 마감하고 나면 잔액이 다음기로 이월되지 않고 특정회계기간만 일시적으로 존재하는 계정을 말한다.

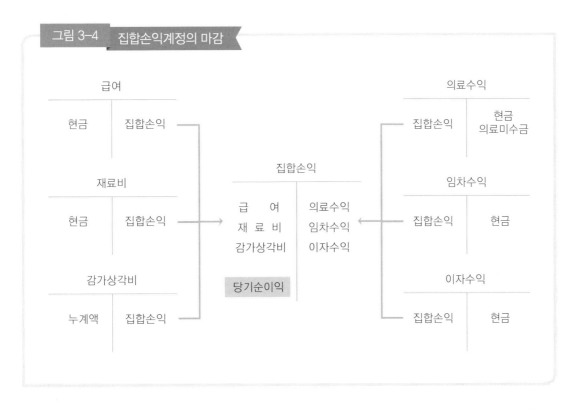

그림 3-4 집합손익계정의 마감

급여	
현금	집합손익

재료비	
현금	집합손익

감가상각비	
누계액	집합손익

집합손익	
급　여	의료수익
재 료 비	임차수익
감가상각비	이자수익
당기순이익	

의료수익	
집합손익	현금 의료미수금

임차수익	
집합손익	현금

이자수익	
집합손익	현금

　　장부의 마감은 손익계산서 계정인 수익, 비용계정을 먼저 마감하고 재무상태표 계정인 자산, 부채, 자본 계정을 마감한다. 손익계정을 먼저 마감하는 이유는 앞에서 말했던 것처럼 손익계정 항목은 임시계정으로서 기말에 장부 마감이 이뤄진 후에 당기순이익(손실)이 발생하면 자본계정의 이익잉여금 계정으로 전환되기 때문이다.

　　손익계산서는 당회계기간의 경영성과를 나타내는 것으로 다음 회기의 경영성과에 영향을 미쳐서는 않되므로 수익계정과 손익계정은 한 회계기간이 끝나면 잔액을 0원으로 만들어서 다음 회기의 손익계정은 0원에서 출발하도록 해야 한다. 즉, 기말에 이익과 손실에 속하는 계정의 잔액을 산출하기 위해서 임시계정인 집합손익계정(income summary accounts)을 설정한다.

　　수익계정은 대변에 잔액이 남아 있으므로 0원으로 만들기 위해서 수익계정의 차변에 수익계정의 잔액을 기록하고 집합손익계정의 대변에 동일금액을 기록해서 수익계정의 잔액을 집합손익계정으로 대체하면 수익계정의 잔액은 모두 0원이 되면서 집합손익계정의 대변에 집계된다. 비용계정은 반대로 차변에 잔액이 남아 있으므로 비용계정의 대변에 비용계정의 잔액을 기록하고 집합손익계정의 차변에 동일금액을 기록해서 비용계정의 잔액을 모두 0원으로 만들어 집합손익계정의 차변에 집계된다. 집합손익계정을 마감하면 수익계정의 잔액은 대변에 집계되고 비용은 차변에 집계됨으로 대변 잔액이 크면 당기순이익이 발생한 것이며, 차변 잔액이 큰 경우에는 당기순손실이 발생한 것이다. 이처럼 수익과 비용계정을 집합손익계정에 대체하고, 집합손익계정의 잔액인 당기순이익(손실)을 이익잉여금계정에 대체하기 위하여 분개장에 분개하면 마감분개(closing entries)가 된다. 손익계정을 마감하면 모든 계정은 0원이 되고 당기순이익만이 재무상태표 이익잉여금 계정에 남게 된다.

재무상태표의 자산, 부채, 자본계정도 손익계산서와 마찬가지로 마감을 해야 하며, 그러나 수익과 비용계정과 달리 회계기간이 종료되더라도 사라지는 임시계정이 아니라 계속해서 유지 된다. 자산계정은 차변에 잔액이 남게 되고, 부채와 자본계정은 대변에 잔액 계정이 남게 된다. 이렇게 남게 되는 잔액은 다음 회계기간으로 넘기고 계정마감 시에 적요란에는 자산계정은 대변에 부채와 자본 계정은 차변에 차기이월이라고 기입하고 자산계정은 차변에 부채와 자본계정은 대변에 전기이월이라고 기재하여 다음 회계기간의 처음에는 전기이월된 금액부터 표시한다〈표 3-13〉.

표 3-13 자산, 부채, 자본계정의 마감

자산계정

증　가	000	감　소	000
		차기이월	000
계	000	계	000
전기이월	000		

부채계정

감　소	000	증　가	000
차기이월	000		
계	000	계	000
		전기이월	000

자본계정

감　소	000	증　가	000
차기이월	000		
계	000	계	000
		전기이월	000

기말수정분개를 한 후에 수정후시산표를 작성하고 최종 작성된 시산표에 표시된 재무상태표 계정의 잔액과 손익계산서 계정의 잔액을 기초로 재무상태표와 손익계산서를 작성한다. 사실 이때에는 각 계정별 잔액이 이미 계산되어 있기 때문에 각 계정들을 재무상태표와 손익계산서에 적절히 잘 분배하여 체계적으로 정리하면 되는 절차이다.

〈표 3-12〉의 자료를 이용하여 재무상태표와 손익계산서를 작성한결과가 〈표3-14〉와 〈표 3-15〉이다. 재무상태표〈표 3-15〉의 이익잉여금은 손익계산서〈표 3-14〉에 당기순이익이 완료된 후에 작성되기 때문에 재무제표의 작성은 손익계산서, 재무상태표 순으로 작성된다.

표 3-14 손익계산서

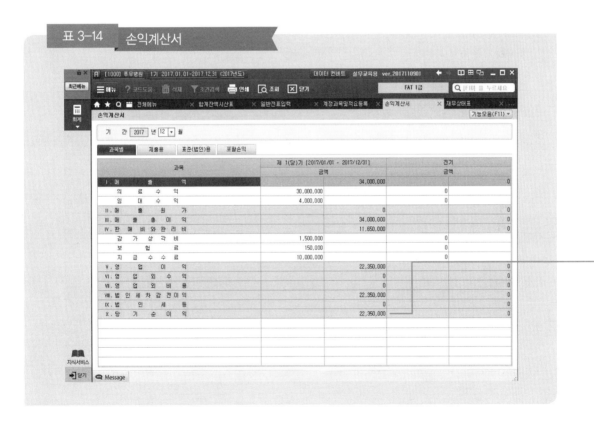

표 3-15 재무상태표

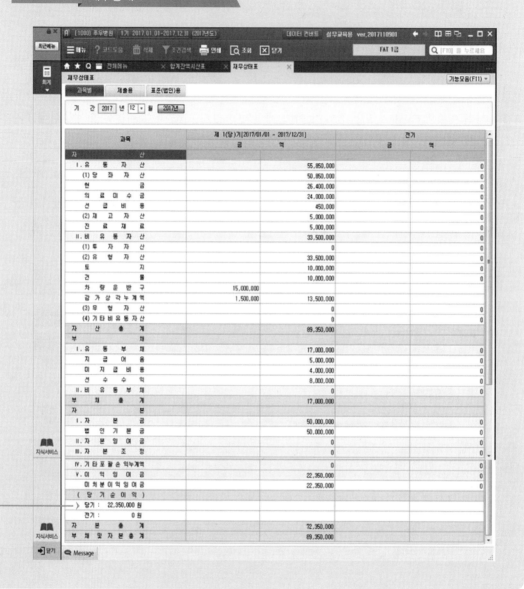

❖ 결산(closing account)

❖ 분개(journalizing)

❖ 전기(posting)

❖ 회계의 순환과정(accounting cycle)

❖ 회계상의 거래(transaction)

❖ 거래의 이중성(dual effects of accounging)

❖ 복식부기(double entry bookkeeping

❖ 단식부기(single entry bookkeeping)

❖ 계정(account), 계정과목(title of account)

❖ 차변(debit side), 대변(credit side)

❖ 전표(voucher)

   - 총계정원장

   - 주요장부

   - 보조장부

❖ 시산표(trial balance)

   - 합계시산표

   - 잔액시산표

   - 합계잔액시산표

❖ 기말수정분개(year-end adjustment)

❖ 선급항목(prepaid item)

   - 선급비용, 선수수익

❖ 발생항목(accrued items)

   - 미지급비용

❖ 추정항목(estimated items)

   - 감가상각

❖ 정산표

❖ 영구계정

❖ 임시계정

❖ 집합손익계정

❖ 마감분개

01 병원회계의 순환과정을 설명하시오.

02 다음의 거래에 대해서 분개하시오.

9월 1일 푸우병원은 푸우가 병원을 설립하고자 100,000원을 출연하였다.

9월 5일 푸우는 50,000원을 주고 병원건물을 매입하였다.

9월 10일 진료를 준비하면서 재료를 10,000원을 외상으로 구입하였다.

9월 15일 환자를 치료하고 15,000원을 받고 30,000원의 보험청구할 의료미수가 발생하였다. 치료하는데 10,000원의 재료가 들어갔다.

9월 20일 외상대금을 90일 후에 지급할 것을 약속한 어음으로 지급하였다.

9월 25일 직원들에게 월급으로 30,000원을 지급하였다.

9월 30일 한 달간 치료하고 발생한 30,000원을 보험 공단에 청구하였다.

03 다음의 거래에 대해서 원장에 전기하시오.

2월 1일 푸우는 푸우병원을 설립하고자 인용과 각 500,000원을 출연하였다.

2월 3일 푸우는 50,000원을 주고 병원건물을 매입하였고 30,000원을 주고 토지를 매입하였다.

2월 5일 진료재료와 약품을 각 50,000원씩 외상으로 구입하였다.

2월 10일 앰블런스를 24,000원을 12개월 할부로 구입하였다.

2월 15일 진료재료에 대해서 60일 후에 지급할 것을 약속한 어음으로 지급하였다. 약품에 대해서는 25,000원은 현금을 지급하고 나머지는 익월에 지급하기로 하였다.

2월 25일 직원들에게 월급으로 30,000원을 지급하였다.

2월 28일 한 달간 진료한 결과 50,000원의 현금이 들어왔고, 나머지 150,000원을 보험 공단에 청구하였다. 진료재료는 45,000원, 약품은 30,000원, 기타 관리비로 30,000원이 사용되었다.

04 앞의 3번의 내용을 기초로 해서 각각의 합계잔액시산표를 작성하시오.

05 4번의 합계잔액시산를 기초로 해서 재무상태표와 손익계산서를 작성하시오.

06 다음의 내용을 가지고 분개, 전기, 시산표, 재무상태표와 손익계산서를 작성하시오.

9월 1일 푸우는 1억원의 자금을 출자하여 미래병원을 설립하였다.

9월 1일 푸우는 병원건물과 토지를 2천만원과 3천만원을 주고 매입하였다.

9월 4일 진료재료 1천만원을 외상으로 구입하였다.

9월 5일 MRI를 구입하기 위해 은행으로부터 5천만원을 대출 받아 구매를 하였다.

9월 10일 약품을 3천만원을 3개월 지급어음으로 구입하였다.

9월 25일 병원 직원 3명에게 1천만원의 급여를 지급하였다.

9월 30일 9월 한달 동안 의료수익 5천만원의 수익이 발생하였으며, 그 중 2천만원은 현금을 받았고 나머지는 보험에 청구하였다.

9월 30일 전기수도료 5백만원, 기타 관리비 2백만원이 현금으로 지급되었다.

07 다음의 내용을 분개, 전기, 시산표, 재무상태표와 손익계산서를 작성하시오.

3월 1일 푸우와 쿵푸가 각 1억 원의 자금을 출자하여 꿈의 병원을 설립하였다.

3월 1일 병원의 토지와 건물을 5천만원과 3천만원을 주고 매입하였다.

3월 5일 직원을 5명을 고용하였다.

3월 7일 진료재료와 약품을 각 2천만원씩 외상으로 구입하였다.

3월 8일 1억 원의 CT를 구입하기 위해 은행으로부터 5천만원을 대출받아 구입하였다.

3월 10일 소모품 5백원만큼 현금으로 구입하였다.

3월 15일 진료재료와 약품을 각 2천만원씩 약속어음을 주고 구입하였다.

3월 20일 앰블란스를 12개월 할부로 24백만원에 구입하였다.

3월 25일 직원들에게 월급을 15백만원 지급하였다.

3월 30일 3월 의료수익은 8천만원이 발생하였으며, 그 중 24백만원을 현금으로 받았다.
　　　　　나머지는 국민건강보험공단에 청구를 하였다.

3월 31일 3월 전기수도료 8백만원, 기타관리비 3백만원이 현금으로 지급되었다.

4월 7일 진료재료와 약품을 3천만원과 2천만원을 외상으로 구입하였다.

4월 8일 진료재료 4천만원을 현금으로 지급하였다.

4월 10일 소모품 5백원만큼 외상으로 구입하였다.

4월 15일 진료재료와 약품을 각 2천만원씩 약속어음을 주고 구입하였다.

4월 25일 직원들에게 월급을 15백만원 지급하였다.

4월 30일 4월 의료수익은 9천만원이 발생하였으며, 그 중 27백만원을 현금으로 받았다.
　　　　　나머지는 국민건강보험공단에 청구를 하였다.

4월 30일 4월 전기수도료 8백만원, 기타관리비 3백만원이 현금으로 지급되었다.

4월 말 결산 결과 진료용재료 15백만원, 약품 2천만원이 남아 있었다.

08 다음의 내용을 분개, 전기, 시산표, 대차대조표와 손익계산서를 작성하시오.

9월 5일 이 영(박보검)과 홍라온(김유정)은 각 3억원의 자금을 출자하였고, 구르미은행으로부터 2억원의 대출을 받아 백석병원을 설립하였다.

9월 5일 직원 5명을 고용하였으며, 매월 25일에 각 3백만원씩 주기로 하였다.

9월 7일 방배주식회사로부터 건물을 보증금 25천만원에 월세 5백만원을 주고 임대하였다.

9월 8일 MRI를 2억 원에 계약을 하고 계약금으로 1억원을 지급하였고 6개월 시험 가동 후에 나머지를 지급하기로 하였다.

9월 10일 진료재료 9천만원, 약품 8천만원과 소모품 1천만원을 외상으로 구입하였다.

9월 15일 초음파기기를 1개월 후에 받기로 하고 2억원 중 선급금으로 1억원을 지급 하였고, 납품 받은 후 1개월 가동 후 잔금을 주기로 하였다.

9월 20일 의료사고를 대비하여 1년 갱신형 보험 8천만원에 가입하였다.

9월 25일 직원들 월급을 지급하였다.

9월 30일 9월 의료수익으로 5억원이 발생하였으며, 그 중 2억 원을 현금으로 받았다. 나머지는 국민건강보험공단에 청구를 하였다. 관리비(전기, 상수도 포함) 6천만원을 현금으로 지급하였다.

10월 5일 구르미은행 대출에 대한 원금 1천만 원과 이자 4백만원을 갚았다.

10월 6일 방배주식회사에 월세를 지급하였다.

10월 7일 진료재료 5천만원을 외상으로 구입하였다.

10월 9일 약품 5천만원을 3개월 후에 지급하는 약속어음을 발행하고 구입했다.

10월 10일 소모품 2천만원 만큼 외상으로 구입하였다.

10월 15일 초음파 기기를 납품 받았다.

10월 19일 공단에 청구했던 9월 보험료가 입금되었다.

10월 21일 외상으로 구입했던 진료재료와 약품 1억원을 지급하였다.

10월 25일 직원 월급을 지급하였다.

10월 31일 10월 의료수익은 53천만원이 발생하였으며, 그 중 26천 5백만원을 현금으로 받았다. 나머지는 국민건강보험공단에 청구를 하였다. 관리비 65백만원을 현금으로 지급되었다.

11월 6일 방배주식회사에 월세를 지급하였다.

11월 15일 초음파기기 잔금을 지급하였다.

11월 17일 진료용재료 9천만원, 약품 1억원을 외상으로 납품 받았다.

11월 20일 공단으로부터 청구했던 10월 보험료가 입금되었다.

11월 25일 직원 월급을 지급하였다.

11월 30일 11월 의료수익은 6억원이었고, 그 중 3억원은 환자가 본인부담하였고, 나머지는 국민건강보험공단에 청구하였다. 관리비는 7천만원 현금으로 지급하였다.

11월 말 결산 결과 진료용재료 5천만원, 약품 4천만원이 남아 있었다.

제4장 계정별 회계처리

　이상의 회계 순환과정을 거치면 재무제표가 작성된다. 작성된 재무제표는 이해당사자들에게 여러 가지 중요한 정보를 제공해 준다. 따라서 일단은 결산서가 어떤 구조와 틀로 작성되는가를 이해하는 것이 중요하다. 재무상태표는 일정한 시점에서의 자산, 부채, 자본에 대한 정보를 제공하며, 손익계산서는 일정한 기간 동안의 수익과 비용을 통한 이익창출의 내용을 제공한다. 현금흐름표에서는 현금의 유입과 유출에 대한 정보를 제공한다.

　이러한 정보의 기본구조를 이해하였다면, 이제는 이러한 틀 안에 포함되어 있는 각 계정들의 특성과 의미를 파악하는 것이 중요하다. 왜냐하면 이러한 항목들이 표현하고자 하는 의미를 정확히 파악하여야만 그와 관련된 정확한 의사결정을 할 수 있기 때문이다. 여기서는 이러한 항목에 대한 자세한 내용을 순서에 맞추어 기술하고자 한다. 하지만 실제적용을 위해서는 항목별로 검토하여야 할 내용들이 많지만, 여기서는 이해차원에서 단순히 개념중심으로 기술하고자 한다.

국가직무능력표준(NCS)의 능력단위 병원회계관리 중 학습모듈2. 출납관리하기 중 어음관리부분은 본장의 '채권과 채무'와 관련이 있음으로 참고하기 바란다.
또한, 능력단위 병원구매관리의 학습모듈4. 재고관리하기는 본 장 제4절 재고자산을 참고하기 바란다.

1. 현금 및 현금성자산

계정과목		내용
현금	통화	동전, 지폐
	통화대용증권	타인발행수표, 은행발행자기앞수표, 송금수표, 전신환증서
예금	재무상태표일로부터 1년 이내에 도래하는 요구불예금	
	당좌예금	은행과 당좌거래계약 체결후 계좌에 입금하고 인출은 당좌수표를 발행해야만 지출되는 예금
	보통예금	입출금이 자유로운 보통예금, 저축예금
	기타제예금	
현금성자산	취득당시 만기가 3개월 이내에 도래하는 유가증권, 단기금융상품	

1) 통화 및 통화대용증권

이것은 현금이나 혹은 쉽게 현금으로 전환할 수 있는 제반 현금등가물을 말하는 것으로, 다음과 같은 구분된다.

(1) **통화** : 주화, 지폐와 같은 실물 통화물을 말한다.

(2) **통화대용증권** : 타인발행수표, 자기앞수표, 가계수표, 송금수표, 여행자수표, 송금환, 우편환증서, 일람출급어음, 공사채만기이자표, 배당금영수증, 국고송금통지서 등으로 쉽게 통화로 대용될 수 있는 현금자산을 말한다.

(3) **선일자수표** : 장차 당좌예금 할 것을 예상하여 당좌수표의 발행일자란에 미래의 날짜로 기록하여 발행하는 수표로서 어음에 준하여 회계처리한다.

→ 타인이 발행한 선일자수표나 차용증서는 각각 매출채권(받을어음)과 단기대여금으로 분류하며, 수입인지나 우표 등은 소모품계정으로 분류하여 처리한다.

2) 은행예금 중 요구불예금 : 당좌예금, 보통예금

(1) **당좌예금** : 병원이 은행과 당좌계약을 맺고 수시로 예입과 인출이 가능한 예금으로서 예입은 현금이나 타인으로부터 받은 수표로도 가능하지만, 인출은 반드시 수표발행에 의해서만 할 수 있는 요구불예금이다. 당좌예금계정은 예입시 차변에 기입하고 수표를 발행하면 대변에 기입한다.

➡ 당좌수표를 발행하면 대변에 '당좌예금', 타인이 발행한 당좌수표를 받으면 차변에 '현금'으로 처리한다.

예제 1   Exercise

당좌거래개설보증금 9,000,000원을 현금 입금하여 국민은행 당좌거래를 개설하고 당좌수표용지와 약속어음를 교부받았다.

풀이   (차) 특정현금과예금   9,000,000 (대) 현   금   9,000,000

---

(2) **보통예금** : 만기가 정해져 있지 않고 수시로 입금과 출금이 가능한 예금을 말한다.

(3) **당좌차월**

당좌예금의 인출은 예금잔액의 한도범위 내에서 행해지는 것이 원칙이지만, 만약 이를 초과하여 수표를 발행하는 경우는 부도가 되어 지급 거절이 된다. 그러나 거래 은행과 당좌차월계약을 맺는 경우에는 예금잔액을 초과하여 수표를 발행할 수 있는데 이것을 당좌차월이라고 한다(당좌차월은 유동부채로서 기말에 단기차입금계정으로 처리).

예제 2   Exercise

토지를 3억에 구입하고 대금은 수표를 발행하여 지급하다(당좌예금잔액은 1억, 5억의 당좌차월계약 체결).

풀이   (차) 토   지   300,000,000 (대) 당 좌 예 금   100,000,000
                                             당좌차월(단기차입금)   200,000,000

3) 현금성자산

큰 거래비용이 없이 현금으로 전환이 용이하고, 이자율 변동에 따른 가치 변동위험이 적은 유가증권 및 단기금융상품으로서 취득 당시 만기(또는 상환일)가 3개월 이내에 도래하는 것을 말한다.

① 취득 당시 만기가 3개월 이내에 도래하는 채권

② 취득 당시 상환일까지의 기간이 3개월 이내인 상환우선주

③ 3개월 이내의 환매조건인 환매체

예제 3 Exercise

푸우병원이 결산일 현재에 보유하고 있는 유동자산의 일부이다. 현금 및 현금성자산으로 계상할 금액은 얼마인가?

· 자기앞수표	200,000	· 수입인지	300,000	· 당좌예금	250,000
· 우편환	70,000	· 보통예금	110,000	· 선일자수표	80,000
· 종로상회 발행수표	200,000	· 배당금지급통지표	70,000	· 차용증서	500,000

풀이　현금 = 자기앞수표(200,000)+당좌예금(250,000)+우편환(70,000)+보통예금(110,000)

+종로상회 발행수표(200,000)+배당금지급통지표(70,000) = 900,000

---

4) 현금과부족

현금과부족이란 계산상의 착오나 기입누락, 도난, 분실 등의 원인에 의하여 현금의 장부잔액과 실제잔액이 일치하지 않는 경우를 말한다. 그 차이의 원인이 밝혀질 때까지 임시적으로 설정하는 계정이 현금과부족계정이다.

이 계정은 원인이 밝혀지면 해당된 계정에 대체하고, 만약 결산일까지 원인이 밝혀지지 않으면 부족액을 잡손실(영업외 비용)로, 초과할 경우에는 잡이익(영업외 수익)으로 대체하여 처리한다.

구 분		차 변		대 변	
실제잔액 부족	발견시	현금과부족	×××	현 금	×××
	원인 판명시	원인해당계정	×××	현금과부족	×××
	결산시 원인불명	잡손실	×××	현금과부족	×××
실제잔액 초과	발견시	현 금	×××	현금과부족	×××
	원인 판명시	현금과부족	×××	원인해당계정	×××
	결산시 원인불명	현금과부족	×××	잡이익	×××
결산일 실제잔액 부족발견		잡손실	×××	현 금	×××
결산일 실제잔액 초과발견		현 금	×××	잡이익	×××

예제 4
Exercise

장부상 현금보다 실제 현금이 부족하여 현금과부족 계정으로 처리해 두었던 금액 40,000원 중 32,000원은 판매직원의 시내교통비 누락분으로 밝혀졌으며, 잔액은 결산일까지 그 내역을 알 수 없다. 올바른 분개는?

풀이

(차) 여비교통비　　　　　32,000　(대) 현금과부족　　　　　40,000

　　잡 손 실　　　　　8,000

5) 은행계정조정표

당좌예금의 잔액은 회사측의 장부기록과 은행측의 기록이 일치하여야 하는데, 시간적 차이로 인하여 어느 한쪽에 통지의 미달 또는 오류가 발생함으로써 일치하지 않는 경우에 그 원인을 찾아 당좌예금의 잔액을 일치시키는 표를 은행계정조정표라고 한다. 은행계정조정표가 필요한 이유는 장부상의 계정과 실제 잔액상의 차이를 명확히 정리하여 회계장부에 올바른 금액을 표시하기 위함이다.

2. 단기금융상품

계정과목	내 용
정기예·적금	재무상태표일로부터 1년내 만기되는 정기예금
기타단기금융상품	금융기관이 취급하는 기타예금상품, 기업어음(CP), 어음관리구좌(CMA), 양도성예금증서(CD), 금전신탁, 환매채(RP) 등

단기금융상품은 금융기관이 취급하는 정기예금, 정기적금, 사용이 제한되어 있는 예금 및 기타 정형화된 상품 등으로 단기적 자금운용 목적으로 소유하거나, 기한이 1년 이내에 도래하는 것으로 한다. 정형화된 금융상품에는 신종기업어음(CP), 어음관리구좌(CMA), 양도성예금증서(CD), 금전신탁, 환매채(RP) 등이 있다.

사용이 제한된 예금 : 특정 용도에 사용하기 위하여 보유하고 있는 예금을 말하며, 여기에는 감채기금으로 운용하고 있는 예금, 양건예금(보상잔액), 당좌개설보증금 등이 있다.

2절 채권과 채무

1. 매출채권과 매입채무

매출채권과 매입채무는 일반적인 상거래에서 발생하는 채권과 채무를 말한다. 일반적인 상거래란 당해 병원의 사업목적을 위한 경상적 영업활동에서 발생한 거래를 말한다.

1) 매출채권

매출채권은 상품 또는 제품(의료서비스)을 매출하면서 대금을 미래에 받기로 합의함에 따라 나타나는 권리로서, 구두 약속에 의한 외상매출금(진료미수금)과 어음을 받고 약속하는 받을어음으로 구성된다.

(1) **외상매출금** : 일반적인 상거래에서 발생한 매출채권으로, 외상으로 상품이나 제품을 판매하고 아직 대금을 회수 하지 않는 미수금액으로 병원에서는 주로 의료미수금이라는 형식으로 기록된다(의료미수금은 차후에 기술한다). 따라서 병원에서는 외상매출금이라는 계정은 거의 나타나지 않는다.

(2) **받을어음** : 외상매출금에 대해 타인이 발행한 약속어음 또는 환어음으로 병원에서는 공단미수금이 많기 때문에 이 항목에 대한 금액이 크지 않다.

2) 매입채무

매입채무란 상품 혹은 원재료를 매입하면서 현금을 미래에 지급하기로 함에 따라 나타나는 의무로서, 구두 약속에 의한 외상매입금과 어음을 써주고 약속하는 지급어음으로 구성된다.

(1) **외상매입금** : 일반적인 상거래에서 발생한 매입채무로, 외상으로 상품이나 원재료를 매입하고 아직 대금을 지급하지 않은 금액으로 병원에서는 약품에 대한 외상매입금이 가장 많다.

(2) **지급어음** : 일반적 상거래에서 발생한 어음상의 채무 상품의 매입 등에 의해서 발생한 약속어음으로서 그 지급기한이 재무상태표일로부터 1년 이내로서 아직 기한이 도래되지 않은 것을 말한다. 병원에서는 어음을 쓰기 보다는 외상매입금이라는 상호 신용관계에 의해 거래되는 경향이 많다.

3) 어음의 발생 및 소멸

(1) 추심위임배서(목적 : 대금의 추심(회수))

소유하고 있는 어음의 대금추심(회수)을 거래은행에 의뢰하는 경우, 어음 뒷면에 배서하고 어음은 은행에 넘겨주는 것으로 추심의뢰 한 어음에 대해서는 소유권 이전이 아니므로 회계처리하지 않고 추심료 지급에 대한 것만 지급수수료로 회계처리한다. 만기일에 은행으로부터 추심되었다는 통지를 받으면 어음상의 권리를 소멸시키고 해당자산을 증가시킨다.

(2) 어음의 배서양도(목적 : 거래대금 결제)

상품매입대금이나 외상매입금을 지급하기 위하여 소유하고 있던 어음을 타인에게 배서 양도하는 경우, 어음상 채권이 소멸한다.

예제 5   Exercise

> 5월 5일 (주)건강제약의 외상매입금 1,000,000원을 결제하기 위하여 푸우병원에서 건강검 진 대가로 받아 보유하고 있던 (주)백석의 약속어음 1,000,000원을 배서하여 지급하였다.

풀이   (차) 외상매입금   1,000,000 (대) 받 을 어 음   1,000,000

(3) 어음의 할인(목적 : 자금의 융통)

소유어음을 만기일 이전에 자금조달의 수단으로 거래은행에 배서하고 할인료를 차감한 잔액을 받아 현금화하는 것을 말한다. 이때 일정금액이 할인료로 제하고 지급되는데, 이는 일종의 이자와 같은 개념이 된다.

$$할인료 = 어음금액 \times 연이자율 \times 일수 / 365$$

예제 6   Exercise

> 5월 1일 액면가액 100,000원인 6개월짜리 무이자어음을 2개월간 보유하다가 연 12%로 할인 한 경우

풀이   할인액 : 100,000원×12%×4 / 12 = 4,000원

(차) 매출채권처분손실   4,000   (대) 받 을 어 음   100,000

당 좌 예 금   96,000

(4) 어음할인은 매각거래와 차입거래로 구분

매각거래 : 매출채권 등을 타인에게 양도 또는 할인하는 경우, 당해 채권에 대한 권리와 의무가 양도인과 분리되어 실질적으로 이전되는 때에는 동 금액을 매출채권에서 차감한다.

차입거래 : 위 이외의 경우에는 매출채권 등을 담보제공한 것으로 보며, 매출채권 등의 양도 또는 할인에 관한 내용은 주석으로 기재한다.

	매각거래	차입거래
할인시점	현 금 ××× 받을어음 ××× 매출채권처분손실 ×××	현 금 ××× 단기차입금 ××× 이자비용 ×××
어음만기일	분개없음	단기차입금 ××× 받을어음 ×××

(5) 어음의 개서

어음의 만기일에 지급인의 자금사정으로 지급인과 수취인의 협의에 의해 기일을 연장하여 새로운 어음을 발행하는 것으로, 구어음에 대한 채권, 채무는 소멸되고 새로운 어음의 채권, 채무가 발생된다.

4) 매출채권의 회계처리

거래내역	차 변		대 변	
외상매출시	외상매출금	×××	제품매출	×××
외상매출금 회수시	현 금	×××	외상매출금	×××
받을어음 회수시	받을어음	×××	외상매출금	×××
받을어음으로 외상매입금 결제(배서양도)	외상매입금	×××	받을어음	×××
어음의 할인	현 금 매출채권처분손실	××× ×××	받을어음	×××
만기가 되어 추심의뢰(추심위임배서)	지급수수료	×××	현 금	×××
만기일에 추심되어 당좌예금 통장에 입금	당좌예금	×××	받을어음	×××

2. 기타 채권과 채무

1) 미수금과 미지급금

(1) **미수금** : 상품이나 제품은 이외의 것을 외상으로 팔았을 경우 받기로 한 금액 또는 받은 어음을 말한다. 병원의 경우에는 진료이외의 요인으로 발생하는 자금미수금으로, 유형자산, 투자자산 등을 외상으로 판매할 때 발생하는 경우가 많다.

(2) **미지급금** : 상품이나 제품 등 재고자산 이외의 자산(건물, 비품 등)을 외상으로 구입한 경우에 발생한 채무이며, 병원의 경우에는 진료와 관련이 없는 자산을 구입할 때 발생한다.

거래내역	차 변		대 변	
비품을 외상으로 처분시	미수금 감가상각누계액 유형자산처분손실	××× ××× ×××	비품 부가세예수금 (유형자산처분이익)	××× ××× ×××
미수금을 회수시	현 금	×××	미수금	×××
비품을 외상으로 구입시	비 품 부가세대급금	××× ×××	미지급금	×××
미지급금을 지급시	미지급금	×××	현 금	×××

2) 단기대여금과 단기차입금

(1) **단기대여금** : 차용증서를 받고, 1년 이내에 받기로 하고 타인에게 빌려준 경우의 채권으로 회수기한이 1년내에 도래하는 단기대여금을 말한다.

(2) **단기차입금** : 차용증서에 의하여, 1년 이내에 상환하기로 하고 타인에게 빌린 경우의 채무을 말한다.

거래내역	차 변		대 변	
차용증서에 의해 대여시	단기대여금	×××	현 금	×××
대여금과 이자 회수시	현 금	×××	단기대여금 이자수익	××× ×××
차용증서에 의해 차입시	현 금	×××	단기차입금	×××
차입금과 이자 지급시	단기차입금 이자비용	××× ×××	현 금	×××

3) 선급금과 선수금

(1) **선급금** : 약품이나 재료 등을 매입하기로 계약하고, 계약금(착수금)조로 대금의 일부를 미리 지급하였을 경우의 채권으로 만약의 경우에는 돌려 받을 수 있는 권리 즉, 자산에 해당된다.

(2) **선수금** : 일정한 자산 등을 판매하기로 계약하고 입원 시에 환자에게 미리 받는 입원료 등으로, 계약금(착수금)조로 대금의 일부를 미리 받았을 경우의 채무을 말한다.

거래내역	차 변		대 변	
상품주문하고 착수금 지급	선급금	×××	현 금	×××
상품도착 후 잔액 지급	매 입 부가세대급금	××× ×××	선급금 현 금	××× ×××
상품주문받고 착수금 수취	현 금	×××	선수금	×××
상품인도 후 잔액 수취	선수금	×××	매 출 부가세예수금	××× ×××

4) 가지급금과 가수금

(1) **가지급금** : 실제로 현금지출은 있었으나, 계정과목이나 금액을 확정할 수 없을 때 사용하며, 계정과목이나 금액이 확정되면 해당계정에 대체한다.

(2) 가수금 : 현금을 받았으나, 계정과목이나 금액을 확정할 수 없을 때 사용하며, 계정과목이나 금액이 확정되면 해당계정에 대체한다.

거래내역	차 변		대 변	
여비 지급시	가지급금	×××	현 금	×××
여비 정산시	여비교통비 현 금	××× ×××	가지급금	×××
내용불명의 송금액 수취시	현 금	×××	가수금	×××
상품 주문 대금으로 판명시	가수금	×××	선수금	×××

예제 7

Exercise

다음 거래를 분개하시오. 6/30 원무과 공과장은 출장 후 여비정산을 아래와 같이 보고하였다. (여비정산액 : 교통비 40,000원, 식대 10,000원, 잔액은 현금으로 입금함. 공과장의 출장비는 100,000원을 지급하였다.)

풀이

(차) 여비교통비	50,000	(대) 가 지 급 금	100,000
현 금	50,000		

5) 종업원 단기대여금(가불금)과 예수금

(1) **종업원 단기대여금(가불금)** : 종업원에게 급여에서 차감하기로 하고, 단기적으로 대여(가불 등)한 경우의 채권을 말한다.

(2) **예수금** : 급여 지급시 장차 외부에 지출하여야 할 금액(소득세, 주민세, 국민연금, 건강보험, 고용보험료 등)을 종업원으로부터 미리 받아 일시적으로 보관하는 경우의 채무로써, 일시적인 경향이 강하다.

거래내역	차 변		대 변	
종업원에게 일시 대여(가불)시	종업원단기대여금	×××	현 금	×××
급여에서 가불금, 소득세 등을 차감 지급시	급 여	×××	종업원단기대여금 소득세예수금 현 금	××× ××× ×××
원천징수한 소득세 납부시	소득세예수금	×××	현 금	×××

예제 8

Exercise

다음 거래를 분개하시오. 7월분 급여 1,000,000원을 지급함에 있어 가불금 200,000원과 근로소득세 20,000원 건강보험료 30,000원 국민연금 50,000원을 차감한 잔액은 가계수표로 지급하다.

풀이

(차) 급   여   1,000,000 (대) 예 수 금   100,000

종업원단기대여금   200,000

현   금   700,000

6) 선납세금

기중에 원천징수한 법인세나 중간예납한 법인세가 있는 경우 처리하는 계정이다. 이는 기말결산시 법인세 등으로 대체한다. 여기서 원천징수란 세법상 특정 소득에 대해 납세의무자가 소득세를 직접 납부하지 아니하고, 소득을 지급하는 지급자가 원천징수의무자가 되어 소득을 지급하는 경우에 일정 세율에 따라 계산한 세액을 소득 귀속자로부터 징수하여 세무관서에 납부하는 것을 말한다.

x

거래내역	차 변		대 변	
이자수익, 배당금수익에 대한 법인세 원천징수분	선납세금 현 금	××× ×××	이자수익(배당금수익)	×××
법인세 중간예납시	선납세금	×××	현 금	×××
결산시 기중선납분 정리	법인세등	×××	선납세금	×××
결산시 법인세 계상	법인세등	×××	미지급세금	×××

7) 미결산계정

보험금의 청구나 소송제기 시 또는 공금횡령 등과 같이 재산의 증감은 있으나 처리할 계정과목이나 금액이 확정되지 않은 경우 일시적으로 처리하는 가계정으로 내용이 확정되면 해당 계정과목으로 대체하여 소멸된다.

거래내역		차 변		대 변	
보험금 청구시		감가상각누계액 미결산	××× ×××	건 물	×××
보험금 확정시	미결산 〉 확정금액	미수금 재해손실	××× ×××	미결산	×××
	미결산 〈 확정금액	미수금	×××	미결산 보험차익	××× ×××

3. 외화 채권과 채무

국제간의 거래가 활발해짐에 따라 외화거래가 빈번하게 발생하게 되는데, 외화거래란 대금의 수취와 지급이 외국통화로 이루어지는 거래를 말한다. 외화거래를 장부에 기록하기 위해서는 원화로 환산하는 과정이 필요한데 일반적인 외화거래는 거래발생일, 기말평가, 완결거래로 나누어 살펴본다.

1) 거래발생일

외화거래가 발생한 경우에는 발생시점의 환율로 환산하여 회계처리한다.

2) 기말평가

기말 현재 외화 채권, 채무가 있는 경우에는 재무상태표일 현재의 환율로 환산하고, 장부상 표시된 외화채권, 채무의 잔액과의 차액은 외화환산이익(손실)의 과목으로 하여 영업외수익(비용)으로 처리한다. 외화환산이익과 외화환산손실이 동시에 발생하는 경우에는 서로상계하지 아니하고 각각 영업외수익과 영업외비용으로 처리한다.

3) 완결거래

거래내역	차 변		대 변	
외화채권 발생	외상매출금	×××	제품매출	×××
	외화채권은 발생시점의 환율로 환산하여 회계처리			
외화채권 회수	보통예금	×××	외상매출금 외환차익	××× ×××
	보통예금 외환차손	××× ×××	외상매출금	×××
외화채권 결산시 평가	외상매출금	×××	외환산이익	×××
	외환산손실	×××	외상매출금	×××

완결거래란 실제로 외화채권, 채무의 대금을 수취하거나 지급하여 거래가 종결되는 경우를 말한다. 실제로 외화가 수수될 경우에는 그 시점의 환율을 적용하여 회계처리하고 장부상 금액과의 차액은 외환차익(차손)의 과목으로 하여 영업외수익(비용)으로 처리한다.

3절 의료미수금

1. 의료미수금의 의의와 종류

1) 의의

의료미수금은 미수금의 대상에 따라 환자에게 받지 못하는 환자미수금과 제3자(국민건강보험공단)에게서 받지 못하는 제3자미수금으로 구분할 수 있다. 환자 미수금은 진료가 끝난 후에 환자에게서 받지 못하는 미수금을 말하며, 제3자미수금은 진료비 중 보험자부담분으로 제3자기관에서 받아야할 부분을 말한다.

제3자 미수금은 의료서비스 제공 후 청구, 심사, 지불 등의 과정을 거쳐 진료비가 회수되며 의료서비스 제공시점과 현금회수 시점이 일치하지 않기 때문에 발생한다. 환자미수금은 보험자단체로부터 지불보증이 되지 않는 일반환자로부터 발생하는 불량미수금이 대부분이다. 의료기관은 의료법에 의거 진료거부 금지, 환자의 진료비 지불능력에 따라 의료서비스 제공여부를 결정할 수 없기 때문에 환자가 내원하면 진료비 지불능력 유무에 상관없이 의료서비스를 제공해야 함으로 불량미수금 발생가능성이 매우 높다.

환자미수금과 제3자미수금은 구분하여 쓰기도 하지만, 일반적으로 같이 묶어서 의료미수금으로 처리하거나, 환자미수금은 묶어서 처리하고, 제3자미수금만을 세분하여 기록하도록 하고 있다.

2) 종류

의료기관회계기준에 따르면 의료미수금은 의료서비스 종류에 따라 입원환자 재원기간 중에 발생한 재원미수금, 퇴원환자로부터 발생한 퇴원미수금, 외래환자로부터 발생한 외래미수금, 기타의료수익에서 발생한 기타의료수익미수금 등으로 구분하여 표시하도록 요구하고 있다.

재원미수금, 퇴원미수금, 외래미수금 등은 환자종류에 따라 건강보험미수금, 의료급여미수금, 자동차보험미수금, 산재보험미수금, 일반환자미수금, 건강검진미수금 등으로 구분한다.

재원미수금	퇴원미수금	외래미수금
재원보험미수금	퇴원보험미수금	외래보험미수금
재원급여미수금	퇴원급여미수금	외래급여미수금
재원산재미수금	퇴원산재미수금	외래산재미수금
재원일반미수금	퇴원일반미수금	외래일반미수금
재원특진미수금	퇴원특진미수금	외래특진미수금
재원기타미수금	퇴원기타미수금	외래기타미수금

2. 의료미수금의 특성

의료미수금은 일반영리기업의 외상매출금과 같이 매출채권이란 점에서는 유사하다. 그러나 다음과 같은 특성에서 기본적인 차이점이 있다.

첫째, 사회보장제도가 점차 확대될수록 진료비가 보험자단체로부터 지불 보증되는 비중이 증가할 것이다. 그로 인해 의료미수금 비중은 더욱 늘어나게 될 것이다. 그 결과 의료기관은 의료미수금 관리의 중요성이 더욱 중요시 될 것이다.

둘째, 의료기관은 일반기업처럼 거래 상대방의 지불능력, 신용도 등을 판단하여 의료서비스의 신용판매 여부를 결정할 수가 없다. 일단 환자가 내원하면 진료비 지불능력 유무에 상관없이 의료서비스를 제공하여야 한다. 그 결과 보험자 단체로부터 지불보증이 되지 않는 일반환자의 경우에는 불량미수금이 발생할 가능성이 높다.

셋째, 일반기업의 매출채권인 외상매출금은 판매 촉진적 측면에서 신용이 있다고 판단되는 특정 기업 또는 개인에게 기업 스스로 의사결정에 따라 선별적으로 판매할 수 있다. 그러나 의료기관의 의료미수금은 병원에 의해 결정되기 보다는 제3자기관의 판단에 따라 결정되는 경우가 많기 때문에 금액의 정확성을 손쉽게 예상할 수 없다.

3. 의료미수금의 회계처리

의료미수금이란 의료수익 중에서 회수되지 않고 미수상태에 있는 받을 채권이다. 의료수익의 실현시점과 의료비용의 발생시점을 결정하는데 있어서 중요한 기준으로는 현금주의, 발생주의, 실현주의가 있다. 이들 기준은 기간손익의 결정에 영향을 미치는 중요한 기준이 될 뿐만 아니라 실현손익과 미실현손익을 구별하는 기준이 된다.

1) 현금주의(cash basis)

현금주의란 수익은 현금을 받을 경우에만 인식하고, 비용은 현금이 지급될 경우에만 인식하는 기준이다.

> '현금의 수입 = 수익', '현금의 지급 = 비용'

현금주의는 회계업무처리가 단순하다는 장점은 있으나 다음의 단점들 때문에 실무에 적용하기는 어렵다.

① 수익과 비용 대응의 원칙이라는 일반적으로 인정된 회계원칙에 위배된다. 일정기간 발생한 수익과 이와 관련 있는 비용을 대응시켜 당기순이익을 산출하여야 한다. 그런데

현금주의에 따르면 수익과 비용간에 인과관계 원칙이 위배되어 정확한 기간손익을 산출할 수 없다.

예를 들어 A병원은 2011년 3월 한 달 동안 ₩50,000,000의 의료수익을 발생시키기 위하여 인건비, 재료비, 관리비 등의 의료비용이 투입되었다. 현금주의에 의할 경우 비용은 거의 즉시에 기록되지만, 의료수익은 환자 퇴원 시에 본인부담분이 입금된 금액만을 기록하기 때문에 기간손익이 왜곡된다. 보험자단체에게 청구한 금액은 한참 후에 현금이 입금되어야 수익으로 인식된다.

② 현금입금 시점이 의료수익 인식 시점이 됨으로 인해 매일 총의료수익이 얼마나 발생하였는지 알 수 없고, 의료미수금 입금시에도 삭감된 금액이나 할인된 금액이 나타나지 않는다. 따라서 의료수익의 관리는 물론 의료미수금이나 현금의 관리측면에서도 착오나 부정이 발생할 가능성이 매우 높다.

2) 실현주의(realization basis)

실현주의란 영업활동의 전 과정에서 중요한 경제활동이 완료되었다는 결정적 사실이 발생한 시점에 수익을 인식하는 기준이다.

영리기업의 경우 제품 등의 판매 또는 용역의 제공 시점에 수익이 실현되는 것으로 보는데 이를 판매기준(sales basis) 또는 인도기준(delivery basis)이라고 한다. 또한 생산행위에 따라 수익을 인식하고 측정하는 생산기준, 현금의 회수시점에 수익을 계상하는 회수기준이 있다.

병원의 경우도 일반기업처럼 환자에게 의료서비스 제공이 완료된 시점 즉 퇴원시점을 기준으로 하여 수익을 인식한다고 하여 퇴원주의라고도 한다. 입원환자가 퇴원하는 시점에 수익이 인식되므로 입원환자의 재원미수금은 계산되지 않는다. 따라서 입원 중에는 의료수익과 의료미수금이 얼마나 발생하였는지 알 수 없다. 퇴원당일에 진료비를 정산하기 때문에 퇴원이 지연되어 퇴원환자나 입원대기환자의 불편을 초래하게 된다. 또한 현금주의와 마찬가지로 기간손익이 왜곡되는 문제가 발생한다.

3) 발생주의(accrual basis)

발생주의란 수익은 실현된 시점에서 인식하고, 비용은 발생된 시점에서 인식하는 것이다. 즉, 현금을 수취하거나 지출하지 않더라도 수익이나 비용의 발생을 거의 확실하게 하는 결정적인 중요한 사건이 발생되었을 때 수익이나 비용을 인식한다. 현금의 수입이나 지출 시기와는 상관없이 수익이 실질적으로 발생한 기간에 수익을 인식하고, 이에 대응시켜 비용을 인식함으로써 한 회계기간 동안의 성과관리가 가능하다.

발생주의는 수익과 비용의 대응원칙에 따라 회계처리가 이루어진다는 점에서 이익측정의 기본원칙이 되고 있다. 그러나 수익에 직접 관련시킬 수 없는 비용의 경우 당기순손익을 계산하기 위해 임의적으로 배분하여야 하는 경우가 많이 발생한다. 또한 어떤 비용이 얼마나 특정기간에 해당하는지 불분명한 경우에는 비용의 기간배분이 문제가 될 수 있다.

발생주의 회계의 장점은 다음과 같다.

① 수익과 비용의 대응원칙에 따라 기간손익을 정확히 파악할 수 있다.

② 의료수익, 의료미수금, 현금과 비용을 연결시켜 상호 검증하는 효과가 있기 때문에 착오와 부정이 발생할 가능성이 낮다.

③ 입원환자의 진료비가 매일 집계되므로 진료비의 누계와 본인부담액, 보험자 청구분 등을 쉽게 파악할 수 있다.

④ 매일 매일의 진료비가 집계되어 있으므로 퇴원환자의 진료비 정산이 신속 하게 이루어질 수 있다.

예제 9   Exercise

A병원에서 B라는 건강보험환자가 3월 27일 입원하여 10일간 재원하였다가 4월 5일 퇴원하였다. 3월 1일에서 3월 31일까지를 회계기간으로 하여 월별환자진료실적을 결산하여 회계처리 한다고 가정하자.

· 3월 27일부터 3월 31일까지   ₩ 250,000

· 4월 1일부터 4월 5일까지   ₩ 250,000

· 3월 27일부터 4월 5일까지 총   ₩ 500,000

  - 퇴원시의 본인부담금   ₩ 200,000

  - 건강보험심사평가원에 청구하여야 할 금액   ₩ 300,000

풀이

【현금주의】

① 퇴원시 본인부담금을 받을 때

(차) 현　　　금　　　200,000　　　(대) 의 료 수 익　　　200,000

② 건강보험심사평가원에 청구한 금액 ₩300,000 중 ₩10,000이 삭감되고, ₩290,000이 입금될 때

(차) 현　　　금　　　290,000　　　(대) 의 료 수 익　　　290,000

이 경우에는 삭감된 ₩10,000에 대한 회계처리는 되지 않는다.

【퇴원주의】

① 입원환자가 퇴원하는 시점인 4월 5일에 다음과 같이 회계처리

(차) 현　　　금　　　200,000　　　(대) 의 료 수 익　　　500,000

　　　의료(퇴원)미수금　300,000

【발생주의】

① 3월 27일부터 4월 5일까지 환자가 입원하여 있는 기간 동안 매일 매일 발생한 진료비에 근거하여 의료수익을 산정한다. 그 결과 3월 31일까지 이루어진 회계처리 결과는 다음과 같다.

(차) 재원미수금　　　250,000　　　(대) 의 료 수 익　　　250,000

② 4월 1일에서 4월 5일까지 매일매일 발생한 진료비를 재원미수금으로 계상한다.

(차) 재원미수금　　　250,000　　　(대) 의 료 수 익　　　250,000

③ 4월 5일 퇴원할 때는 최종적으로 회계처리는 다음과 같이 한다.

    (차) 현　　　금　　　200,000　　　(대) 재원미수금　　　500,000

    재원(퇴원)미수금　　300,000

4. 대손회계

1) 대손회계의 개념

대손이란 거래처의 파산, 강제집행, 형의 집행, 사업의 폐지, 사망, 실종, 행방불명 등의 이유로 외상매출금, 받을어음 등의 채권이 회수 불가능하게 된 것을 대손이라 한다. 병원의 경우에는 제3자기관에 의해 진료비삭감이라는 형식으로 나타나는 경우가 대부분이다.

2) 대손의 예상과 대손충당금 설정

기말결산시 회수가 불확실한 채권에 대하여 합리적이고 객관적인 기준에 따라 산출한 대손 예상액(대손추산액)과 회수가 불가능한 채권을 비용계정인 대손상각비로 처리한다. 또한 대손 예상액(대손추산액)에 대하여는 채권에 대한 차감적 평가계정인 대손충당금을 설정하여야 한다.

> 기말설정액 = 기말매출채권 잔액 × 대손추정율(%) − 대손충당금 잔액

예제 10　　　　　　　　　　　　　　　　　　　　　　Exercise

다음 거래를 분개하시오. 기말 결산시 매출채권 잔액 3,000,000원에 대하여 2%대손충당금을 설정하다. 단, 대손충당금 잔액 30,000원 있음.

풀이　　3,000,000 × 2% − 30,000 = 30,000원

    (차) 대손상각비　　　　　　　　30,000　(대) 대손충당금　　　　　　　30,000

3) 대손발생시 회계처리

영업기간 중에 대손이 발생한 경우는 대손충당금계정 잔액이 있으면, 대손충당금계정으로 충당하고, 대손충당금계정 잔액이 없거나 부족한 부분은 대손상각비계정으로 처리한다.

거래내역	차 변		대 변	
대손충당금 잔액이 없는 경우	대손상각비	×××	의료미수금	×××
대손충당금 잔액 〉대손추산액	대손충당금	×××	의료미수금	×××
대손충당금 잔액 〈 대손추산액	대손충당금 대손상각비	××× ×××	의료미수금	×××
부가가치세 신고납부시 대손세액을 공제 받은 경우 (부가세예수금을 감소 시켜줌)	부가세예수금 대손충당금 대손상각비	××× ××× ×××	의료미수금	×××

예제 11

다음 거래를 분개하시오. 진료비를 납입하지 않은 A의 의료미수금 500,000원을 대손처리하다. 단 대손충당금 잔액 400,000원이 있다.

풀이

(차) 대손충당금	400,000	(대) 의료미수금	500,000
대손상각비	100,000		

4) 대손처리한 채권의 회수

대손으로 처리하였던 채권을 회수한 경우 전기에 대손 처리한 채권을 회수하면 대손충당금계정으로 처리하고, 당기에 대손처리한 채권을 회수하면 대손충당금계정 또는 대손상각비계정을 환원시킨다.

거래내역	차 변		대 변	
전기에 대손 처리한 채권을 회수시	현 금	×××	대손충당금	×××
당기에 대손 처리한 채권을 회수시 (당기에 대손상각비로 처리한 것은 대손상각비로 처리)	현 금	×××	대손충당금 대손상각비(당기)	××× ×××
부가가치세 신고납부시 대손세액을 공제 받은 채권을 회수시 (부가세예수금을 증가 시켜줌)	현 금	×××	부가세예수금 대손충당금 대손상각비(당기)	××× ××× ×××

예제 12   Exercise

다음 거래를 분개하시오. 당기 대손 처리한 의료미수금 500,000원을 현금으로 회수하다.

풀이   (차) 현   금   500,000 (대) 대손충당금   400,000

                                    대손상각비   100,000

앞 분개는 당기에 대손처리 하였던 의료미수금의 취소분개와 의료미수금의 회수 분개

가 합쳐진 것이다.

(대손처리의 취소분개)

(차) 외상매출금   500,000 (대) 대손충당금   400,000

                                    대손상각비   100,000

(외상매출금의 회수분개)

(차) 현   금   500,000 (대) 외상매출금   500,000

5. 진료비 감면

영리기업의 경우 판매한 상품 중에서 하자나 파손으로 인해 판매된 상품이 반품되어 온

것을 매출환입이라 하고, 반품을 받는 대신에 상품값을 깎아주는 것을 매출에누리라고 한다.

매출환입 또는 매출에누리가 발생한 경우 총매출액에서 매출환입 및 매출에누리를 차감한

잔액이 순매출액이 된다. 상품의 외상대금을 약속한 지급기일 이전에 회수(지급)하는 경우 신용조건에 따라 할인혜택을 부여하는 것을 매출할인이라고 한다.

　　판매자 : 매출할인 ➡ 매출액에서 차감

　　구매자 : 매입할인 ➡ 매입에서 차감

　병원의 경우 진료비 감면과 관련하여 진료비에누리와 진료비할인으로 구분할 수 있다.

1) 진료비에누리

　진료비에누리는 병원이 사전에 약정된 바에 따라서 특정인에게 진료비의 일부를 감면하여 주는 경우이다. 우리나라의 상당수 병원들은 병원직원이나 직계가족, 사립대학 부속병원의 경우 재단과 관련된 교직원이나 직계가족 등에 대하여 진료비의 일정비율을 감면해주는 제도를 채택하고 있다.

　회계처리 방법 : 의료수익(입원수익과 외래수익 등)에서 해당 진료비 감면액만큼을 차감하여 계상한다.

(차) 진료비 감면(진료비 에누리)	×××　　(대) 의료수익	×××

예제 13　　　　　　　　　　　　　　　　　　　　　　　　Exercise

　푸우병원은 병원직원이나 직계가족에 대해 본인부담금의 50%를 감면해 주는 규정이 있다. 푸우병원에 근무하고 있는 홍길동의 총진료비가 500,000원이고 이 중 본인부담분이 200,000원 중 100,000원을 현금으로 받았을 경우의 회계처리는?

풀이
(차) 건강보험미수금	300,000	(대) 의 료 수 익	500,000
현　　　금	100,000		
진료비감면(진료비에누리)	100,000		

2) 진료비할인

진료비할인은 진료비가 청구되어 의료미수금으로 계상되었으나 환자의 지불능력 부족 등의 이유로 인하여 진료비의 일부 또는 전부를 감액하여 주는 경우이다. 이로 인한 의료수익의 입원수익과 외래수익 등 해당 진료수익에서 직접 차감하여 계상한다. 진료비에누리는 규정에 의한 감액을 말하는 반면에, 진료비할인은 임의적인 판단에 의해 진료비를 감액해 주는 것으로 구분할 수 있다. 또는 일반적으로 이를 같이 진료비감면이라는 용어로 같이 쓰기도 한다.

(차) 진료비 감면(진료비 할인)	×××	(대) 의료수익	×××

의료기관의 진료비할인과 관련하여 일부 의료기관이 실직자, 노인, 장애인 등 생활이 어려운 사람들에게 진료비 본인부담금을 감면해 주는 행위가 환자유인을 금지한 의료법에 위반된다는 의료계 일부의 논란에 대해 보건복지부는 "의료기관의 진료비 할인행위 자체는 의료법 위반이 아니다"라는 해석을 내렸다.

다만 불손한 의도의 진료비 할인 즉 진료비 할인을 매개로하여 환자를 유인한 뒤 환자로부터 추가부담을 하게 하여 영리를 취하는 경우, 진료비 할인을 통하여 부당하게 경쟁자의 고객을 자기와 거래하도록 유인하거나 강제하는 경우에는 의료법 등에 위반된다고 했다.

1. 재고자산의 의의와 종류

1) 의의

재고자산이란 유형의 자산으로서 영업활동의 과정에서 판매를 목적으로 소유하고 있는 자산, 판매를 목적으로 생산 중에 있는 자산 또는 제품의 생산이나 용역의 제공과정에 직·간접적으로 사용될 자산을 말한다. 병원의 경우에는 진료를 위해 사용된 후에 소모되는 유형의 자산들을 말한다.

2) 종류

종류에는 상품, 제품, 원재료, 미착품, 재공품, 반제품, 저장품, 기타의 재고자산 등이 있다. 병원의 경우에는 약품, 의료소모품, 일반 소모품 등으로 구분된다.

3) 재고자산의 취득원가

재고자산의 취득원가는 매입원가 또는 제조원가를 말한다. 재고자산의 매입원가는 매입가액에 매입운임, 하역료 및 보험료 등 취득과정에서 정상적으로 발생한 부대비용을 가산한 금액이다(기업이 세무당국으로부터 나중에 환급받을 수 있는 관세환급금 등은 제외).

제품, 반제품 및 재공품 등 재고자산의 제조원가는 재무상태표일까지 제조과정에서 발생한 직접재료비, 직접노무비, 제조와 관련된 변동 및 고정제조간접비의 체계적인 배부액을 포함한다.

2. 재고자산의 평가

재고자산의 평가는 재료비를 결정하는 중요한 항목이기 때문에 매우 중요한 의미를 갖는다(앞의 결산회계 참조). 재고자산을 평가하는 방법에서 사용된 수량을 결정하는 방법과 금액의 단가를 결정하는 방법에 따라 각기 다른 금액이 결정된다.

1) 수량결정방법

사용된 수량을 결정하기 위해서는 재고조사법과 계속기록법이 있다. 계속기록법은 재고가 사용될 때마다 기록하는 방법으로 실제의 사용량을 정확히 파악할 수 있는 장점이 있다. 이에 반해 재고조사법은 실제로 사용할 때에는 기록하지 않고 있다가, 기말에 가서 재고를 조사함으로써 사용량을 파악(사용량 = 기초재고량 + 당기구입량 - 기말재고량)하는 방법이다. 이 방법은 계산이 간단하는 장점이 있으나, 실제로 사용되지 않은 재고자산(예를 들어 손실이나 분실이 된 경우 등)이 사용된 것처럼 계산될 수 있는 문제가 있다. 그러나 현실적으로는 상대적으로 비용이 적게 들어가는 재고조사법이 더 많이 사용된다. 특히 병원과 같이 진료에서 환자마다 세세한 재고자산이 많이 소요되는 경우에는 재고조사법이 더욱 유용하게 사용된다. 각 방법의 정의 및 장단점은 다음과 같다.

	재고조사법(실사법)	계속기록법
정 의	기말에 재고량을 실제로 조사하는 방법	재고자산의 입·출고시마다 수량을 계속적으로 기록하여 재고자산의 기중변동과 기말재고수량을 결정하는 방법
장 점	기장사무가 간단한 외부보고목적에 충실	통제목적에 적합
단 점	통제목적에 부적합	기장사무가 증가하고 불편

계속기록법과 재고조사법 중에서 어떤 방법을 사용하느냐에 따라 다음과 같이 회계기록방식이 달라진다. 계속기록법은 진료를 할 때마다 진료비가 계산되는 반면에, 재고조사법은 진료를 할 때에는 기록되지 않다가 기말에 가서야 한꺼번에 재료비가 계산된다. 하지만 최종

적으로 재료비 계산총금액은 같아진다. 다만 손실이나 분실과 같은 진료에 직접 사용되지 못한 재고자산이 있는 경우에, 재고조사법은 그 금액만큼 재료비에 포함되는 반면에, 계속기록법은 재고자산에 포함된다.

거래구분	재고조사법				계속기록법			
매입시	매 입	×××	매입채무	×××	매 입	×××	매입채무	×××
진료시	진료미수금	×××	진료수익	×××	진료미수금 재료비	××× ×××	진료수익 재고자산	××× ×××
결산시	재료비 매 입 재고자산(기말)	××× ××× ×××	재고자산(기초) 재료비	××× ×××				

2) 단가결정방법

단가결정방법은 재고자산의 개별가격을 어떻게 결정할 것인가를 판단하는 방법이다. 일반적으로 재고자산들이 구입 시마다 매번 동일한 금액이면 이러한 문제가 발생하지 않으나, 구입 시마다 구입금액이 변화하는 경우에 적용하는 단가를 어떻게 결정할 것인가는 매우 어려운 문제 중의 하나이다. 다음과 같이 크게 4가지 방법이 있다.

(1) **개별법**(specific identification method) : 재고자산별로 취득원가를 일일이 추적하여 단가를 결정하는 방법으로 정확성이 있으나 재고추적 및 적용의 어려움이 있다.

(2) **평균법**(average cost method) : 매번 다른 금액을 평균하여 동 평균원가로 기말 재고자산을 평가하는 방법이다. 이 방법에는 다시 총평균법, 이동평균법, 단순평균법 등으로 구분할 수 있다.

(3) **선입선출법**(FIFO : first-in, first-out method) : 물량의 실제흐름과 관계없이 먼저 구입된 재고자산이 먼저 사용된 것으로 가정하는 방법이다. 일반적으로 쉽게 이해될 수 있는 재고자산 가격결정 방법이다.

(4) **후입선출법**(LIFO : last-in, first out method) : 나중에 구입된 재고자산이 먼저 사용된다고 가정하여 재고자산을 평가하는 방법이다. 재고자산의 가격이 급속히 증가할 경우에는 최

근에 구입한 가격으로 재료비를 계상할 수 있어 수익과 비용을 보다 적절히 대응시킬 수 있다는 장점이 있다.

각 방법은 다음과 같은 장단점이 있다.

구 분	장 점	단 점
개별법	• 실제원가가 실제수익에 대응되므로 대응원칙에 가장 충실 • 고가소량인 재고자산에 쉽게 적용할 수 있음	• 재고자산의 종류와 수량이 많은 경우에는 실무상 적용하기 어려움 • 판매된 재고자산의 원가를 경영자가 임의로 결정할 수 있으므로 당기손익을 조작할 수 있음 • 여러 재고자산에 공통적으로 관련된 부대비용을 임의로 배분하여 재고자산의 취득원가를 조작할 수 있음
평균법	• 실무적으로 적용하기 편리하며 이익 조작의 가능성이 적음 • 실제의 물량흐름을 파악하는 것은 현실적으로 불가능하므로 평균원가의 사용이 보다 적절함	• 물가변동시에 손익계산서상에 수익·비용대응을 이루지 못하며 재무상태표상에 기말재고가 현행원가를 반영하지 못하는 단점이 있음
선 입 선출법	• 선입선출가정은 일반적으로 실제 물량흐름과 일치하므로 개별법과 유사한 결과를 얻을 수 있음 • 후입선출법보다 적용하기 쉬움 • 체계적이고 객관적이므로 이익조작의 가능성이 적음 • 기말 재고자산이 가장 최근의 원가로 표시되므로 재고자산가액은 현행원가의 근사치로 표현	• 현행수익에 과거원가를 대응시키므로 대응원칙에 충실하지 못함 • 물가 상승할수록 과거의 원가가 매출수익에 대응되므로 당기순이익이 과대표시
후 입 선출법	• 현행수익에 현행원가가 대응되기 때문에 대응원칙에 충실하고 가격정책에 관한 의사결정에 유용한 정보를 제공 • 재고수량이 감소하지 않는 한 당기 순이익을 적게 계상함으로써 세금의 납부를 이연시킬 수 있고, 따라서 기업의 현금흐름이 유리	• 기말 재고자산이 과거의 가격으로 기록되어 현행 가치를 나타내지 못함 • 판매량이 급증하는 경우 과거의 가격으로 평가된 재고층이 매출원가로 계상되어 당기순이익이 증가하는 후입선출청산현상이 나타날 수 있음 • 후입선출청산현상이 나타나게 되면 당기순이익이 증가하므로 이연되었던 세금을 납부하여야 하는 등 후입선출법의 장점이 모두 상실됨 • 후입선출청산의 문제를 해결하기 위해 회계기말에 불필요한 재고자산을 구입하는 불건전한 구매관습이 나타날 수 있음 • 당기순이익이 적게 계상 • 실제물량흐름과 일치하지 않는 경우가 일반적

한편 이러한 원가흐름을 어떻게 계산하느냐에 따라 당기손익에 다르게 영향을 미치게 된다. 예를 들어 당기 중 물가가 계속 상승하고, 기말재고수량이 기초재고수량 이상이라고 가정할 때, 평균법, 선입선출법, 후입선출법에 의한 기말재고자산, 매출원가, 당기순이익의 크기를 비교하면 다음과 같다.

	원가흐름의 가정이 당기손익에 미치는 영향
기말재고자산 금액	선입선출법 > 평균법 > 후입선출법
재료비 총액	선입선출법 < 평균법 < 후입선출법
당기순이익 (수익 - 재료비)	선입선출법 > 평균법 > 후입선출법

3) 재고자산의 평가

재고자산은 기본적으로 취득원가를 재무상태표가액으로 한다. 다만, 시가가 취득원가보다 현저히 낮은 경우에는 시가를 재무상태표가액으로 한다(저가법). 저가법으로 계산하여 발생하는 평가손실은 재고자산평가손실이라는 비용항목으로 계산한다. 그리고 저가법의 적용에 따른 평가손실을 초래했던 상황이 해소되어 새로운 시가가 장부가액보다 상승한 경우에는 최초의 장부가액을 초과하지 않는 범위 내에서 평가손실을 환입한다. 재고자산평가손실의 환입은 재료비에서 차감한다.

5절 유가증권과 투자자산

Hospital Accounting

1. 유가증권의 의의와 분류

1) 유가증권의 의의

일반적으로 유가증권이란 재산적 가치를 표창(表彰)하고 있는 증권으로 법률적으로 어음,

수표, 주식, 사채, 국공채, 선화증권 등을 포함하고 있으나, 회계상으로는 증권자체가 매매의 직접적인 대상이 되는 것을 유가증권으로 분류하고 있다.

2) 유가증권의 종류

유가증권에는 크게 지분증권과 채무증권으로 구분되며, 그 내용은 다음과 같다. 만일 2항목으로 자금을 모은다면, 주식은 자본에 속하는 항목이며, 채권은 부채에 속하는 항복이다.

구 분	내 용
지분증권(주식)	회사, 조합 또는 기금 등의 순자산에 대한 소유지분을 나타내는 유가증권과 일정금액으로 소유지분을 취득할 수 있는 권리 또는 소유지분을 처분할 수 있는 권리를 나타내는 유가증권 및 이와 유사한 유가증권
채무증권(채권)	발행자에 대하여 금전을 청구할 수 있는 권리를 표시하는 유가증권 및 이와 유사한 유가증권, 국채, 공채, 사채 등

한편 두 항목에 투자한다면 어느 곳에다 투자하던지 둘 다 자산으로 기록된다. 그러나 유가증권을 보유하고자 하는 기간에 따라 자산을 다음과 같이 다르게 처리한다.

구 분	표 시	요 건
단기매매증권	유동자산	단기간 내의 매매차익 목적, 매수와 매도가 빈번하게 발생
만기보유증권	투자자산	상환금액 확정가능 채무증권, 만기까지 보유의도와 능력이 있는 경우
매도가능증권	투자자산	단기매매증권, 만기보유증권으로 분류되지 않는 유가증권

2. 단기매매증권

1) 의의

단기매매증권은 주로 시장성 있는 주식 등을 주로 단기간 내의 매매차익을 목적으로 취득한 유가증권으로 매수와 매도가 적극적이고 빈번하게 이루어져야 하므로 재무상태표에는 유동자산 중 '단기투자자산'으로 표시한다. 단, 단기시세차익의 목적이라도 시장성이 없는 주식은 매도가능증권으로 분류한다.

2) 단기매매증권의 취득

단기매매증권을 최초로 매입할 때는 공정가치로 측정해야 한다. 따라서 단기매매증권 취득과 관련된 수수료 및 증권거래세 등은 당기의 비용으로 처리해야 한다. 단, 단기매매증권 이외의 매도가능증권, 만기보유증권의 취득제비용은 취득원가에 포함한다.

즉, 취득가격은 다음의 항목을 포함한다.

❖ 제공한 대가의 시장가격

❖ 취득한 유가증권의 시장가격

예제 14   Exercise

다음 거래를 분개하시오. 주식 10주를 (1주당 5,000원)을 6,000원에 구입하고, 대금은 수수료 1,000원과 함께 현금으로 지급하다.

풀이 10주 × 6,000 = 60,000

(차) 단기매매증권	60,000	(대) 현　　　금	61,000
수수료	1,000		

3) 단기매매증권의 평가

단기 매매증권의 평가는 공정가액으로 평가하되, 공정가액이 변동할 경우에는 평가를 하여 평가손익을 계상한다. 평가손익은 단기매매증권평가손익계정으로 처리한다. 단기매매증권평가이익과 평가손실은 상계하지 않고 총액으로 표시하는 것이 원칙이지만, 그 금액이 중요하지 않는 경우에는 상계하여 표시할 수 있다.

■ 평가손실 발생시(공정가치가 하락)

　(차) 단기매매증권평가손실　　×××　(대) 단기매매증권　　×××

■ 평가이익 발생시(공정가치가 상승)

　(차) 단기매매증권　　×××　(대) 단기매매증권평가이익　×××

예제 15

다음 거래를 분개하시오.【예제 14】위 주식의 결산일 현재 공정가치는 6,500원 이다.

풀이　장부가액 10주 × 6,000 = 60,000　공정가액 10주 × 6,500 = 65,000

(차) 단기매매증권　　　　　5,000　(대) 단기매매증권평가이익　　　5,000

4) 단기매매증권의 처분

단기매매증권을 처분할 경우에는 장부가액과 처분가액을 평가하여 단기매매증권처분이익이나 손실로 계상한다.

예제 16   Exercise

다음 거래를 분개하시오. [예제 15] 위 주식 10주를 7,000원에 매각하고, 매각수수료 3,000원을 차감하고 현금으로 받다.

풀이　장부가액 10주 × 6,500 = 65,000원, 처분가액 10주 × 7,000 = 70,000원

현금수취액 70,000원 − 수수료 3,000원 = 현금수령액 67,000원 매각에 따른 부대비용은 비용으로 인식하지 않는다.

(차) 현 금　　　　　　　67,000　(대) 단기매매증권　　　　　65,000

　　　　　　　　　　　　　　　　단기매매증권처분이익　　　2,000

5) 단기매매증권 관련수익

단기매매증권을 보유하고 있다가 이에 따른 수익이 발생하면 이에 대한 계상을 하여야 한다. 채무증권인 경우에는 수입이자(혹은 이자수익)의 형식으로, 지분증권의 경우에는 수익배당금(혹은 배당금 수익)의 형식으로 기록한다.

> ■ 소유 국 · 공 · 사채에 대한 이자를 받으면
>
> (차) 현　　　금　　　　　　　×××　　(대) 이 자 수 익　　　　×××
>
> ■ 소유주식에 대한 배당금을 받으면
>
> (차) 현　　　금　　　　　　　×××　　(대) 배당금수익　　　　×××

3. 투자자산

1) 의의

투자자산이란 병원의 주된 사업목적은 아니지만 여유자금을 장기간 투자하여 장기간 많은 수익을 얻고자 하는 목적으로 취득한 자산(보증금, 투자부동산, 투자유가증권 등)을 말한다.

2) 장기투자자산

(1) 만기보유증권

만기가 확정된 채무증권으로서 상환금액이 확정되었거나 확정이 가능한 채무증권을 만기까지 보유할 적극적인 의도와 능력이 있는 경우에는 만기보유증권으로 분류한다.

(2) 매도가능증권

단기매매증권이나 만기보유증권, 지분법적용 투자주식으로 분류되지 아니하거나, 시장성이 없는 국 · 공채 및 사채, 주식을 말한다.

(3) 지분법적용 투자주식

중대한 영향력을 행사할 목적으로 보유하는 주식을 말한다.

3) 장기금융상품

유동자산에 속하지 않는 금융상품으로 결산일 기준으로 만기가 1년 이후에 도래하는 사용이 제한되어 있는 예금(감채기금예금, 당좌거래개설보증금 등) 및 기타 정형화된 장기금융 상품을 말한다.

(1) 장기성예금

금융기관이 취급하는 정기예금, 정기적금 및 기타 정형화된 상품 등으로 재무상태표일로부터 1년 이후에 만기가 도래하는 것을 말한다.

(2) 특정현금과예금

당좌거래를 개설하기 위해 은행에 예치하는 당좌개설보증금 등 장기금융상품 중 사용이 제한되어 있는 예금을 말한다.

4) 투자부동산

투자부동산은 고유의 영업활동과는 직접 관련없이 투자의 목적 또는 비영업용으로 소유하는 토지, 건물 및 기타의 부동산을 말한다.

5) 장기대여금

유동자산에 속하지 아니하는 장기대여금을 말한다. 즉 회수기간이 재무상태표일로부터 1년 이후에 도래하는 장기의 대여금을 말한다.

퇴직급여제도

퇴직급여제도 = 퇴직연금 + 퇴직금
퇴직금 : 1년 이상 계속 근로한 근로자가 퇴직할 때 30일분 이상의 평균임금을 퇴

직금으로 지급하는 제도

퇴직연금 : 근로자의 재직기간 동안 퇴직금 지급 재원을 외부의 금융기관에 적립하고, 이를 사업주나 근로자의 지시에 따라 연금 또는 일시금으로 지급하는 제도

〈퇴지금과 퇴직연금 비교〉

구분	퇴직금	퇴직연금	
		확정급여형	확정기여형
비용부담주체	사용자	사용자	사용자
퇴직급여형태와 주체	일시금	연금 또는 일시금 (퇴직금과 같음)	연금 또는 일시금 (퇴직금보다 많거나 적을 수 있음)
비용부담수준	연간 임금총액의 30일분(1/12)	퇴직금과 같음	퇴직금과 같음
적립방식과 수급권 보장	사내적립, 불안정	부분사외적립, 부분 보장, 도산위험 존재	전액사외적립, 보장
사용자의 관리부담	인사노무관리 경직적	퇴직 후에도 관리 필요	적립 후 부담없음
직장이동시 통산	불가능	어려움	쉬움
적합기업 근로자	도산위험이 없고, 임금상승률이 높은 근로자	도산위험이 없고, 퇴직연금수급자 관리 능력이 있는 기업	연봉제, 체불위험이 있는 기업, 직장이동이 빈번한 근로자

1. 확정급여(DB)형

Defined Benefit의 약어로 확정된 액수의 퇴직금을 지급한다는 의미로 회사에서 퇴직금의 60% 이상은 타 금융기관에 위탁해야 하고 위탁 금융기관에서 운용하여 발생한 수익은 회사의 몫이 된다. 확정적으로 정해진 퇴지금은 근로자가 퇴직할 때 지급하고, 근로자는 퇴직연금을 수령할 때까지 퇴직연금계좌에서 돈을 추가로 넣거나 뺄 수 없다.

2. 확정기여(DC)형

Defined Contribution의 약어로 회사에서 퇴직연금계좌로 매년 퇴직금에 해당하는 금액을 입금하는 방식으로 계좌에 금액이 쌓이면 이를 개인이 원하는 금융상품을 선택하여 운용할 수 있다.

근로자가 은퇴할 때 운용수익에 따라서 원금과 이자를 지급한다. 운용수익이 마이너스가 발생하면 지급받은 퇴직금보다 적을 수도 있고, 운용수익이 잘 나면 지급받은 퇴직금보다 더 많은 퇴직연금을 수령할 수 있다. DC형의 경우는 DB형과는 다르게 근로자가 추가납입을 하여 퇴직금을 운용할 수도 있다.

예제 17

Exercise

퇴직보험에 가입하여 1,000,000원을 현금으로 납입하였다. 납부액 중 1%는 보험회사의 사업비로 충당되었다.

풀이

(차) 퇴직보험예치금	990,000	(대) 현　　　금	1,000,000
지급수수료	10,000		

예제 18

Exercise

사무직종업원이 퇴직하여 퇴직금총액 600,000원 중 회사가 부담할 퇴직금 400,000원은 현금으로 지급하였으며, 나머지 200,000원은 종업원이 직접 보험회사로부터 수령한다(퇴직급여충당부채 잔액은 2,000,000원).

풀이

(차) 퇴직급여충당부채	600,000	(대) 퇴직보험예치금	200,000
		현　　　금	400,000

1. 유형자산의 의의와 종류

1) 의의와 종류

유형자산은 재화의 생산, 용역의 제공, 타인에 대한 임대 또는 자체적으로 사용할 목적으로 보유하는 물리적 형체가 있는 자산으로서 1년을 초과하여 사용할 것이 예상되는 자산을 말한다. 유형자산에는 다음과 같은 항목들이 있다.

계정과목	내　용
토지	토지, 임야, 전답, 잡종지 등으로 이는 감가상각 대상자산이 아니다.
건물	건물, 냉난방, 전기, 통신 및 기타의 건물부속설비 등
차량운반구	영업활동에 사용되는 승용차, 트럭 등 육상운반구
비품	컴퓨터, 온풍기, 에어컨 등 집기비품
기계장치	진료용 제반 기계, 운송설비와 기타의 부속설비
건설중인자산	유형자산을 건설하기 위해 지출한 금액으로 아직 건설완료가 되지 않아 임시적으로 처리하는 계정. 건설오나료시 해당계정으로 대체함

2) 유형자산의 취득원가

유형자산의 취득원가는 구입가액 뿐만 아니라 취득 시 사용된 모든 부대비용을 포함한다. 이때 취득부대비용이란 자산을 의도했던 대로 사용할 수 있는 상태에 이르기까지 부수적으로 발생한 운임, 보관비, 취득세, 등록세 등을 말한다.

> 유형자산의 취득원가 = 제작원가 또는 매입가액 + 취득부대비용

한편 교환, 증여, 현물출자 기타 무상으로 취득한 자산은 공정가액을 취득원가로 한다. 현

물출자된 경우에는 병원에서 공정가액으로 평가하여 병원의 유형고정자산으로 기록한 후에 같은 금액을 법인기본금(출연금)으로 기록하며, 증여의 경우에는 기타기본금(기부금)으로 처리한다.

예제 19   Exercise

다음 거래를 분개하시오. 업무용 승용차 5,000,000원을 구입하면서, 액면가액 500,000원 (공정가액 350,000원)공채를 구입하고 대금은 현금으로 지급하다.

풀이 (차) 차량운반구   5,150,000 (대) 현   금   5,500,000
             단기매매증권   350,000

예제 20   Exercise

다음 거래를 분개하시오. 토지를 취득하고 병원에 현물투자하였다. 당시 토지의 공정가액은 8천만원이었다.

풀이 (차) 토   지   80,000,000 (대) 기 본 금   80,000,000

---

2. 유형자산의 취득 후 지출

유형자산을 취득한 후에 그 자산에 추가적으로 비용을 지출하는 경우가 있는데, 이때 지출한 금액의 특성과 금액에 따라 자본적 지출과 수익적 지출로 구분한다.

1) 자본적 지출

자본적 지출이란 해당 자산의 미래의 경제적 효익을 증가시켜 주는 지출로서 자산의 내용 연수를 연장시키거나 가치를 실질적으로 증가시키는 지출을 말한다. 자본적 지출 발생시에 는 그 지출액 만큼 자산계정을 증액시켜 그 지출의 효익이 지속되는 기간 동안에 감가상각 을 통하여 비용으로 인식한다.

(차) 유형자산	×××	(대) 현　금	×××

2) 수익적 지출

수익적 지출이란 해당 자산으로부터 당초 예상되었던 성능수준을 회복하거나 유지하기 위한 비용으로, 자산의 원상을 회복시키거나 능률유지를 위한 지출을 말한다.

수익적 지출 발생시에는 발생시점에 비용으로 인식한다.

(차) 수선비 등	×××	(대) 현　금	×××

자본적 지출과 수익적 지출을 구분하는 기준은 다음과 같다.

구 분	자본적 지출	수익적 지출
내 용	① 본래의 용도를 변경하기 위한 개조 ② 엘리베이터 또는 냉난방장치의 설치 ③ 빌딩 등에 있어서 피난시설 등의 설치 ④ 재해 등으로 인하여 건물·기계·설비 등이 멸실 또는 훼손되어 당해 자산의 본래의 용도에 이용 가치가 없는 경우의 복구 ⑤ 기타 개량·증설·확장 등 이와 유사한 성질의 것	① 건물 또는 벽의 도장 ② 파손된 유리나 기와의 대체 ③ 기계의 소모된 부속품의 대체와 벨트의 개체 ④ 자동차 타이어 튜브의 대체 ⑤ 재해를 입은 자산에 대한 외장의 복구, 도장, 유리의 삽입 ⑥ 기타 조업가능상태의 유지 등 위와 유사한 성질의 것

예제 21
Exercise

다음 거래를 분개하시오. 영업용 건물을 수선하고 수선비 5,000,000원을 수표발행하여 지급하다. 단, 수선비중 70%는 자본적 지출이고 30%는 수익적 지출이다.

풀이

| (차) 건　　　물 | 3,500,000 | (대) 당 좌 예 금 | 5,000,000 |
| 수　선　비 | 1,500,000 | | |

3. 유형자산의 감가상각과 처분

1) 감가상각의 의의

토지와 건설중인자산을 제외한 건물, 비품 등은 사용이나 시간경과, 기타 경제적 여건(진부화, 부적응 등)에 의하여 가치가 감소되는데, 이것을 감가(depreciate)라 하며, 기말결산시 감소된 금액을 비용으로 계상한 것을 감가상각비라 한다.

감가상각은 유형자산의 감가상각대상금액을 그 자산의 내용연수 동안 체계적인 방법에 의하여 각 회계기간에 배분하는 것을 말한다. 이러한 배분의 이유는 해당연도의 해당되는 감가금액을 평가해서 그 해당연도의 비용으로 계산하기 위해서이다. 이렇게 하여야만 당해연도의 정확한 수익비용의 대응이 가능하기 때문이다.

2) 감가상각의 3요소

감가상각을 하기 위해서는 다음과 같은 3가지를 기본적으로 파악해야 한다.

① **취득원가** : 자산을 취득하기 위하여 자산의 취득시점이나 건설시점에서 지급한 현금 및 현금성자산 또는 제공하거나 부담할 기타 대가의 공정가액을 말한다.

② **내용연수** : 자산의 예상사용기간 또는 자산으로부터 획득할 수 있는 생산량(혹은 서비스량)이나 이와 유사한 단위를 말한다.

③ **잔존가액** : 자산의 내용연수가 종료되는 시점에서 그 자산의 예상처분가액에서 예상처분비용을 차감한 금액을 말한다.

3) 감가상각방법

감가상각을 하는 방법은 다음과 같이 여러 방법이 있을 수 있으나, 우리나라에서는 정액법, 정률법, 생산량비례법 등을 사용하도록 되어 있다. 이중에서 가장 많이 사용하는 방법은 정액법인데, 이는 매년 일정한 금액을 감가상각비로 계산한다고 해서 붙여진 이름이며, 직선적으로 감가상각 된다고 해서 직선법(straight line method)이라고도 한다.

구 분	상 각 률
정액법	감가상각비 = (취득원가 − 잔존가액) × $\dfrac{1}{내용연수}$
정률법	감가상각비 = (취득원가 − 감가상각누계액) × 정률
연수합계법	감가상각비 = (취득원가 − 잔존가액) × $\dfrac{기초현재잔존내용연수}{내용연수의 합계}$
이중체감법	감가상각비 = (취득원가 − 감가상각누계액) × $\dfrac{2}{내용연수}$
생산량비례법	감가상각비 = (취득원가 − 잔존가액) × $\dfrac{당기실제생산량}{총추정생산량}$

예제 22   Exercise

다음 거래를 분개하시오. 다음의 자료에서 제2기 2015년 말 결산시 정액법과 정률법으로 계상하여야 할 감가상각비와 감가상각누계액을 각각 계산하고 회계처리 하시오.

· 취득일 : 2014년 1월 1일   · 취득원가 : 5,000,000원

· 내용연수 : 10년   · 정 률 : 10%   · 잔존가액 0원

풀이   정률법 : (차) 감가상각비   450,000 (대) 감가상각누계액   450,000

정액법 : (차) 감가상각비   500,000 (대) 감가상각누계액   500,000

〈정률법 계산〉

1년차 2014년 : (5,000,000원 − 0) × 10% = 500,000

2년차 2015년 : (5,000,000원 − 500,000원) × 10% = 450,000

〈정액법 계산〉

1년차 2014년 : 5,000,000원 − 0 / 10년 = 500,000

2년차 2015년 : 5,000,000원 − 0 / 10년 = 500,000

4) 유형자산의 감가상각비에 대한 회계기록 방법

유형자산에 대한 감가상각비는 해당 유형자산에서 직접 제외하는 방법(직접법) 대신에 감가상각누계액이라는 계정을 설정하여 해당 유형자산에서 차감으로 하는 방법으로 기록(간접법)하도록 하고 있다. 이러한 이유는 직접 차감하게 되면 일정한 기간이 지난 후에 해당 자산의 구입가액과 현재가액을 회계기록에서 파악하기 어렵기 때문이다. 따라서 구입가액과 그동안 누적된 감가상각비(이를 감가상각누계액이라고 한다)을 같이 보여줌으로써 정보이용자에게 보다 많은 정보를 줄 수 있다.

예를 들어 건물의 감가상각을 하였다면, 다음과 같이 기록한다.

차) 감가상각비　　　　　×××　　대)건물감가상각누계액　　×××

이렇게 기록되고 나면 나중에 재무상태표에는 다음과 같이 표시된다.

자산
건　　　물	×××
(건물감가상각누계액)	×××
건 물 잔 액	×××

5) 유형자산의 처분

유형자산의 폐기 또는 처분으로부터 발생하는 손익은 처분가액과 장부가액의 차액으로 결정하며, 손익계산서에 유형자산처분손익(영업외손익)으로 인식한다.

거래내역	차 변		대 변	
처분가액 〉 장부가액	감가상각누계액 미수금(처분가액)	××× ×××	유형자산(취득원가) 유형자산처분이익	××× ×××
처분가액 〈 장부가액	감가상각누계액 미수금(처분가액) 유형자산처분손실	××× ××× ×××	유형자산(취득원가)	×××

4. 무형자산

1) 의의

무형자산이란 재화 및 서비스의 생산이나 용역의 제공, 타인에 대한 임대 또는 관리에 사용할 목적으로 병원이 보유하고 있는 자산으로, 물리적 형체가 없지만 식별가능하고, 병원이 통제하고 있으며, 미래 경제적 효익이 있는 비화폐성자산을 말한다.

2) 취득원가

무형자산의 취득원가는 유형자산의 취득원가와 마찬가지로 구입원가와 자산을 사용할 수 있도록 준비하는데 직접 관련된 지출로 구성된다.

① 외부구입 : 매입가액에 부대비용(법률비용, 수수료 등)을 가산한 금액

② 내부개발 : 개발에 소요된 지출 중 다른 자산과 구분되어 명확하게 식별가능하고 미래의 경제적 효익이 기대되는 경우에 한하여 계상

3) 무형자산의 종류

과 목	내 용
영업권	미래 초과수익력을 화폐금액으로 표시한 것으로 합병·영업양수 및 전세권취득 등 유상으로 취득한 것만 인정
산업재산권	법률에 의하여 일정기간 독립적, 배타적으로 이용할 수 있는 권리(특허권, 실용신안권, 디자인권, 상표권 등)
개발비	특정 신제품 또는 신기술개발과 관련한 비용으로 미래의 경제적 효익을 기대할 수 있는 것에 한함
소프트웨어	소프트웨어(상용구입)의 경우(자체개발시 자산인식요건을 충족하면 개발비로 처리)
차지권	임차료를 지급하고 타인이 소유하는 토지를 사용, 수익할 수 있는 권리

이중에서 개발비가 무형자산으로 계상되기 위해 충족해야 하는 세가지 인식기준은 1) 관련된 비용이 개별적으로 식별 가능해야 하고, 2) 특정한 제품이나 기술과 관련해서 병원이 통제가능해야 하며, 3) 관련 비용을 회수할 수 있는 충분한 미래의 경제적 효익을 확실히 예측할 수 있어야 한다.

기타 관련된 무형자산으로서는 ① 도메인 취득시 유상취득금액에 대하여 영업권으로 계상하고 5년의 내용연수를 적용하여 감가상각한다. ② 신시장개척비, 신경영조직의 채용과 관련한 비용은 경상개발비로 처리한다. ③ 개발을 위한 특정연구과제가 없거나 비용구분이 곤란한 경우에는 진료원가로 처리한다. ④ 홈페이지 제작비용은 금액이 중요하지 않은 경우에는 지급수수료 등으로 비용처리하고, 금액이 큰 경우에는 소프트웨어 등의 계정과목으로 무형자산으로 처리하여 매 회계기간말에 상각처리한다.

구 분	관련내용	재고자산의 귀속주체
연구비	연구활동과 관련된 비용	판매비와관리비로 비용화
경상개발비	개발활동과 관련된 비용으로 개발비 인식기준을 충족하지 못하는 경우	진료원가 및 진료외 비용으로 비용화
개발비	개발활동과 관련된 비용으로 개발비 인식기준을 모두 충족하는 경우	무형자산으로 계상하고 상각

4) 무형자산의 상각

무형자산은 유형자산과는 달리 다음과 같은 기준으로 상각을 한다.

① 무형자산의 상각은 취득원가에서 상각액을 직접 차감한다(직접법).

② 무형자산의 잔존가액은 없는 것을 원칙으로 한다.

③ 무형자산의 상각기간은 독점적, 배타적인 권리를 부여하고 있는 관계법령이나 계약에 정해진 경우를 제외하고는 20년을 초과할 수 없으며 상각은 자산이 사용가능한 때부터 시작한다.

④ 무형자산의 상각방법은 자산의 경제적 효익이 소비되는 형태를 반영한 합리적인 방법이어야 한다. 이러한 상각방법에는 정액법, 체감잔액법(정률법 등), 연수합계법, 생산량비례법 등이 있다. 다만, 합리적인 상각방법을 정할 수 없는 경우에는 정액법을 사용한다.

1. 부채의 의의와 종류

1) 의의

부채는 과거의 거래나 사건의 결과로서 병원 실체가 부담하고 그 이행에 자원의 유출이 예상되는 채무를 말한다. 부채는 정상영업순환주기기준과 1년 중 보다 장기를 기준으로 하여 유동부채와 비유동부채로 구분한다.

2) 종류

유동부채는 1년 안에 갚아야 하는 단기적인 성격을 가진 채무를 말하며, 비유동부채(혹은 고정부채)는 1년 이상 장기간 걸쳐서 갚아야 하는 채무를 말한다. 1년을 기준으로 하는 것은 회계기간이 보통 1년이기 때문이며, 한 회계기간 안에 갚아야 하는지 여부를 판단하기 위해 구분한다. 각 부채의 종류에는 다음과 같은 것들이 있다.

구 분	계정과목
유동부채	매입채무(외상매입금, 지급어음), 단기차입금, 미지급금, 예수금, 미지급법인세, 선수금, 미지급비용 등
비유동부채	사채, 장기차입금, 장기성매입채무, 퇴직급여충당부채 등

2. 유동부채

병원의 정상영업순환주기 내에 상환 등을 통하여 소멸할 것이 예상되거나 재무상태표일로부터 1년 이내 상환되어야 하는 부채를 말한다.

(1) 매입채무 : 약품이나 원재료 등의 재고자산을 외상으로 매입한 경우에 발생한 채무로서 만기가 재무상태표일로부터 12개월 이내에 도래하는 것(외상매입금과 지급어음)

계정과목	관련내용
외상매입금	전세금을 지급하고 타인의 부동산을 그 용도에 따라 사용, 수익하는 권리
지급어음	기업이 자기의 영업활동을 위하여 가입한 특정한 전신 또는 전화 등의 시설을 이용할 수 있는 권리로서, 단위전화, 공중전화, 구내교환전화, 핸드폰 등의 보증금을 말한다.

(2) 단기차입금

금융기관 등 타인으로부터 현금을 빌린 경우에 발생한 채무로서 만기가 재무상태표일로부터 12개월 이내에 도래하는 것

(3) 미지급금

약품이나 제품 등 재고자산 이외의 자산(건물, 비품 등)을 외상으로 구입한 경우에 발생한 채무로서 만기가 재무상태표일로부터 12개월 이내에 도래하는 것

(4) 예수금

제3자에게 지급하여야 할 금액을 병원이 일시적으로 보관하고 있는 것(종업원소득세예수금, 부가가치세예수금, 입원보증 예수금 등)

(5) 미지급법인세

당기에 발생한 이익에 대한 세금으로서 아직 현금으로 지급하지 못한 것

(6) 선수금

진료 등을 하기 전에 미리 진료대금 전부 또는 일부를 수취한 것으로서 재무상태표일로부터 12개월 이내에 돌려주기로 약정한 것

(7) 미지급비용

당기에 발생한 비용(급여, 이자비용 등)으로서 아직 현금으로 지급하지 못한 것

(8) 선수수익

당기에 현금으로 수취한 수익(이자수익, 임대료 등)으로서 다음 회계기간에 속하는 것

(9) 가수금

가수금이란 입금 받았으나 계정과목 또는 금액을 확정할 수 없을 때 사용하며 입금내역이 확인되면 정확한 계정과목 또는 금액으로 정리하는 임시계정이다.

3. 비유동부채

재무상태표일로부터 1년 이상이 경과한 후에 지급기일이 도래하는 부채로 사채, 장기차입금, 퇴직급여충당부채 등이 해당된다.

1) 사채[20]

(1) 사채의 의의

사채란 기업이 확정채무임을 표시하는 증권을 발행하여 다수인으로부터 장기간 자금을 차입함으로써 발생하는 부채이다. 사채는 일반적으로 3년 이상의 장기로 발행되기 때문에 비유동부채로 구분하고, 기간이 1년인 사채 또는 1년 이내에 만기가 도래하는 사채는 유동부채로 구분한다.

---

20) 우리나라에서는 병원채권이 논의는 되었지만 아직 도입이 되지 않은 상태임. 다만 앞으로 도입될 가능성이 많기 때문에 이곳에서 정리함.

(2) 사채의 발행

사채의 발행시 액면금액과 발행가액의 차이는 할인발행의 경우 사채할인발행차금으로, 할증발행의 경우 사채할증발행차금으로 처리한다.

■ 액면발행(액면금액=발행가액)

  (차) 보 통 예 금   ××× (대) 사   채   ×××

      사채할인발행차금(사채발행비) ×××   현   금   ×××

■ 할인발행(액면금액〉발행가액)

  (차) 보 통 예 금   ××× (대) 사   채   ×××

      사채할인발행차금(사채발행비 가산) ×××

*사채할인발행차금은 사채에 대한 차감적 평가계정

■ 할증발행(액면금액〈발행가액)

  (차) 보 통 예 금   ×××   (대) 사   채   ×××

                              사채할증발행차금(사채발행비 차감) ×××

*사채할증발행차금은 사채에 대한 부가적 평가계정

예제 23

다음 거래를 분개하시오.

· 사채발행일 : 2015년 1월 1일, 사채상환일 : 2018년 12월 31일

· 액면가액 : 100,000원, 액면이자율 10%, 매년 말 지급

· 시장이자율 11% 발행가액 : 97,556원

풀이   2016. 1. 1

    (차) 현　　금　　　　　　　97,556　　　(대) 사　　　채　　　　　　100,000

         사채할인발행차금　　　　2,444

    〈재무상태표 작성방법〉

    1/1 현재　사　　　채　　　　100,000원

          사채할인발행차금　　2,444원

                      97,556원

    * 사채를 1/1 현재 상환한다면 97,556원을 상환하면 된다.

　　사채할인발행차금 및 사채할증발행차금은 사채발행시부터 최종 상환시 까지의 기간에 유효이자율법을 적용하여 상각 또는 환입하며, 사채할인(할증)발행차금 상각액은 사채이자에 가산하거나 차감한다.

예제 24　　　　　　　　　　　　　　　　　　　　　　　　Exercise

다음 거래를 분개하시오. 2016. 12. 31 사채이자지급을 현금으로 지급하다.

· (액면이자) 100,000 × 10% = 10,000

· (시장이자) 97,556 × 11% = 10,731

· 당해연도 이자비용 = 사채의 기초장부가액 × 유효이자율

풀이   2016. 12. 31

    (차) 이자비용　　　　　　　　10,731　　　(대) 현　　　금　　　　　　10,000

         사채할인발행차금　　　　731

    〈재무상태표 작성방법〉

              사　　　채　　　　100,000원

    12/31 현재　사채할인발행차금　1,713원　98,287원

    * 사채를 12/31 현재 상환한다면 98,287원을 상환하면 된다.

사채발행비는 사채발행시 지급한 사채모집비, 사채권인쇄비, 금융기관 수수료, 등기비 등의 제비용으로 사채의 발행가액에서 차감한다.

예제 25

다음 거래를 분개하시오. 사채액면 1,000,000원에 대하여 950,000원에 발행하고 사채발행비 30,000원을 차감하고 920,000원을 당좌예입하다.

풀이

(차) 당 좌 예 금	920,000	(대) 사　　채	1,000,000
사채할인발행차금	80,000		

2) 퇴직급여충당부채

퇴직급여충당부채란 장래에 종업원이 퇴직할 때 지급해야 할 퇴직금에 충당하기 위해 퇴직금상당액을 각 사업연도 비용으로 계상한 경우 일정한도내 금액을 손비로 인정하는 부채성 충당금이다. 퇴직급여충당부채는 회계연도말 현재 전 임직원이 일시에 퇴직할 경우 지급해야 할 퇴직금에 상당하는 금액 "퇴직급여충당금추계액"으로 한다.

3) 장기차입금

금융기관 등 타인으로부터 현금을 빌린 경우에 발생한 채무로서 만기가 재무상태표일로부터 12개월 이후에 도래하는 것을 말한다.

4) 임대보증금

타인에게 부동산이나 동산을 일정기간 동안 빌려주고 채무의 담보로서 임차인에게 수취한 금액으로 나중에 갚아야 할 장기성 채무이다.

1. 자본의 의의

자본은 소유자(일반기업의 경우에는 주주)가 병원이나 기업에 대하여 갖는 몫이다. 즉, 소유주지분은 병원의 자산에서 채권자지분인 부채를 차감한 후에 남은 잔여지분으로 병원의 순자산을 말한다. 그러나 비영리법인의 경우에는 출연금이므로 자본(기본재산)에 대하여 소유주나 투자자의 지분이 존재하지 않는다는 것이 일반기업과의 차이점이다.

출자자로부터 자본금을 조달하는 방법에 따라 기업의 형태를 구분하면 개인기업과 인적공동기업(합명회사, 합자회사), 물적공동기업(유한회사, 주식회사)로 분류할 수 있으며, 이 분류에 따르면 개인병원은 개인기업에 속한다고 볼 수 있다. 그러나 현재 우리나라는 주식을 발행하여 자본을 조달하는 주식회사형태의 의료기관은 없기 때문에 여기서는 개인병원과 공동개업병원, 법인형태의 비영리병원의 자본회계를 중심으로 살펴보기로 한다.

1) 개인병원의 자본회계

개인병원이란 개인기업과 마찬가지로 자연인인 개인이 소유하고 운영하는 병원이다. 개인병원의 출자자는 보통 1인이므로 병원의 모든 자산에 대한 소유권과 부채에 대해서 무한책임을 지게 된다. 개인병원의 자본에 대해서는 법률상 규정된 것이 없기 때문에 개인기업과 동일하게 회계처리하게 된다.

개인병원의 자본에 대해서는 법적으로 특별히 규제된 것은 없으나 소유주의 출자금액을 표시하는 형태의 자본금과 의료 활동 결과 증가된 이익금을 소유주의 자본증식형태로 나타내면 된다.

그러나 의료 활동 결과 증가된 이익금은 출자한 금액과 다르기 때문에 이를 구분하는 것이 일반적이며, 최초 출자금과 이익금으로 구분 표시한다.

(1) 소유주 자본계정

이 계정은 병원자산 중 소유주에게 귀속될 부분을 나타내는 것으로서 소유주의 최초의 출자액과 추가출자액을 이 계정에 표시하며, 증가된 이익금도 따로 표시하거나 아니면 이 계정에 합하여 표시할 수 있다.

예제 26   Exercise

다음 거래를 분개하시오.
① 2016년 1월 1일 이순신은 현금 150,000원과 건물 1동을 출자하여 백석병원을 개원하다. 건물의 평가액은 토지 150,000원과 건물 300,000원이다.

풀이   (차) 현   금   150,000 (대) 자   본   600,000
            토   지   150,000
            건   물   300,000

② 2016. 12. 31일 손익과 관련된 계정의 잔액은 다음과 같으며 손익계정을 마감하여 그 잔액을 자본계정에 대체하다.

· 의료수익   200,000   · 의료비용   150,000
· 의료외수익   20,000   · 의료외비용   30,000

풀이   (차) 손익계정   40,000   (대) 자본(혹은 이익금) 40,000

(2) 소유주 인출금 계정

자본금계정에 추가하여 인출금 계정을 설정하는 것은 자본금의 인출이 빈번할 때에 사용된다. 인출금계정이란 자본금을 감소시키는 계정으로 소유주를 위한 계정이다.

개인병원은 자본이 자연인을 중심으로 하기 때문에 자본계정에 자본금 하나만 존재한다. 기간 중 추가출자, 인출금의 발생, 손익의 대체는 모두 자본금계정에 대해 이루어지게 되며, 자본금은 기초자본금으로 그대로 존재하며, 그 외에 적립금은 특수목적을 위해 적립되는 것이며, 당기순이익은 결산 결과 자본계정을 증가시키게 된다.

즉 인출금계정은 소유주가 회계기간 중 빈번한 자금이동을 별도로 정리하였다가 결산시 이익금과 함께 정리하여 자본계정과 대체정리하고자 사용하는 일종의 임시계정이다.

2) 공동개업병원의 자본회계

두 사람 이상의 의사들이 민법상 계약을 맺고 각자가 재산, 노무, 신용 등을 출자하여 공동으로 의료기관을 경영하는 것을 공동개업이라고 한다. 이러한 형태의 자본회계도 개인병원의 경우와 근본적으로 큰 차이는 없으나 출자자가 2명 이상이므로 2개 이상의 자본금계정과 손익분배 및 새로운 출자자의 가입 및 탈퇴에 따른 회계상의 문제가 따르게 된다.

공동개업병원과 개인병원의 회계상의 차이점은 공동개업병원에서는 개별적인 자본금계정과 인출금계정을 설정하여 사용한다는 것이다. 그리고 일반적으로 자본금계정 대신에 출자금계정으로 사용하기도 한다.

공동개업병원의 참여자 수가 많을 때에는 출자금계정이라는 통제계정을 설정하여 총괄적으로 처리하고, 각 참여자의 출자내역은 별도로 출자금 원장을 설정하여 정리하기도 한다. 또한 참여자가 개인 명의로 공동개업병원의 현금을 인출하거나 병원과 채권, 채무의 대차관계가 발생한 경우에는 직접 출자금계정에 기입하여 가감하지 않고 각각의 개인 인출금 계정에서 처리하는 것이 편리하다.

예제 27   Exercise

다음 거래를 분개하시오. 갑, 을, 병 3인은 병원을 공동으로 개업하고자 계약을 체결하고 갑은 현금 100,000원, 을은 비품 100,000원, 병은 건물 300,000원을 출자하여 설립하다.

풀이   (차) 현　　금　　　　100,000 (대) 갑 출자금　　　　100,000

　　　　　　　비　　품　　　　100,000 　　을 출자금　　　　100,000

　　　　　　　건　　물　　　　300,000 　　병 출자금　　　　300,000

(1) 공동개업의간 손익분배

공동개업병원의 손익분배는 정관이나 계약서에 별도로 분배비율이 규정되어 있지 않으면 일반적으로 출자자의 출자금에 비례하여 분배하는 것이 일반적이다. 출자금에 비례하여 분배할 경우에는 결산시 출자금 잔액을 기준으로 하는 방법과 회계기간 중 평균출자액을 기준으로 하는 방법이 있다.

출자자 중에 어떤 의사가 병원의 사업을 위하여 특별히 기여를 했거나 또는 명성 등을 가지고 있는 경우에 이러한 내용들을 감안하여 분배비율을 정관 또는 계약서에 명시하여 손익을 분배하는 방법도 있다. 결산 시에는 조건에 따라 손익을 분배하는데 이 경우 출자금을 증감시키는 회계처리를 실시한다.

예제 28 Exercise

다음 거래를 분개하시오. 위 공동개업병원의 2016년도 결산 결과 순이익이 500,000원이었다고 가정하고 출자금에 비례하여 순이익을 분배하는 경우의 내용을 분개하시오.

풀이

(차) 순 이 익	500,000	(대) 갑 출자금	100,000
		을 출자금	100,000
		병 출자금	300,000

(2) 공동개업병원의 가입과 탈퇴

공동개업병원에 새로운 출자자로 신규가입 할 경우에는 기존출자자의 기득권을 어느 정도 인정하는 것이 합리적일 것이다. 기존출자자의 기득권을 인정하기 위하여 신규가입자에게는 출자금 이외에 가입금을 불입시키는 것이 일반적인데 가입금은 다음의 두 가지 방법에 의하여 처리한다.

① 가입금을 기존출자자의 출자금에 가산하는 방법으로서 가입금의 분배로 기존출자자의 출자금은 분배비율에 따라 증가한다.

② 가입금을 기존출자자의 개인소득으로 분배하는 방법으로서 가입금은 부외에서 처리되므로 공동개업병원의 장부에는 나타나지 않는다.

Exercise

丁(정)은 이미 개원하여 운영되고 있는 공동개업병원에 다음의 조건으로 신규가입을 하였을 경우의 내용이다. 다음 거래를 분개하시오.

① 丁(정)은 출자금 100,000원 이외에 가입금으로 100,000원을 현금으로 납부하다. 가입금은 기존출자자의 출자금에 가산하는 방법으로 분배하라.

풀이

(차) 현　　　금	200,000	(대) 정 출자금	100,000
		갑 출자금	20,000
		을 출자금	20,000
		병 출자금	60,000

② 위와 동일하나 가입금을 기존출자자의 개인소득으로 처리하는 방법으로 분개하시오.

풀이

| (차) 현　　　금 | 100,000 | (대) 정 출자금 | 100,000 |

3) 법인형태 병원의 자본회계

의료법인 등 법인형태의 병원의 출연금은 영리기업의 자본금에 해당하는 것이다. 의료법인의 경우 출연금은 추가출연에 의하여 증가될 수는 있으나 감자와 같은 형식을 거쳐 감소될 수는 없다. 또한 자산재평가적립금이나 미처리잉여금 등을 출연금에 전입하는 것도 이론적으로 볼 때 타당한 처리방법이 아니다. 따라서 출연금은 법인의 설립 시에 출연금액으로 계속 남아 있든가 아니면 증가만 할 수 있다. 이때 증가는 실제로 현금 또는 현물이 납입된 경우에 한한다.

의료법인 등의 출연금과 관련된 회계처리는 다음과 같이 구분할 수 있다.

(1) 신규로 의료법인을 설립하고 기본재산을 출연한 경우

신규로 의료법인을 설립하고자 할 경우에는 정관 등 필요한 서류를 보건복지부에 제출하여 승인을 받아야 한다.

예제 30   Exercise

다음 거래를 분개하시오.

① 이순신은 의료법인 백석병원을 설립하기로 하고 도지사에 제반신청서류를 제출하여 승인을 받았다. 이순신이 출연한 기본재산은 예금 500,000원과 토지(평가액) 300,000원이다.

풀이 (차) 제 예 금   500,000 (대) 기 본 금   800,000

토   지   300,000

---

② 이순신은 병원건물을 짓기 위하여 신축건물을 후순위담보로 하여 은행으로부터 800,000원을 차입하였다.

풀이 (차) 예   금   800,000 (대) 장기차입금   800,000

---

③ 병원건물의 건축이 40% 진척되어 400,000원을 통장에서 인출하여 건설회사에 지불하다.

풀이 (차) 건설중인자산   400,000 (대) 예   금   400,000

(2) 개인병원이 의료법인으로 법인격을 전환하고자 개인병원의 토지, 건물 등을 기본재
산으로 출연한 경우

개인병원이 법인으로 전환할 경우에는 일정시점을 정하여 결산을 끝내고 자산과 부채를 확정한 다음 새로이 설립되는 법인이 개인병원의 자산과 부채를 장부가액으로 포괄 양수하는 형식을 거치는 것이 일반적이다. 이 경우에 부채에는 외상매입금이나 은행차입금 이외에도 직원들에 대한 퇴직급여충당금도 포함된다.

그러나 여러 종류의 자산을 기본자산으로 출연하면 처분시마다 감독관청의 사전허가를 받아야 하는 번거로움이 있으므로 자산 중 토지, 건물, 구축물 등만 기본재산으로 출연하고 나머지 자산과 부채는 새로 설립된 의료법인의 이사장과 폐업한 개인병원의 원장간의 자산, 부채 포괄양수도 계약에 의거 전부를 양수하는 방법을 흔히 쓴다. 이 경우에는 여러 가지 문제점들을 고려하여야 할 것이다.

(3) 개인병원이 의료법인으로 법인격을 전환하고자 개인병원의 토지, 건물 등을 기본재
산으로 출연한 경우

국공립병원 등이 국가로부터 받은 국고보조금이나 교육병원이 학교법인으로부터 받는 전입금 등은 원칙상 그 성질이 시설투자 등을 위한 것일 경우, 즉 자본잉여금거래에 속하는 경우에만 이를 출연금으로 본다. 의료취약지에 설립된 병원에 대하여 보건복지부에서 국고보조금을 받을 경우 이 보조금이 차관이나 시설자금융자에 대한 이자 및 원금상환에 사용하도록 되어 있다면 이는 의료외수익으로 보아야 한다. 따라서 보조금의 성격에 따라 기본금인가 아니면 기부금수입(외료외수익)인가를 결정하여야 하나 실무에 있어서는 의료외수익으로 계상할 경우 법인세를 더 내야 하는 문제가 야기되므로 기본금으로 처리하는 경우가 많다. 특히 종교재단 산하병원의 경우 국내외로부터의 원조나 보조금조로 받은 약품, 의료기기 등을 이와 같이 처리하고 있는 경우가 많다.

이 문제는 이론과 실무상에 궤리가 있으나 아직 이에 대한 명확한 해석이 없다. 그러나 이론적으로 볼 때 약품과 같은 소모성자산을 기본금으로 처리하는 것은 합리적인 방법으로 인정받기 어렵다.

다음 거래를 분개하시오.

① 백석의료원은 지방자치단체로부터 병원확장에 필요한 신축부지의 토지 500,000원을 기부 받다.

풀이   (차) 토　　　지　　　　500,000　(대) 기 본 금 (출 연 금)　　　500,000

② 종교재단 산하 기독병원은 종교단체로부터 약품 90,000원과 의료기기 500,000원을 기부 받다.

풀이   (차) 약　　　품　　　　90,000　(대) 기부금수입　　　　90,000

                의 료 장 비　　　500,000　　　　기 본 금　　　　500,000

③ 경기병원은 의료취약지에 위치한 민간병원인데 경영상태가 악화되어 보건복지부로부터 차관원금 및 이자보전목적으로 150,000원의 국고보조금을 받다.

풀이   (차) 예　　　금　　　　150,000　(대) 기부금수입　　　　150,000

2. 자본잉여금

1) 임의적립금

임의적립금은 미처리잉여금을 법인 내에서 처분하여 단지 계정명칭만을 바꾸어 놓은 것에 불과하다. 영리법인의 경우에는 임의적립금이 배당, 상여 재원으로 사용되어 사외에 유출될 수 있으나 의료법인 등의 경우에는 사외유출이 허용되지 아니하므로 일정한 명목 아래 이익잉여금을 유보하고 있다고 보아야 한다.

일반적으로 사용될 수 있는 명목으로는 시설확장적립금, 의료장비대체적립금, 의학교육연구적립금 등을 들 수 있다.

2) 미처리잉여금

미처리잉여금은 전기이월미처리잉여금과 당기순이익으로 구성된다. 영리기업의 경우 이익잉여금은 이익준비금, 기타법정적립금, 배당금, 임의적립금 등 여러 가지 형태로 처리된다.

비영리법인 형태의 병원들의 경우 의료기기투자세액공제 등을 받은 경우에 적립하도록 되어 있는 병원합리화적립금만이 해당된다. 개인병원의 경우는 법인형태의 병원처럼 병원합리화적립금을 적립할 필요가 없다.

고유목적사업준비금

1. 정의

비영리법인이 그 법인의 정관에 정한 고유목적사업 또는 지정기부금에 지출하기 위하여 수익사업에서 발생한 소득 중 법인세법 제29조에서 정한 일정한 범위 안에서 당해 사업연도의 소득금액 계산상 손금에 산입한 준비금을 고유목적사업준비금이라 한다.

2. 고유목적사업준비금 손금산입 범위

1) 소득세법 제16조 제1항 각호(같은 항 제11호에 따른 비영업대금이익 제외)에 따른 이자소득 X 100%

2) 소득세법 제17조 제1항 각호에 따른 배당소득금액(상속세 또는 증여세가 과세되는 주식배당 제외) X 100%

   ※ 2001.12.31이후 이자와 배당소득은 유형별포괄주의를 채택하여 소득별로 확인이 필수

3) 특별법에 따라 설립된 비영리내국법인이 그 회원이나 조합원에 대출한 융자 금에서 발생한 이자금액 X 100%

4) 기타의 수익사업에서 발생한 소득 X 50%(고유목적사업비 중 50%이상을 장학금으로 지출한 법인의 경우 80%)

※ 조세특례제한법 제74조에 따른 법인은 수익사업소득에 대해서는 법에 정한 기한까지 손금산입 가능

① 학교법인 및 산학협력단, 원격대학 형태의 평생교육시설, 서울대 및 그 발전기금, 인천대 및 그 발전기금

② 사회복지법에 따른 사회복지법인

③ 국립대학병원 및 국립대학치과병원, 국립암센터, 국립중앙의료원, 지방의료원, 대한적십자가 운영하는 병원

④ 도서관법에 따라 등록한 도서관을 운영하는 법인

⑤ 박물관 등 진흥법에 따른 박물관 또는 미술관을 운영하는 법인

⑥ 정부로부터 허가 또는 인가 받은 문화예술단체로서 지방문화원, 예술의전당, 기획재정부령이 정하는 법인

⑦ 국제행사 조직위원회, 농업·수협·산림조합중앙회(수익사업소득의 60% 손금산입 가능)

1. 적용 이유

우리나라는 지금까지 1981년에 제정된 고유의 회계기준(K-GAAP)을 사용해 왔다. 그러나 1997년 외환위기를 겪으면서 우리나라 회계기준의 투명성이 부족하다는 비판이 제기되면서 그동안 국제회계기준 원칙을 조금씩 수용해 왔다. 그렇지만 외환위기 이후 정부는 기업회계 선진화를 위해 회계감독을 강화하고 제도 개선을 지속적으로 실시하였지만, 우리나라는 '국제회계기준 미사용국' 으로 분류되어 왔다. 이 때문에 해외에 진출한 우리 기업들은 국내회계기준과 국제회계기준으로 두 가지 보고서를 작성해야 하는 불편을 겪었으며, 국제자본시장에서 한국기업 회계에 대해 전폭적으로 신뢰하지 못하는 원인이 되었다.

우리나라는 이런 문제점을 해결하고 국제적 조류에 동참하기 위해 2011년부터 국제회계기준을 정식 도입하기로 결정했다(기업회계기준전문, 2011). 이미 120여개 국가가 국제회계기준을 채택하였거나, 또는 앞으로 채택할 예정이다.

2. 국제회계기준과 기존 회계기준의 차이

이번에 새로 도입된 국제회계기준은 기존의 우리나라 회계기준과 다른 점은 크게 보면 다음과 같다.

첫째, 국제회계기준은 큰 원칙만 제시하고 있기 때문에 국내회계기준에 비해 계산방식과 표기형식에 대한 세세한 요구는 적다. 기업 입장에서는 자율성이 커졌다고 볼 수 있다. 그렇더라도 국제회계기준은 회계보고서상에 숫자로 표시한 회계정보뿐 아니라 왜 그런 숫자가 나왔는지에 대한 근거와 논리를 주석을 달아 설명하도록 하고 있다. 아울러 환율이나 이자율이 변동할 때 기업의 리스크관리 방안 등도 담도록 하고 있다.

둘째, 국제회계기준은 국내 회계기준에 비해 연결재무제표(consolidated financial statements)를 보다 중시한다(보론 참조). 연결재무제표란 여러 기업들의 지분이 서로 얽혀 있을 때 이러한 여러 기업들의 경영실적을 한데 묶어서 볼 수 있는 재무제표이다. 연결해서 작성해야 하는 대상기업의 기준은 소유지분 50% 이상을 원칙으로 정함으로써 국내회계기준의 30%에 비해 상대적으로 완화되었다. 그러나 국내회계기준과는 달리 소규모 회사 등도 포함시키고, 설령 지분이 50%가 안 되는 회사일지라도 최대주주의 실질적인 지배 가능성까지 고려하고 있어 반드시 완화되었다고 볼 수는 없다.

표 4-1 국제회계기준과 현행 회계기준의 주요 차이 발생원인

항 목	국제회계기준	국내기준	관련항목
① 회계처리원칙	원칙중심. 회계처리 선택권 넓게 허용	규정중심. 구체적인 회계처리방법 제공	기업에 적합한 회계처리 선택가능
② 공시체계 차이	연결재무제표를 기본재무제표로 함	개별재무제표를 원칙으로 함	연결재무제표 작성범위. 지분법 등
③ 자산·부채의 평가방법 차이	공정가치 평가를 강조함	객관적 평가가 어려운 항목은 취득원가 평가	투자부동산. 금융부채. 유형자산 등
④ 정책적 목적에 따른 기준의 차이	거래의 실질에 맞는 회계처리방법을 규정	일부 항목에 대해 특정 회계처리를 규제	금융회사의 대손충당금. 상환우선주의 자본처리 등

셋째, 국제회계기준은 장부상의 가치보다 실제적인 가치를 중시하는 이른바 공정가치 평가(fair value accounting)가 강조된다. 예를 들어 과거에 구입한 원자재나 자산이라 하더라도 구입 당시의 가격보다 현재의 시가로 평가를 하기 때문에 기업의 현재 상황을 더 잘 반영할 수 있다.

이상의 기준으로 국제회계기준과 기존회계기준을 비교하면 다음 표와 같다.

표 4-2 한국채택 국제회계기준의 주요내용

2-1【 공시체계 및 재무제표 구성 】

주 공시체계	한국채택 국제회계기준	기존 회계기준
	연결재무제표	개별재무제표
재무제표 구성(제1001호)	① 재무상태표 ② 포괄손익계산서 ③ 자본변동표 ④ 현금흐름표 ⑤ 주석 회계정책을 소급하여 적용하거나 재무제표의 항목을 소급하여 재작성 또는 재분류하는 경우 가장 이른 비교기간의 기초 재무상태표 추가 작성	① 재무상태표 ② 손익계산서 ③ 자본변동표 ④ 현금흐름표 ⑤ 주석 ⑥ 이익잉여금처분계산서

2-2【 자산의 평가 】

구 분	한국채택 국제회계기준	기존 회계기준
재고자산(제1002호)	표준원가 가 실제원가와 '유사한 경우' 표준 원가법을 사용하여 측정 가능	실제원가만 인정
유형자산(제1016호)	원가모형 이나 재평가모형 중 하나를 회계정책으로 선택하여 평가	원가모형('08년부터 재평가모형 적용가능)
투자부동산(제1040호)	원가모형 또는 공정가치모형 중 선택하여 평가	원가모형('08년부터 임대목적 투자부동산은 재평가모형 적용가능)
매각예정 비유동자산(제1105호)	감가상각을 중단하며 순공정가치와 장부금액 중 적은 금액으로 측정	장부가액으로 측정, 감액여부 평가

2-3【 부채의 평가 】

구 분	한국채택 국제회계기준	기존 회계기준
퇴직급여채무(제1019호)	예측급여채무의 개념을 채택하여 보험수리적 방법 으로 측정	청산가치 개념 채택
상환우선주의 회계처리(제1032호)	발행자가 의무적으로 상환하여야 하는 계약상 의무를 부담하거나 보유자가 상환을 청구할 수 있는 권리를 보유한다면, 금융부채로 분류	자본으로 분류

2-4 【 수익 인식 】

구 분	한국채택 국제회계기준	기존 회계기준
생물자산의 수익인식 시점(제1041호)	생물자산과 수확물을 판매하기 이전기간에 자연적으로 증가한 가치에 대하여 발생기간의 당기손익에 반영	현행기준 없음
수익인식 조건인 '경제적 효익의 유입가능성'에 대한 판단기준(제1018호)	수익인식 조건의 하나인 '경제적효익의 유입 가능성'에 대한 판단기준으로 '높은 가능성'을 제시함	'매우 높은 가능성'을 제시함

2-5 【 연결재무제표, 관계기업 투자 및 조인트벤처 투자지분 】

	한국채택 국제회계기준	기존 회계기준
연결재무제표 작성자(제1027호)	모든 지배기업	최상위 지배기업
연결범위(제1027호)	모든 종속기업[매각예정으로 분류되는 종속기업은 K-IFRS 제1105호에 의해 처리]- 지배기업이 종속기업 의결권의 과반수 이상을 소유하는 경우 등	개정전 외감법 시행령 제1조의 3 제1항과 제2항에 따라 결정- 지배기업이 종속기업 의결권의 30% 이상을 소유 하고 최대주주인 경우 등
종속기업에 대한 지분법 적용(제1028호)	종속기업에 대해서는 연결재무제표를 작성하므로 지분법을 적용하지 않음 지배회사의 개별재무제표 : 종속기업에 대해 원가법 또는 공정가치법 적용	지배기업의 개별재무제표에서 종속기업에 대해 지분법 적용
공동지배기업에 대한 회계처리(제1031호)	비례연결 대체적 방법 : 지분법	지분법

❖ 현금주의(cash basis)

❖ 발생주의(accrual basis)

❖ 실현주의(realization basis)

❖ 판매기준(sales basis)

❖ 인도기준(delivery basis)

❖ 감가(depreciate)

❖ 직선법(straight line method)

❖ 매출환입(sales returns)

❖ 취득원가(acquisition cost)

❖ 매입원가(purchasing cost)

❖ 제조원가(manufacturing cost)

❖ 개별법(identified cost method)

❖ 평균법(average cost method)

❖ 선입선출법(first-in, first-out method)

❖ 후입선출법(last-in, first-out method)

〈출 처〉
매출환입 = 네이버사전(회계 세무 용어사전, 고성삼, 2006.8.25.)
취득원가 = 네이버사전(회계 세무 용어사전, 고성삼, 2006.8.25.)
매입원가 = 네이버어학사전(법제처)
제조원가 = 네이버사전(기계공학용어사전, 기계공학사전편찬위원회, 1995.3.1.,)
개별법 = 네이버지식백과(두산백과)
평균법 = 네이버지식백과(두산백과)
선입선출법 = 네이버지식백과(NEW 경제용어사전, 2006.4.7, 미래와경영)
후입선출법 = 네이버지식백과(NEW 경제용어사전, 2006.4.7, 미래와경영)

제5장 병원원가회계

원가(cost)와 비용(expense)은 흔히 혼용하여 사용하고 있다. 하지만 비용은 단순히 자원을 사용한 대가의 총액으로 인식되는 반면, 원가는 일정한 수익과 연결된 자원의 대가로 인식되어 관련된 일정부분으로 집계되는 특성이 있다. 예를 들면 인건비라는 개념을 비용으로 인식(labor expense)한다면 사람을 활용한 대가로 지급되는 현금 총액으로 정의 할 수 있으나, 이를 원가(labor cost)로 구분한다면 진료수익을 얻기 위한 대가로 인식하게 인적자원에 대한 지금 총액으로 이해된다. 하지만 이들을 명확히 구분하는 것은 쉽지 않기 때문에 보통은 동시에 같이 사용된다.

여기서는 원가라는 개념을 일정한 원가대상(cost center)에 집계되는 자원들의 대가로 정의하고 각 원가대상별로 어떻게 원가를 집계하는가에 초점을 맞추어 설명하고자 한다. 원가대상으로는 일반적으로 각 부서로 정의할 수 있으나, 이를 세분하여 진료과별, 의사별, 수행과별, 수가별 등 다양한 방법으로 관련된 원가를 계산할 수 있다. 원가를 계산하는 방법에는 전통적인 원가계산방법과 최근 들어 많이 활용되는 활동별원가계산으로 구분할 수 있다.

국가직무능력표준의 능력단위 병원경영평가의 학습모듈2 원가분석하기는 본장의 내용을 참고하면 도움이 될 것이다. 다만, 원가분석도 별도의 교과목으로 운영을 할 정도로 방대한 분량의 공부를 해야 하기 때문에 본장의 내용을 기초로 별도로 원가분석을 공부하는 것이 실무에서는 도움이 될 것이다.

손익구조에서 수익에서 비용을 차감하고 남은 것을 이익이라고 하였다. 여기에서 '비용 (expense)'은 수익을 창출하는 과정에서 발생하는 자산의 감소나 부채의 증가와 같은 경제적 사건을 말한다. 그렇다면 우리가 '원가(cost)'라고 하는 것은 비용을 말하는 것인가?

보통 원가는 제조 기업에서 제품을 생산하기 위해 들어간 비용인 제조원가를 원가로 인식하거나 또는 비용과 혼합되어 사용되어서 같은 개념으로 인식되기도 한다. 그러나 비용은 재화와 용역을 제공하는 과정에서 투입된 자원들[21]을 총칭하는 것인 반면에 원가는 특정한 항목을 중심으로 구분되어 투입된 자원들을 말한다. 즉, 비용은 총액적인 개념이 강한 반면에, 원가는 개별적인 개념이 강한 구분이다. 따라서 원가를 파악함으로써 각 항목별 수익과 비용을 파악할 수 있는 장점이 있다. 그러나 일반적으로 원가와 비용을 혼용하여 같이 섞어 쓰는 경우가 많다.

원가회계(cost accounting)란 원가와 관련된 정보를 제공하는 회계분야로 원가정보는 외부에 보고하기 위한 재무제표를 작성하는데 이용되기도 하고, 내부관리 목적으로 경영자가 의사결정을 하거나 성과평가를 하는 데에도 이용된다. 앞에서 회계를 재무회계, 관리회계, 세무회계로 구분하였는데 원가회계는 관리회계적인 측면이 강하다.

1. 원가의 분류

제조업에서는 원가는 크게 '제조원가'와 '비제조원가'로 나눌 수 있다. 제조원가는 기업의 제품 생산을 위해 투입된 원가를 의미하는 것으로 주로 생산시설이 있는 공장에서 발생한

---

21) 이때의 자원은 인적, 물적 자원을 뜻하는 것으로 인적자원에는 사람과 관련된 항목으로 급여, 퇴직급여, 복리후생비 등이 포함되며, 물적자원에는 현금이 직접 투입되는 경우도 있고 감가상각비와 같은 과거의 경제적 사건에 대한 결과가 투입되는 경우도 있다.

원가를 의미하며 여기에는 제품 생산을 위한 재료비와 인원에 대한 인건비, 각종 부수적인 비용들인 제조경비가 포함된다. 비제조원가는 공장 이외에서 발생하는 원가로 제품의 제조와는 직접 관련이 없는 원가들을 의미한다.

병원에서 원가는 앞의 제조업의 구분과 비슷하게 진료원가와 진료외원가로 구분할 수는 있으나, 그 금액을 정확히 파악하기 어렵다는 이유로 단순히 인건비, 재료비, 관리비로 구분하는 경우가 많다. 병원에서의 인건비와 달리 제조기업의 경우 노무비와 인건비로 나눠져 제조 공정에 투입되어 제품의 생산을 위해 근무하는 작업자나 감독 등의 인건비를 노무비라고 하며 그 외 급여, 제수당, 상여금, 퇴직급여 등의 인건비로 분류되며, 병원에서의 인건비는 노무비와 인건비를 합한 것을 의미한다. 재료비는 의료활동, 즉 환자진료를 목적으로 들어간 각종 원부자재들에 대한 원가를 말한다. 관리비는 의료수익의 창출을 위해 소요되는 비용 중 인건비 및 재료비를 제외한 모든 비용으로 보험료, 임차료 제세공과금, 감가상각비, 전력료, 수도료, 연료비, 수선유지비, 여비교통비, 복리후생비, 도서인쇄비, 소모품비, 대손충당금전입액 등이 포함된다. 제조업에서는 관리비 대신 판매비 및 일반관리, 경비라는 용어를 사용하는데 병원을 관리하는데 사용하는 비용이라는 개념으로 병원에서는 일반적으로 관리비라는 용어를 사용한다〈표 5-1〉.

표 5-1 제조업과 병원의 원가 비교

제조업			병 원		
매출액			의료수익		
제조원가	재료비		인건비		의료원가
	노무비				
	경비		재료비		
판매관리원가	인건비				
	판매비와 일반관리비		관리비		
영업이익			의료이익		

이외에도 제품이나 서비스 등과 같은 원가대상의 추적 가능성에 의해 '직접원가(직접비, direct costs)'와 '간접원가(간접비, overhead costs)'로 구분하기도 한다. 직접원가는 원가대상별로 해당 원가를 개별적으로 추적 가능한 경우로 의료서비스를 제공할 때 발생하는 약품이나 의료소모품등은 어느 서비스에 얼마만큼의 재료가 들어가는지 알고 있기 때문에 이는 직접원가로 분류한다. 간접원가는 복리후생비와 같이 원가 대상별로 파악할 근거가 없어 추적이 불가능한 원가를 말한다.

또한 생산량이나 시간 등에 따라 변동하는가, 그렇지 않은가에 따라 변동원가(변동비, variable costs)와 고정원가(고정비, fixed costs)로 나눌 수 있다. 변동원가는 재료비 같이 의료서비스의 제공 할 때마다 비례적으로 증가하는 원가를 말하며, 병원 건물에 대한 감가상각비 같이 의료서비스와 무관하게 관리 목적상 이미 금액이 정해져 있는 경우에 이를 고정원가라 한다.

병원의 경영활동의 기능에 따라 과별원가, 부문별원가, 진료행위별원가로 분류할 수 있다. 과별원가[22]는 병원에서 개설한 진료과별 수익에 대응하는 원가를 말하여, 나아가 진료과 소속 임상의별 수익에 대응하는 원가까지 포함한다. 이는 경영관리를 위한 정보제공을 목적으로 한다. 부문별원가[23]는 외래부문, 입원부문, 방사선부문 등 원가를 원가발생 장소인 각 부문의 수익에 대응하는 원가로 이는 과별 행위별 원가계산의 기초가 되며, 부문별 의료보험수가 결정의 기초 자료를 제공한다. 진료행위별원가[24]는 부문별 원가를 진료행위별로 세분하여 진료행위 단위당 원가를 산출하는 것으로 부문별 원가계산 과정을 통하여 집계된 어떤 부문의 원가를 기초로 그 부문의 진료행위별 원가를 계산하는 것으로 의료보험수가 결정을

---

22) 진료과별 원가계산은 과별 진료성과를 판단하기 위한 근거로 병원의 중점 진료과를 선정하는 중요한 자료한 자료가 된다. 또한 급여수준이나 성과급지급의 기준을 결정하는 자료로 활용한다.

23) 부문별 원가계산의 목적은 병원의 모든 원가를 원가부문별로 파악하고, 부문별로 부담할 원가를 집계함으로써 원가의 책임 소재를 명확히 하고, 이를 원가관리와 연결시켜 부문별 성과를 측정하기 위한 것이다.

24) 진료행위별 원가계산을 위해서는 부문별 원가가 책임회계 단위별로 세분되어 파악되어야 하며, 의료원가 외에도 진료행위 단위당 재료표준사용량, 연근무시간, 의료기기 가동시간 등에 관한 자료가 사전에 수집·정리되어야 한다. 또한 원가부문에 따라 원가의 구성, 원가의 특성 등이 다르므로 원가부문별로 그에 적절한 원가계산방법을 적용하여야 한다.

위한 정보제공을 목적으로 한다.

앞에서 원가를 분류하였지만 병원의 원가와 제조업 사이에는 다음과 같은 차이점이 있다. 첫째, 원가계산 구조가 다르다. 〈표 5-1〉에서 보는 것과 같이 제조업에서는 생산과정에서 발생하는 제조원가와 영업 및 관리부서에서 발생하는 판매 및 관리원가로 구분하는데 병원의 원가는 그러한 구분이 없이 의료원가로 나타낸다. 둘째, 제조업에서는 공정별 원가계산 또는 제품별 원가계산을 주로 실시하는데 비하여 병원은 진료과별, 진료행위별 원가계산을 실시한다는 점에서 큰 차이를 보이고 있다. 셋째, 계정과목에 차이를 보이는데 이는 동일한 계정과목이라도 포함되는 내용이 모두 동일하지는 않다.

2. 병원원가계산의 필요성

그럼 원가 계산은 왜 필요한 것일까? 개별 병원의 입장에서는 의료서비스에 대한 원가를 올바르게 집계함으로써, 의료서비스를 제공한 부서 및 행위에 대한 의료이익을 바르게 계산하기 위한 목적이 크다. 또한 이러한 원가계산을 통하여 정부가 결정하는 건강보험 수가의 적정성을 판단하는 근거를 마련할 수 있다.

예를 들어 어느 병원의 A부서에서 1년간 의료수익이 1억이고, B부서에서 2억이라면 B부서가 더 많은 이익을 낸 것일까? 정답은 "알 수 없다"이다. 왜냐하면 B부서의 원가는 1억 9천이고, A부서의 원가는 8천이라면 의료이익은 A부서에서 더 많이 낸 것이다. 이처럼 전체 비용을 다시 특정한 목적의 항목(예를 들면 부서별, 의사별, 진료행위 별 등)으로 세분하여 원가를 계산하여야만 정확한 한 이익을 파악할 수 있는 것이다.

원가를 계산하는 목적은 다음과 같다.

첫째는 올바른 재무제표를 작성하는 것이다. 앞에서처럼 원가를 정확하게 파악하지 못하면 년 말에 정확한 재고계산도 이뤄지지 않을 뿐만 아니라 의료서비스에 대한 원가를 적절히 표시할 수 없게 되기 때문에 정확한 재무제표를 만들 수가 없게 된다.

둘째는 합리적인 의료수가(가격) 결정을 위해서다. 일반 제조업에서는 제품 합리적인 가격을 설정하기 위해서 원가계산이 필요하지만 병원의 경우는 의료수가가 병원 임의적으로 결정할 수 없는 상황이며, 제3자에 의해서 통제되기 때문에 의료서비스를 제공하는 병원입장에서는 항상 원가 산정에 있어서 원가에 미치지 못하는 수가결정이 이루어졌다고 불만을 표출하고 있으며, 시민 단체들은 수가 인상이 있을 때마다 지나친 수가인상이라고 반발하는 악순환이 되풀이 되고 있는데 정확한 원가계산이 이뤄지면 합리적인 의료수가가 결정될 것이다.

셋째, 경영관리를 위한 정보를 제공해준다. 원가계산은 각 환자별, 의사별, 진료서비스별, 진료부문별 등으로 원가정보를 제공함으로써 이윤폭을 알 수 있게 해주므로 재무적 투명성을 유지할 수 있으며, 경영의사결정, 의료기기구입, 병동 증축여부 등 병원의 특수한 의사결정을 위한 정보를 제공하는데 필요하다.

2절 | 부서별 원가

1. 원가대상의 결정

원가계산을 하기 위해서 가장 먼저 하여야 할 것은 원가계산을 하고자 하는 원가대상(cost center)을 선정하는 것이다. 진료과별 원가 혹은 환자 개인별원가 등 계산하고자 하는 원가 항목에 따라 다양한 계산이 가능하다. 어떤 부서별로 원가를 계산할 것인가? 이 부분은 어떤 부분을 관리하고 싶은가와 연결되어 있다. 만일 의사별 원가를 계산하고 싶다면, 이제부터는 의사별로 인건비, 재료비, 관리비를 집계하고 계산하여야 한다. 만일 부서별로 원가계산을 하고 싶으면 부서별로 원가를 집계하여야 한다.

2. 직접원가의 집계

원가대상이 선정되었으면, 먼저 할 것은 원가대상별로 발생하는 원가를 집계하는 것이다.

원가는 소모되는 자원의 특성에 따라 인건비, 재료비, 관리비로 구분할 수 있는데, 원가계산에서는 이를 다시 직접원가와 간접원가로 구분하여 계산한다. 직접원가는 부서별로 쉽게 집계가 가능한 원가를 말하는 것으로, 일반적으로 인건비와 재료비는 원가대상별로 쉽게 집계가 가능한 직접비의 성격이 강하다.

3. 간접원가의 집계

원가대상에 직접적으로 집계할 수 없는 원가는 간접원가로 집계된다. 가능한 간접원가를 적게 할 수 있는 방안을 모색하는 것이 원가계산을 정확히 하는 방법이다. 병원에서 자료의 수집에서 전산시스템이 발달될수록 직접원가로 계산되는 항목이 많아지는 반면에, 간접원가로 계산되는 항목은 점차 줄어드는 특성이 있다. 그러나 간접원가를 모두 제거할 수는 없기 때문에 어느 정도의 간접원가는 나타나기 마련이다.

4. 간접원가의 배분

이 부분이 원가계산을 가장 어렵게 하는 부분으로 앞에서 집계된 간접원가를 이제는 각각의 원가대상 별로 배분하는 과정이다. 간접원가를 배분하기 위해서는 각 원가의 특성을 감안하여 각 원가대상에 가장 적절하게 배분할 배부기준을 마련하는 것이 중요하다. 예를 들면 부서별 원가계산을 하는데 발생한 건물의 감가상각비는 각 부서가 차지한 건물면적을 기준으로 배분하는 것이 타당할 것이다. 그러나 실제로 이러한 배분기준이 불명확하거나 일정한 기준을 마련하기가 어렵다는 점이 배분의 정확성을 어렵게 만드는 요소이기도 하다〈그림 5-2〉.

이러한 배분의 문제점들을 보완하기 위하여 활동성 원가계산(activity based costing:ABC) 등 다양한 대안이 나오고 있으나 적용상의 어려움 등으로 인하여 아직은 활성화되어 있지 않다.

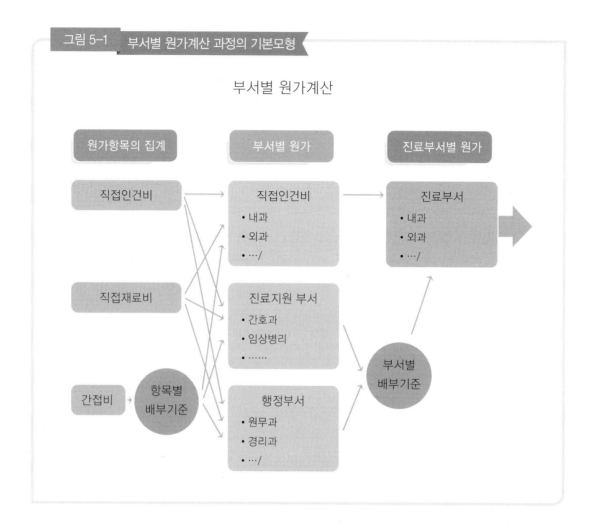

그림 5-1 부서별 원가계산 과정의 기본모형

부서별 원가계산

원가항목의 집계 | 부서별 원가 | 진료부서별 원가

직접인건비

직접재료비

간접비 → 항목별 배부기준

직접인건비
- 내과
- 외과
- …/

진료지원 부서
- 간호과
- 임상병리
- ……

행정부서
- 원무과
- 경리과
- …/

부서별 배부기준

진료부서
- 내과
- 외과
- …/

5. 진료지원 부서의 원가 배분

각 부서별로 직접원가와 배분된 간접원가의 합하여 그 부서의 원가가 계산된다. 따라서 부서별 원가만을 계산하고자 할 경우에는 이러한 원가를 합하여 총액을 계산하면 된다. 그런데 병원에서 수익과 연결된 원가를 파악하고자 할 경우에는 수익을 창출하는 부서에 연결하여 모든 원가가 집계되어야 한다. 따라서 직접수익을 창출하지 못하는 진료지원부서는 수익을 창출하는 진료부서에 원가를 다시 배분하여야 한다. 여기에서 또 다른 배분의 문제가 발생한다. 여기서도 어떤 기준과 방법으로 배분할 것인가에 따라 또 다른 다양한 원가가 계산될 수 있다. 따라서 앞에서 지적한 간접비용의 배분과 진료지원부서의 배분이 원가계산을 부정확하게 하는 요인이 된다.

진료지원부서의 예로 원무과에서 발생하는 원가를 어떻게 진료부서에 배분할 것인가는 다양한 방법이 있는데, 일반적으로 내원하여 접수하는 환자수로 구분하는 것이 합리적일 것이다. 따라서 원무과 총 원가를 환자수로 나누어 진료부서에 원가를 배분하게 된다.

이러한 배분방법에는 배분의 과정에 따라 직접배분법, 단계적배분법, 상호배분법등의 방법이 있다. 직접배분법은 진료지원부서의 원가를 진료부서에만 배분하는 방법이며, 단계적배분법은 가장 많이 다른 부서를 지원한 진료지원부서 원가를 진료부서 및 다른 진료진원부서에 배분한 후에, 다음 단계로 덜 적게 지원한 진료지원부서의 원가를 진료부서와 다른 진료부서에 배분하는 방식이다. 이 방식은 점차 진료지원부서의 수를 줄여가면서 다른 관련 부서에 원가를 단계적으로 배분하는 방식이다. 상호배분법은 진료지원부서 원가를 자기를 제외한 모든 다른 부서에 배분을 지속적으로 해 가다가, 일정한 시점에 지나 전체적으로 합리적으로 배분되었다고 판단될 경우에는 직접배분법으로 진료부서에 배분하는 방식이다.

6. 기타 관련항목에 대한 원가계산

부서별 원가계산 이외에도 의사별 원가계산, 진료행위별 원가계산 등 다양한 원가계산을 할 수 있다. 의사별원가계산은 부서별로 계산된 원가를 다시 의사별로 세분하여 원가를 계산하는 방법이며, 행위별원가계산은 다시 진료행위에 따라 원가를 계산하는 방법이다. 이러한 과정을 거치는 동안 원가를 세분하여야 하기 때문에 계산된 원가가 다시 또 배분되면서 원가의 정확성이 훼손되는 경향이 많다. 즉 배분이라는 것이 합리적인 방법으로 이루어진다고 하더라도 정확한 자료를 근거로 한 정확한 계산이 아니기 때문에 이의 결과에 대한 신뢰도는 떨어지고 있는 것이 현실이다. 이러한 것을 조금이나마 해결해보고자 개발된 것이 활동기준원가계산 방법이다.

최근의 원가시스템은 과거의 재무보고에 그치는 방식에서 경영환경의 변화와 원가의 구성요소별 발생 구조가 변화하면서 그에 상응하게 변화가 이루어지고 있다. 이러한 변화는 첫째, 경영의사결정을 수행하는 계층에서 원가에 대한 심각성을 느낌으로써 변화를 가져왔다. 예를 들어 고객의 욕구가 다양화·고급화 될수록 원가가 더 많이 투입될 수밖에 없으며 이러한 변화에 경영층은 적극적으로 대응할 수밖에 없고, 다양한 차원에서 원가와 수익성정보를 요구하게 되었다. 둘째, 원가구조 자체가 변화를 가져온 것이다. 시대가 변하고 이에 따라 다양한 기술적인 발전이 거듭되면서 이에 따라 수반되는 원가의 변화를 가져왔다. 셋째, 고객의 취향이 다양화 되고 빨리 변화함에 따라 제품의 수명주기처럼 의료수요에도 변화를 가져왔다.

활동기준원가는 개별적인 활동의 원가를 우선적으로 계산하고, 의료서비스를 제공하는 활동에 근거해 원가대상으로 원가를 할당하는 방식이다. 전통적인 원가방식과의 가장 큰 차이점은 배분과 할당의 차이라고 할 수 있다. 전통적 원가계산방식은 발생된 자원을 어떠한 방식이 되었든지 서비스와 직접관계가 없는 배부기준을 가지고 원가배분을 하였다면, 활동기준원가에서는 원가발생에 직접적으로 관련되어 있는 활동을 기준으로 원가를 배분한다는 점이다〈그림 5-2〉.

활동기준원가는 병원에서 발생하는 자원을 파악해 이들이 어떠한 활동을 수행하기 위해 사용되었는지를 판단하며, 그 활동을 야기시키는 동인이라는 개념으로 기존의 배부기준을 활동에 대체해 사용한다. 이 동인에는 인과관계라는 논리가 포함되며, 이것이 바로 수혜기준의 원칙이 적용되는 것이다. 이에 따라 자원은 자원동인(resource driver)을 사용해 활동별로 할당한 다음 최종적으로 원가대상별로 원가동인(cost driver)에 의해서 집계된다. 즉, 원가대상이 어떠한 활동을 얼마만큼, 어떤 기준으로 소비했는지를 가지고 원가를 판단한다.

활동기준원가계산은 근본적으로 원가배분의 기준으로 활동을 설정하기 때문에 원가대상에 의료서비스 비용을 직접 배분하는 전통적 원가계산과는 다음과 같은 차이가 있다. 첫째,

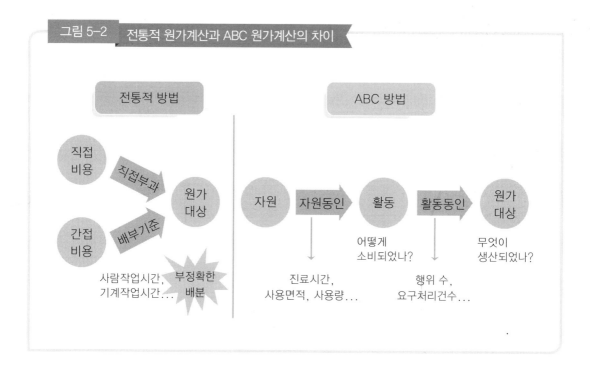

그림 5-2 전통적 원가계산과 ABC 원가계산의 차이

전통적 방법

ABC 방법

직접
비용 → 직접부과 → 원가
대상

간접
비용 → 배부기준

사람작업시간,
기계작업시간... / 부정확한
배분

자원 → 자원동인 → 활동 → 활동동인 → 원가
대상

어떻게
소비되었나?

무엇이
생산되었나?

진료시간,
사용면적, 사용량...

행위 수,
요구처리건수...

원가의 분류방식이 상이하다. 전통적인 원가계산에서는 원가를 요소별-재료원가, 인건비, 간접원가-로 구분하여 이를 배분의 원칙으로 배분하는 반면, 활동기준 원가계산에서는 원가를 개별 활동을 중심으로 계산하여 배분한다는 점이다. 즉 전통적인 원가계산에서의 간접원가는 간접비의 특성에 따라 일정한 기준으로 배분하는데, 이는 사용과는 관계없이 일정한 기준에 의해서 배분되는 문제점이 있으나, 활동원가에서는 실제 사용된 활동의 내용을 기준으로 배분된다는 점에서 보다 정확한 원가계산법이라고 할 수 있다. 물론 활동에 포함되지 못하는 간접비는 일정한 형식으로 배분되어야 하는 근본 문제점은 존재한다. 그러나 원가의 많은 부분을 활동으로 계산하고 배분함으로써 원가계산의 정확도를 높였다는 장점을 가지고 있다.

둘째, 활동기준원가계산은 장기적인 관점을 취한다. 전통적 원가계산에서는 단기의 조업도 변화와 원가수준과의 관계에서 변동원가와 고정원가를 분류하고 있으나 활동기준원가계산에서는 조업도의 변동이 아니라 활동의 관점에서 원가를 파악함으로써 원칙적으로 모든 원가를 활동수준에 따라 변화하는 변동원가로 간주한다.

셋째, 간접원가의 배부기준이 상이하다. 전통적 원가계산에서는 간접원가의 배부시 작업시간, 재료원가 등 생산량과 관계된 단일 혹은 소수의 기준만을 이용하지만 활동기준원가계산에서는 각각의 활동 또는 활동원가마다 고유의 배부기준을 사용함으로써 제조간접원가의 배부과정을 정교화 한다.

활동기준원가계산은 〈그림 5-3〉와 같이 원가흐름의 측면(cost view)과 진료과정의 측면(process view)을 가진 모형으로 나타낼 수 있다.

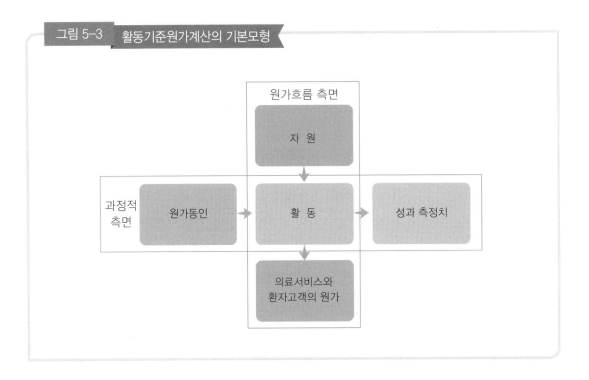

그림 5-3 활동기준원가계산의 기본모형

활동기준원가계산의 원가흐름의 측면은 자원·활동·의료서비스 및 고객의 원가에 관한 정보를 파악하는 것이다. 이 정보는 고객수익성 평가, 개선작업의 우선 순위결정, 원가목표의 설정 등과 같은 병원의 전략적·전술적 분석에 이용된다.

진료과정의 측면은 진료활동을 중심으로 한 병원활동이 어떻게 이루어지고 또 얼마나 잘 수행되느냐에 관한 정보를 파악한다. 이 정보는 조직 내 각 활동의 성과를 평가하는데 이용된다. 각 활동 또는 프로세스에 관한 정보는 원가동인과 성과측정치 그리고 품질원가와 같이 프로세스 개선활동에 필요한 정보를 나타낸다. 이 때 원가동인은 한 활동을 수행하는 데 요구되는 작업 부하량과 노력을 나타내며, 성과측정치는 수행된 작업이나 활동으로 성취된 결과를 원가 · 품질 · 시간 등으로 나타낸다.

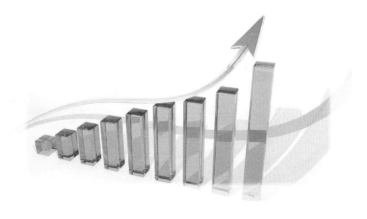

❖ 비용(expense)

❖ 원가(cost)

❖ 원가회계(cost accounting)

❖ 직접원가, 직접비(direct costs)

❖ 간접원가, 간접비(overhead costs)

❖ 변동원가, 변동비(variable costs)

❖ 고정원가, 고정비(fixed costs)

❖ 원가대상(cost center)

❖ 원가계산(activity based costing)

❖ 자원동인(resource driver)

❖ 원가동인(cost driver)

❖ 원가흐름의 측면(cost view)

❖ 진료과정의 측면(process view)

❖ 병원원가

　－ 인건비

　－ 재료비

　－ 관리비

❖ 원가구분

　－ 직접원가

　－ 간접원가

01 원가회계란 무엇인가?

02 비용과 원가의 차이를 설명하시오.

03 원가의 종류에 대해서 설명하시오.

04 요소별 원가계산에 대해서 설명하시오.

05 푸우병원은 새로운 의료서비스를 계획하고 있다. 이 서비스로 인해 1,000만원의 의료수익을 예상하고 있으며, 계획을 추진하던 중 총비용이 1,000만원을 초과할 것으로 예상하고 계획을 중단하였다. 그러나 기획팀 김 과장은 전통적인 원가계산상의 문제점을 지적하고 의료서비스를 통해 이익이 발생한다고 주장하고 있다.

재료비 : 400만원(기계장치 2대)
인건비 : 400만원(의사 4명, 간호사 4명, 기타 8명)
관리비 : 250만원

김 과장은 ABC 활동원가를 사용하여 기타관리비를 계산하였다. ABC를 이용한 총 의료비용은 얼마인가? 전통적원가계산과 ABC원가계산을 비교하고 자신을 김 과장이라 생각하고 새로운 의료서비스를 실행할 것인지 결정하시오.

〈관리비〉 의사 1인당   200,000원

간호사 1인당   100,000원

기타 1인당   80,000원

기계장치 1대당   50,000원

제 II 편
병원재무관리

Hospital Accounting and Financial Management

제6장 병원재무관리의 이해

재무관리란 병원의 각종 자원들을 적절히 잘 관리하여, 같은 자원이라도 효율적으로 사용하고자 하는 관리 기법이다. 재무관리를 여러 방법으로 설명할 수 있으나, 이 교재에서는 재무제표를 중심으로 재무관리를 설명하고자한다. 즉 재무제표의 재무상태표와 손익계산서가 만들어지는 과정을 이해하게 되면 이를 효율적으로 관리할 수 있는 재무관리의 기법도 이해할 수 있기 때문이다. 이 장에서는 재무관리를 위한 가장 기본이 되는 몇 가지 개념을 설명하고, 이를 기반으로 하는 재무관리 기본 틀을 설명하고자 한다.

우리는 매일매일 여러 가지 경제적인 문제로 신경을 쓰게 된다. 가계에서는 소득 중 얼마를 소비할 것이며, 은행 또는 보험 등에 얼마만큼을 분배해야 장래에 여유자금을 만들 수 있을 것인가? 또는 자동차를 구입하려고 하는데 현금을 전액 주고 하는 것이 좋은지 아니면 할부로 구입하는 것이 좋은지 아니면 리스로 구입하는 것이 좋은지 결정을 해야만 한다. 만약 자금이 부족하면 어느 은행에서 어떤 조건으로 빌리는 것이 가장 좋은지 선택을 해야만 한다. 병원도 일반 가계와 비슷하게 이러한 결정을 매순간 내려야만 한다. 예를 들어 새로운 장비를 도입하는 것이 좋은지 아니면 기존 장비를 유지하는 것이 좋은지 결정해야 하며, 부족한 자금이 있으면 어떤 방식으로 조달하는 것이 미래의 병원 성장에 도움이 될 것인지 결정해야만 한다.

병원재무관리(hospital financial management)는 재무활동에 관한 의사결정과 실행 및 통제를 포함하는 일련의 과정으로 병원의 경영활동에 필요한 자금의 조달과 자금운용에 관련된 의사결정을 수행하는 통합적인 관리기능을 말한다.

재무관리의 기능(financial management function)은 재무관리자가 수행하게 되는 역할을 의미하며 다음과 같이 나눌 수 있다.

첫째, 자본운용에 관한 결정으로 투자결정기능(investment decision)이다. 병원은 조달된 자금으로 경영활동에 필요한 유동자산과 비유동자산(고정자산)을 구입하게 되는데, 각각의 자산에 어느 정도씩 자본을 분배(투자)해야 병원 자산이 최적구성(optimal structure of assets)을 이루는지 찾으려는 노력이다. 따라서 재무관리자는 투자위험을 줄이고 유동성을 높임으로써 병원 운용의 효율성을 장기적으로 높일 수 있도록 각종 자산에 효과적으로 투자해야 한다. 즉 투자결정기능은 투자가치의 극대화(maximization of return on investment), 이익의 극대화(maximization of the business), 자산구조(assets structure) 등이 중요 과제다.

둘째, 병원의 경영활동에 필요한 자금을 어떠한 원천으로부터 어느 정도씩 조달할 것인가를 결정하는 자본조달의사결정(financial decision)기능이다. 병원이 조달할 수 있는 자본은 자기자본(기본재산)과 타인자본(부채)로 구분할 수도 있고, 단기자본과 장기자본으로 분류할 수 있다. 자기자본은 일반기업에서는 주주가 출자한 자금을 말하지만, 병원에서는 기본재산을 의미한다. 기본재산은 기본금으로 병원을 설립하기 위해서 출연된 출연금을 의미한다. 타인자본은 채권자가 공급한 부채를 말한다. 자본조달에 있어서 고려해야 할 사항은 타인자본을 너무 많이 이용하면 유동성이 약화되고 지급능력을 상실할 가능성이 높아지고, 자기자본을 과다 이용하고 타인자본을 과소 이용하면 자금의 수익성이 감소될 수 있기 때문에 유동성과 높은 수익성이 항상 유지될 수 있도록 재무관리를 해야 할 것이다. 병원이 조달 할 수 있는 자본에는 한계가 있으며, 모든 종류의 자본은 서로 다른 금융비용이 발생되는 것이므로 자본비용이 가급적 적은 방법으로 자본을 구성하는 것이 바람직하다. 따라서 자본조달은 재무위험(financial risk), 자본비용(capital cost), 자본구조(capital structure)의 문제와 관련된다.

셋째, 비용과 수익의 균형을 통하여 이익을 창출하는 활동에 대한 관리이다. 구입된 자산을 가지고 병원활동을 시작하게 되면, 자산이 감소되면서 비용(비용을 흔히 "자산의 감소분"이라고 정의하기도 한다)이 발생한다. 비용을 발생시키는 이유는 이를 통하여 보다 큰 수익을 얻고자 하는 것이다. 따라서 재무관리의 세 번째 활동은 발생된 비용보다 더 큰 수익을 얻음으로써 이익을 더 많이 발생시키고자 하는 활동에 대한 관리이다. 보통 이것을 수익창출활동이라고 하며, 재무활동에는 포함시키지 않는 경우도 있으나, 회계순환과정 차원에서 포함하여 검토하는 것이 보편적이다.

넷째, 이러한 재무활동을 사전에 미리 예측하거나 사후에 체계적으로 정리하여 관리하는 활동이다. 즉, 병원 경영활동에 필요한 자본을 어떠한 원천으로부터 얼마씩 조달하여 어떠한 방식으로 병원자산에 각각 투자하여 운용할 것인가를 미리 계획하는 재무계획 기능(예산편성이라고도 함)과 계획대로 되었나 하는 것을 검토하고 조정하는 재무통제 기능(재무분석이라고도 함)을 갖는다. 동액의 자본을 조달하여도 그 조달방법에 따라서 자본비용, 위험성, 유동성 및 병원이익에 커다란 영향을 미치게 되므로 합리적인 자본구성을 할 수 있도록 과학적 재무계획을 수립해야 하며, 일정기간의 자본조달과 자본운용이 재무 계획대로 집행되지 못한다면 그 이유를 파악하여 이에 대한 개선책을 마련하여 장차 더 효과적인 재무관리를 할 수 있는 계획을 수립하여 집행해야 한다.

병원 재무관리도 일반 기업체에서 행해지고 있는 재무관리의 범주에서 크게 벗어나지는 않는다. 다만 현행 우리나라에서는 영리병원을 허용하지 않고 있는 상태에서 병원재무관리에서는 이익의 극대화 활동을 포함하는 것이 적절한가에 대해서는 논란의 여지가 있을 수 있다.

병원재무관리에서 가장 중요한 의사결정이 바로 앞에서도 언급한 투자결정과 자본조달결정이다. 따라서 이 두 의사결정 사이에 어떤 관련이 있는지를 도식화한 것이 〈그림 6-1〉이다.

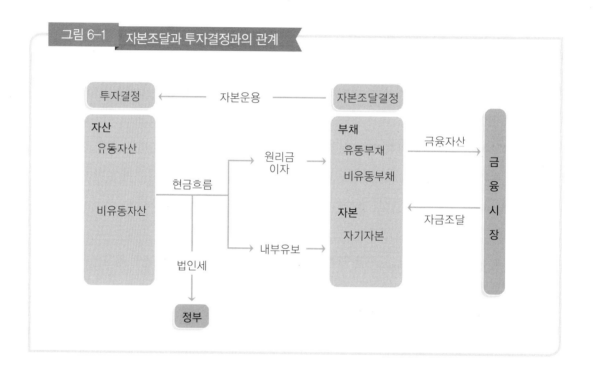

그림 6-1 자본조달과 투자결정과의 관계

병원은 병원가치를 극대화하기 위하여 어떤 종류의 자산을 취득할 것이며, 병원의 규모를 어느 정도로 하는 것이 바람직할 것인지를 결정하는 투자결정을 한다. 투자결정이 내려지면 병원은 어떤 원천으로부터 얼마의 자금을 조달 할 것인지를 결정해야만 한다. 병원이 필요한 자금은 금융시장을 통해서 금융자산을 제공하고 자금을 조달한다. 이렇게 조달된 자금은 병원의 여러 가지 자산을 취득하는데 사용되며 병원이 보유한 자산을 최대한 운용함으로써 수익이 발생하게 된다. 여기에서 발생한 수익으로 채권자에게 원리금과 이자를 상환하고 나머지 중 일부는 법인세를 납부하고 나머지는 병원에 내부유보하여 병원에 재투자한다.

병원의 일반적인 특성을 살펴보면 첫째로, 병원의 고유목적을 명확히 규정하기 현실적으로 어렵다. 다시 말해서 측정 가능한 목표를 정하기가 어려운 것이 현실이다. 두 번째로, 내적자원의 가장 중요한 요소가 인적자원으로 노동집약적인 성격을 갖고 있다. 세 번째로, 단일 업종으로써 가장 많은 자격증을 갖은 조직이 병원으로 조직의 권한 및 통제구조가 복잡하다. 마지막으로 병원을 둘러싸고 있는 외부환경이 너무나 광범위하고 복잡하다.

앞에서 병원의 회계적 특성에 대해 언급하였으므로 여기에서는 병원의 재무적인 특성을 살펴보도록 하겠다.

첫째, 병원 특히 법인병원은 비영리조직으로서 영리추구가 금지되어 있다.[25] 따라서 일반 기업에서 재무관리의 목표를 주주 부의 극대화를 표방하고 있지만 병원에서는 이익을 추구하지 못한다.

둘째, 기업체의 경우 기업체의 설립자 또는 출연자(주주)의 경우에 이익에 대해서 자신이 투자한 만큼 배당을 받지만, 민법 제32조의 규정에 의거하여 설립된 의료법인의 경우 병원의 설립자 또는 출연자는 이익에 대하여 배당을 받지 못한다. 또한 청산 등의 경우에도 잔여재산배분권도 갖지 못하여 병원에 대한 구상권이 전혀 없다.

셋째, 병원은 일반 제조업체와 달리 서비스업종이기 때문에 매일 발생하는 거래 가운데 대부분의 내용이 표준화가 곤란하다.

---

25) 의료법 제20조(의료법인 등의 사명)의료법인과 법 제33조제2항제4호에 따라 의료기관을 개설한 비영리법인은 의료업(법 제49조에 따라 의료법인이 하는 부대사업을 포함한다)을 할 때 공중위생에 이바지하여야 하며, 영리를 추구하여서는 아니 된다.

넷째, 제조업에서는 제품 판매를 거부할 수 있지만, 병원의 경우에는 진료거부를 할 수 없다. 또한 진료를 한 후에 진료비를 보험자단체에 청구하는 절차를 밟도록 되어 있어 의료미수금이 과다하게 발생하여 자금운용상 큰 부담으로 작용하며 또한 대손이 발생하기도 한다.

향후 투자개방형병원의 설립 또는 주식회사 병원이 도입될 때는 이러한 병원의 재무적 특성에 변화가 올 것이다.

3절 병원재무관리의 목표

Hospital + Accounting

일반 기업에서 재무관리의 목표를 기업 부(wealth)의 극대화에 초점을 맞추고 있다. 그러나 현실적으로 기업의 부의 극대화보다는 기업의 소유자가 기업경영에 대해 최종적 책임을 지고 기업재산 및 이익에 대해 잔여적 청구권을 행사하기 때문에 주주의 부(shareholder's wealth)의 극대화가 재무관리의 목표이다.

하지만 비영리를 기본으로 하는 병원관리에서는 병원의 재무관리 목표를 정의하기 어렵다. 그러나 병원 재무관리를 위해서는 다음과 같은 재무적인 목표를 갖는 것이 중요하다.

첫째, 병원을 유지하기 위한 재무적 능력을 갖춰야 한다. 즉, 각 병원마다 추구하는 목적은 각기 다를 수 있지만 재무적인 측면에서 볼 때는 병원이 가장 기본적으로 제공해야할 의료서비스를 유지하기 위한 최소한 재무적 생존능력을 갖춰야 한다.

둘째, 병원은 충분한 수익을 가져야 한다. 지역사회를 기반으로 하고 있는 병원은 그 지역에 안정적인 의료서비스를 제공하기 위한 장비나 시설 등을 지속적으로 제공할 수 있는 충분한 수익을 올려야 한다. 또한 새로운 의료신기술과 서비스의 발전이 계속되기 때문에 이러한 곳에 투자할 수 있는 안정적인 수익을 발생해야 한다는 것이다.

본서에서 병원재무관리의 목표를 구체적으로 도달하고자 다음과 같이 기술하였다〈그림 6-2 참조〉. 첫째, 제7장에서는 병원재무관리의 핵심 기능인 병원투자결정에 대해서 다루고 있다(1). 병원투자결정은 재무상태표의 자산 전체를 다루지만 본 장에서는 그 중에서도 비유동자산(고정자산) 부분과 관련하여 기술을 하였다. 둘째, 제8장에서는 자본조달결정으로 자본비용과 자본구조 등에 대해서 기술하였다(2). 셋째, 제9장에서는 병원의 유동성 문제와 관련해서 운전자본관리를 정리하였으며, 특히, 병원도 기업과 마찬가지로 현금의 필요성이 강조되기 때문에 현금과 관련한 현금주의 경영에 대해서 자세하게 기술하였다(3). 넷째, 모든 경영활동을 자금으로 전환시킬 수 있기 때문에 수익과 비용이라는 개념을 통해서 이익증대방안을 설명할 수 있다. 다만, 제10장에서는 모든 경영활동 내용을 다 설명할 수 없기 때문에 이익이 어떤 기능에 의해서 창출되는지에 초점을 맞추어 기술하였다(4). 다섯째, 제 11장에서는 병원의 경영성과를 평가하는 재무분석 방법과 경영활동에 필요한 재무계획을 기술하였다.

그림 6-2   병원재무관리의 구성

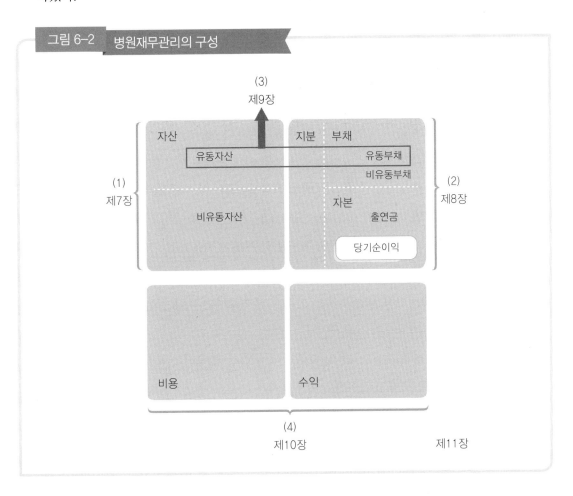

4절 병원재무관리에서 고려사항

재무관리는 현재의 의사결정에 의한 자금의 투자가 미래에 가져올 경제적 이익에 대해서 관리하는 것이다. 즉, 현재의 의사결정이 미래의 결과에 영향을 미치며, 미래의 결과를 충분히 예측하지 못하기 때문에 위험(risk)을 부담해야만 한다. 이처럼 재무결정은 현재와 미래시점 사이의 경제적 교환관계가 이뤄지기 때문에 화폐의 시간가치와 위험·수익의 교환관계를 고려해야만 한다.

1. 화폐의 시간가치

재무관리를 이해하는데 있어서 중요한 변수로 작용하는 것이 화폐의 시간가치(time value of money)이다. 오늘날 같이 미래에 대한 불확실성(uncertainty)과 위험이 커가고 있는 상황에서는 더욱 그러하다. 우리는 다음의 상황을 통해서 화폐의 시간가치를 이해하도록 하자.

첫 번째 상황은 우리가 현재 소유하고 있는 백만 원에 대해서 이웃집 김 씨가 빌려가 원금을 1년 후에 되돌려 준다고 하면 우리는 어떤 선택을 할까? 두 번째 상황으로 A라는 은행에서 백만 원을 예금하면 1년 후에 1,100,000원을 받을 수 있는 상품이 나왔다고 하면 우리는 예금을 하는 것이 좋을까 아니면 다른 곳에 투자를 하는 것이 좋을까?

첫 번째 상황에서처럼 김 씨가 1년간 백만 원을 빌려가 같은 금액을 돌려준다고 하면 우리는 김 씨에게 돈을 빌려주지 않을 것이다. 현재 우리가 소유한 백만 원이 1년 후에 김 씨로부터 받을 백만 원보다 가치가 크기 때문이다.

두 번째 상황은 우리의 기대수익율에 따라 달라질 것이다. 우리가 백만 원을 A은행에 예금하였을 경우 1년 후에 그 대가로 은행에서 우리에게 1,100,000원을 지급하겠다는 것이다. 1년 후에 은행으로부터 받을 수 있는 금액이 우리가 현재 가지고 있는 현금보다 크기 때문에 은행에 예금하는 것에 대한 고민을 하게 될 것이다. 만약 우리가 1년 후에 받고자 하는 금액이 은행에서 제시한 것보다 적으면 은행에 맡길 것이고, 만약 1년 후에 받고자 하는 금액이 은행에서 제시한 것보다 더 많게 생각한다면 은행에 맡기지 않을 것이다.

두 가지 경우에서처럼 우리는 먼 미래의 금액보다는 가까운 미래 또는 현재의 같은 금액을 선호하기 때문에, 동일한 화폐 가치가 현재와 미래라는 상이한 시점 간에 동일한 가치로 교환을 하기 위해서는 이자요소(interest factor)가 발생하는 것이다. 이처럼 현재 또는 가까운 미래의 금액 가치를 먼 미래의 가치에 비해서 높게 평가하는 것을 화폐의 시간가치라고 한다.

A. 미래가치(Future Value, FV) [26]

현재의 일정금액이 먼 미래의 일정시점에 얼마의 가치가 될 것인가를 나타내는 것을 미래가치라고 한다. 미래가치는 복리로 계산하는 것을 전제로 공식(6-1)와 같으며 $(1+r)^n$을 복리이자요소(compound value interest factor, CVIF) [27] 라고 한다.

$$FV = PV(1+r)^n \qquad (6\text{-}1)$$

FV : 미래가치 PV : 현재가치 r : 이자율 n : 기간

앞의 A은행에 3년간 정기예금을 하면 미래가치는 다음과 같다.

1년 후 : $FV = 1,000,000(1+0.1)^1 = 1,100,000$

2년 후 : $FV = 1,000,000(1+0.1)^2 = 1,210,000$

3년 후 : $FV = 1,000,000(1+0.1)^3 = 1,331,000$

---

[26] 미래가치는 다음과 같은 방식으로 유도 된다.

1년 후 미래가치 : $FV_1 = PV + PV \times r = PV(1+r)$

2년 후 미래가치 : $FV_2 = FV_1 + FV_1 \times r = \underline{FV_1(1+r)} = \underline{PV(1+r)}(1+r) = PV(1+r)^2$

n년 후 미래가치 : $FV_n = PV(1+r)^n$

[27] 부록의 〈부표 1〉 복리이자요소(CVIF)를 참조해서 계산하면 된다. 예를 들어, 원금 1,000,000원에 대해 복리이자 10%로 10년 후에 받을 미래가치를 계산하자. 부표에서 왼쪽에 연수(10년)와 위쪽의 이자(10%)가 만나는 복리이자요소 2.59374를 1,000,000원에 곱해서 구하면 된다. 1,000,000원 × 2.59373 = 2,593,730원

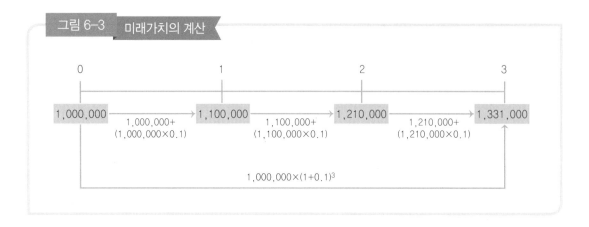

그림 6-3 미래가치의 계산

1년 후의 미래가치는 원금 1,000,000원과 원금에 대한 이자 100,000원의 합인 1,100,000원이 된다. 2년 후의 미래가치는 1년 후의 미래가치인 1,100,000원과 1,100,000원에 대한 이자 110,000원의 합인 1,210,000원이 된다. 3년 후의 미래가치는 2년 후의 미래가치 1,210,000원과 1,210,000원에 대한 이자 121,000원을 합한 1,331,000원이 된다. 이와 같은 결과는 1,000,000원에 대한 3년 후의 미래가치는 원금 1,000,000원에 (1+0.1)를 세 번 곱해서 계산한 1,331,000원과 같은 결과를 갖게 된다.

B. 현재가치(Present Value, PV)

미래가치는 현재의 일정금액이 먼 미래의 일정시점에 얼마의 가치를 나타내는 것이라면 현재가치는 반대로 먼 미래의 일정시점의 가치가 현재에는 얼마의 가치를 갖는지를 말해주는 것이다. 현재가치도 복리이자로 할인되어 계산되는 것을 전제로 다음 공식(6-2)과 같으며 $\frac{1}{(1+r)^n}$은 할인율(discount rate)을 의미 한다.

$$PV = FV \frac{1}{(1+r)^n} \tag{6-2}$$

PV : 현재가치 FV : 미래가치 r : 할인율 n : 기간

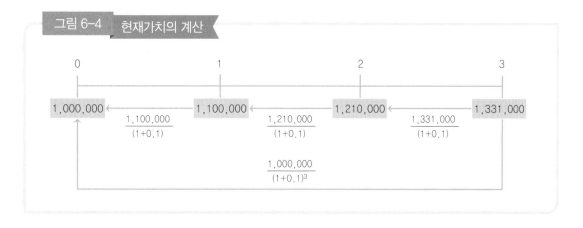

3년 후의 1,331,000원을 현재가치로 계산하면 1,000,000원이 된다.

2. 위험·수익의 교환관계

우리가 현재 소유하고 있는 100만원을 은행에 년 10%이자를 받고 저축하는 것인 좋을까? 아니면 다른 곳에 투자해서 더 많은 수익을 올리는 것이 좋을까? 대부분의 사람들은 은행에서처럼 위험이 없다면(단, 은행이 문을 닫는 경우를 제외하고) 더 많은 수익을 올릴 수 있는 곳에 투자하는 것이 옳을 것이다. 그러나 현실적으로 은행처럼 안정적인 투자를 할 수 있는 곳은 거의 없다. 그래서 우리는 더 많은 수익을 올리기 위해서 은행에 저축하는 것 대신에 주식을 한다든지 부동산에 투자를 하게 된다. 그런데 은행은 1년이 지나면 무조건 10%의 이자를 지급하지만 주식이나 부동산의 경우에는 경기가 좋아 수익률이 좋아서 은행이자보다 더 좋은 이익을 발생할 수도 있지만 반대로 경기가 좋지 않아 수익률이 떨어지는 경우에는 은행이자보다 더 낮은 수익률뿐만 아니라 원금의 손실도 생긴다.

이처럼 은행에서 주는 이자와 같이 위험이 없는 수익률을 무위험수익률(risk free rate of return)이라고 하며, 그 이상의 ∝를 기대하고 투자해서 얻을 수 있는 수익률을 위험프리미엄(risk premium)이라고 한다. 따라서 우리가 기대하는 기대수익률(expected rate of return)은 무위험수익률과 위험프리미엄을 합한 수익률이라고 할 수 있다(식 6-3).

$$\text{기대수익률} = \text{무위험수익률} + \text{위험프리미엄} \qquad (6-3)$$

대부분의 투자자들은 투자의 위험이 높으면 높을수록 더 큰 위험프리미엄을 요구할 것이 므로 기대수익률은 더 높아지게 되는데 이러한 현상을 위험·수익의 교환관계(risk-return tradeoff)라고 한다.

위험에는 크게 두 가지 위험이 존재한다. 첫 번째 위험은 경영위험(business risk)이고, 둘째 위험은 재무위험(financial risk)이다.

경영위험은 영업이익의 변동성에서 발생하는 것으로 병원이 가지고 있는 자산과 기술을 사용하여 의료 서비스를 제공하는 과정에서 발생하는 의료이익의 변화를 말한다. 재무위험은 병원이 자금을 조달하는 과정에서 발생하는 것으로 기업에서처럼 병원은 주주들로부터 자금을 조달하는 경우는 없다. 그러나 병원이 부채로 자금을 차입하는 경우에는 그 대가로 원금과 이자를 채권자들에게 지급해야 한다. 이렇게 지급되는 원금과 이자는 병원의 의료 성과와 전혀 관계없이 고정적으로 지급을 해야 한다. 만약에 이자를 지급하지 못하는 경우에는 병원은 최악의 경우 파산을 하게 된다. 또한 파산을 하지 않는다고 하더라도 지급이자가 많아지면 의료이익을 이자 지급에 사용되므로 병원의 이익이 감소하는 결과를 가져온다.

병원은 경영위험과 재무위험으로 인해 기업에서처럼 주주들의 소득감소를 가져오지는 않지만 병원을 운영하면서 발생하는 경영위험과 부채를 조달해서 운영함으로써 발생하는 재무위험은 항상 갖고 있기 때문에 이러한 위험에 대해서는 항상 주의를 기울여야 할 것이다.

　재무상태표는 단순히 계정과목별로 현재 가치(금액)가 얼마인지를 기록한 것으로 여겨지기 쉬우나 각 계정별로 가치평가를 하기 쉽지 않다. 예를 들어 3억 원을 주고 병원 건물을 5년 전에 구입하였다고 가정하자. 현재 그 건물이 4억 원에 매물로 나왔다면, 지금 소유하고 있는 병원 건물은 3억 원일까? 아니면 4억 원일까?

　이처럼 재무제표 상에 기록되어 있는 내용이 일반적으로 인정된 회계원칙(GAAP)에 의해서 구입시점의 가격(취득원가)으로 작성되었지만 특정 의사결정에 직접관련이 있는 정보들을 제공하는데 어려움이 있다. 기업 재무관리의 경우 자본의 가치평가 부분이 상당부분 다루게 되지만 병원의 경우 주식 발행이나 채권 등의 발행이 현재 이뤄지고 있지 않기 때문에 병원에서 가치평가는 자산의 가치평가에 초점을 맞춰진다.

1. 취득원가

　재무제표상의 자산 가치는 취득원가(acquisition cost) 즉, 역사원가(historical cost)를 의미한다. 취득원가는 모든 자산 가치를 구입시점의 지급금액으로 기록함으로써 객관적이고 검증 가능하다는 장점을 가지고 있다. 예를 들어 병원이 장래에 병원을 증축하기 위해서 10년 전에 $3.3m^2$당 1,000원을 주고 땅을 $330,000m^2$만큼 구입하였다면 10년이 지난 지금 재무제표 상에 그 땅의 가치는 330,000,000원($3.3m^2$당 1,000원 × $330,000m^2$)으로 기록 된다. 취득원가는 병원에서 실제 지급한 금액을 의미한다. 그러나 10년이 지난 현재 $3.3m^2$당 100,000원에 가격이 형성되고 있으므로 현재 그 땅의 가치는 33,000,000,000원이 된다. 그러므로 재무제표 상에 나타난 자산의 가치는 제대로 반영했다고 할 수 없을 것이다.

2. 물가반영 역사원가

자산의 구입시점과 현재시점과의 차이가 길면 길수록 자산의 현재가치와 취득원가 사이에는 많은 차이를 보이게 되는데 이것을 보정하기 위한 방법이 물가반영 역사원가(PLAHC : price level adjusted historical cost)방법이 있다. 이 방법을 사용하기 위해서는 특정 물가지수를 사용하여 취득원가인 역사원가를 수정함으로써 객관성뿐만 아니라 검증이 가능하다. 그러나 물가반영 역사원가가 기존의 역사원가에 비해서는 자산의 현재가치를 실질적으로 인식하려는 노력을 보였다는데 대해서 긍정적인 평가를 할 수 있다. 그러나 이방법도 완전한 현재가치를 반영하기 위해서 인플레이션으로 조정하는 것이 더 나쁜 결과를 가져올 수 있다. 즉, 여러 물가지수 중 어느 것을 기준으로 하느냐에 따라 전혀 다른 결과를 가져올 수 있기 때문이다.

3. 순실현가치

자산을 평가하는 또 다른 방법에는 현재 자산을 팔 경우에 받을 수 있는 금액으로 가치를 평가하는 순실현가치(net realizable value)방법이 있다. 이러한 평가방법은 적정가치(fair amount)를 나타내는 것이며 자산이 처분이 되었을 때 들어가는 추가비용을 제외하고 순수하게 남을 수 있는 금액을 말한다. 그러나 이 평가방법은 자산의 현재가치를 잘 반영한 것이라고 할 수 있지만 실제 자산이 매각이 되기 전에는 자산의 정확한 실제 가치를 결정할 수가 없다는 것이 단점이다.

4. 기대이익

병원이 자산을 구입하는 주된 이유는 그것을 활용하여 의료서비스를 제공하기 위한 것이다. 그러므로 자산 가치의 유용한 측정방법은 장래에 병원에 공헌할 이익인 기대이익(future profits)으로 평가할 수 있다. 예를 들어 병원에서 MRI는 중요한 진단 기구로 병원의 가치를 상승시킬 수 있는 하나의 요소가 될 수 있지만 다른 곳에서는 MRI는 아무런 의미가 없는 기구일 것이다. 따라서 병원이 MRI를 가지고 있으므로 MRI를 가지고 있지 않은 병원보다 더 많은 가치를 가질 수 있겠지만 MRI를 가지고 있으므로 미래에 기대되는 이익을 계산하는데 주관적인 평가가 될 수 있다.

5. 대체원가

마지막으로 순실현가치에서는 어떤 자산을 매각했을 때 우리가 얼마나 많은 금액을 받을 수 있는지 고려했던 것이라면 그 자산을 대체하는데 얼마만큼의 비용이 드는지를 고려해서 평가하는 방법인 대체원가(replacement cost)가 있다. 대체원가도 주관적 평가방법이며 실제로 병원 자산과 동일한 것으로 대체할 수 없는 경우에는 대체원가가 얼마인지를 정확히 알 수 없다.

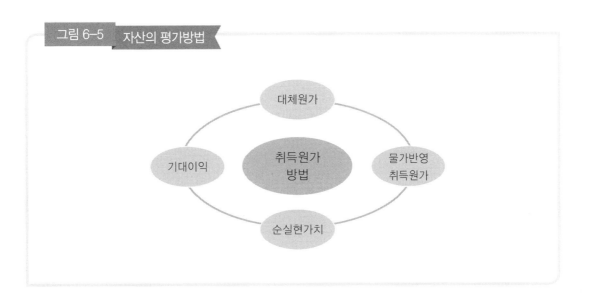

그림 6-5 자산의 평가방법

이와 같이 모든 방법이 각각 장점을 가지고 있지만 우리가 필요로 하는 모든 정보를 제공해 줄 없기 때문에 필요에 따라서 유연하게 각각 다른 평가방법을 사용하는 것이 옳을 것이다. 특히 자산 가치를 결정하기 위해서는 먼저 왜 그 정보가 필요한지를 알 필요성이 있다.

6. 공정가치(Fair Value)

「국제회계기준」에서 변화된 주요내용 중 하나가 자산부채의 공정가치 적용범위를 확대했다는 것이다. 정보이용자에게 보다 유용한 정보를 제공하기 위하여 자산 및 부채를 공정가치(Fair Value)로 평가할 수 있는 선택의 폭을 확대하였다(Barth, 2008)[28]. 그러나 공정가치 평가 확대로 보다 시의적절한 정보 제공이 가능해진 반면에 병원(기업)의 손익 및 자본 변동성이 심해질 우려가 있다.

유형자산은 의료사업에 사용할 목적으로 보유하고 있는 자산으로 지금까지 「의료기관회계기준규칙」에서 유형 자산에 대한 평가는 '증여 받은 자산에 대한 평가'를 제외하고는 별도의 유형 자산에 대한 취득원가 산정기준을 언급하고 있지 아니하므로 유형 자산의 취득원가 결정과 관련된 회계처리는 기업회계기준을 준용할 수밖에 없다. 즉, 유형자산과 같은 건물, 기계장치 등에 대해서 최초 취득한 시점에서 취득원가로 기록하고, 유형 자산을 취득한 이후에 해당 자산의 가치가 변동하더라도 이를 거래로 보지 않기 때문에 취득당시에 취득원가를 유지하게 되며, 따라서 취득 이후에 변동되는 가치에 상당한 차이가 나타나게 되면 병원

표 6-1 자산의 평가방식 비교

구분	한국채택국제회계기준	의료기관회계기준규칙 일반기업회계기준
유형자산	원가모형 또는 재평가모형* 중 하나를 선택하여 회계처리	원가모형만 인정
무형자산		
매각예정 유형자산	감가상각을 중단하며 순공정가치와 장부금액 중 적은 금액으로 측정	장부가액으로 측정 감액여부 평가

*재평가금액 = 재평가일의 공정가치 - (감가상각누계액 + 손상차손누계액)

---

28) Barth ME, Hodder LD and Stubben SR(2008), Fair value accounting for liabilities and own credit risk, The Accounting Review, 83(3), pp.629-664.

의 재무상태를 제대로 보여주지 못하게 된다. 이러한 상황을 반영해서 「한국채택국제회계기준」에서는 유형 자산을 취득원가로 계상하는 원가모형과 공정가액으로 계산하는 재평가모형 중 하나를 회계정책으로 선택하여 회계처리를 하도록 하였다(표 6-1 참고).

재평가 모형의 회계처리 예를 들어 보면 자산의 장부금액이 재평가로 인하여 증가된 경우에 그 증가액을 기타포괄이익으로 인식하고 재평가잉여금[29]의 과목으로 자본에 가산한다. 자산의 장부금액이 재평가로 인하여 감소된 경우에는 그 감소액은 당기손실로 인식한다(금융감독원 회계제도실, 2010).

〈재평가 모형의 회계처리(예)〉

1) 자산의 장부금액이 재평가로 증가된 경우

   차변〉 토지   ×××   대변〉 재평가잉여금   ×××

2) 자산의 장부금액이 재평가로 인하여 감소된 경우

   차변〉 재평가잉여금   ×××   대변〉 토지   ×××

        평가손실

재평가모형을 선택했다하더라도 이를 매년 평가할 필요는 없다. 재평가는 재무상태표에 자산의 장부금액이 공정가액과 중요한 차이가 나지 않도록 주기적으로 수행하는 것이며, 공정가액의 변동이 중요하지 않다면 일정기간을 주기로 평가 할 수 있다.

또한 재평가모형을 모든 유형자산에 대하여 적용할 필요가 없다. 즉, 유형자산 중 토지 또는 건물만을 선택하여 재평가할 수 있다. 또한 토지를 재평가하는 경우에도 보유한 모든 토

---

29) 현 「의료기관 회계준칙」에 "재평가잉여금" 계정과목은 없으며, 「국제회계기준」에 맞는 「의료기관 회계준칙」을 도입하면서 새롭게 계정과목을 신설할 필요가 있음.

지를 재평가할 필요는 없으며 기업의 상황에 따라 일부는 재평가모형을 일부는 원가모형을 사용할 수 있다.

재평가모형의 재무제표 적용하는데 있어 평가한 공정가액이 장부가액보다 큰 경우 그 차액은 손익계산서에 반영하지 않고 재무상태표의 기타포괄손익항목으로 계상되며, 공정가액이 장부가액보다 낮은 경우 손익계산서에 평가감액을 인식해야 한다.

또한, 유형자산의 내용연수 및 감가상각방법을 변경과 관련해서「현행기업회계기준」에서는 그 변경의 정당성이 입증된 경우에 한하며 소급법을 적용토록 하고 있으나, 국제회계기준에서는 유형자산의 감가상각방법 등의 적정성을 최소한 매회계연도 주기로 검토하고 그 변경효과의 반영도 전진법으로 처리토록하고 있다.

무형자산도 마찬가지로 분류별로 공정가치로 재평가할 수 있다. 매각예정 유형자산의 경우에도「국제회계기준」에서는 순공정가치와 장부금액 중 적은 금액으로 측정하여 평가한다.

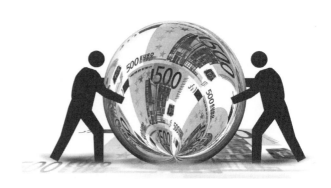

❖ 비용(expense)

❖ 자본조달의사결정(financial decision)

❖ 투자결정기능(investment decision)

❖ 자본비용(capital cost)

❖ 자본구조(capital structure)

❖ 최적구성(optimal structure of assets)

❖ 자산구조(assets structure)

❖ 불확실성(uncertainty)

❖ 이자요소(interest factor)

❖ 미래가치(Future Value)

❖ 공정가치(Fair Value)

❖ 복리이자요소
  (compound value interest factor)

❖ 현재가치(Preset Value)

❖ 할인율(discount rate)

❖ 무위험수익률(risk free rate of return)

❖ 위험프리미엄(risk premium)

❖ 기대수익률(expected rate of return)

❖ 경영위험(business risk)

❖ 재무위험(financial risk)

❖ 취득원가(acquisition cost)

❖ 역사원가(historical cost)

❖ 대체원가(replacement cost)

❖ 순실현가치(net realizable value)

❖ 기대이익(future profits)

01 병원재무관리의 기능에 대해서 설명하시오.

02 병원의 재무적인 특성에 대해서 설명하시오.

03 병원재무관리의 목표를 설명하시오.

04 푸우가 2천만원의 여유 자금을 연 7%의 5년 만기 예금에 넣었다면 5년 후 푸우는 얼마를 받을 수 있을까?

05 푸우가 2천만원의 여유 자금을 연 8%이고 1년에 2번 이자를 지급하는 조건으로 5년 만기 예금에 넣었다면 5년 후 푸우는 얼마를 받을 수 있을까?

06 푸우병원에서는 10년 후에 제2병원을 설립하고자 20억원을 마련하고자 한다. 매년 얼마씩 불입을 하여야 할까? 단 이자는 10%로 한다.

07 위험과 수익 사이에는 어떤 관계가 있는지 설명하시오.

08 자산의 가치를 평가하는 방법에 대해서 설명하시오.

제7장 병원의 투자결정

이 장은 재무상태표의 차변에 존재하는 자산에 대한 투자관련 개념과 그에 필요한 자금관리와 관련되어 있다. 즉, 효율적인 자산을 구매하기 위해서는 어떠한 투자방법이 적절한지를 검토함으로써, 투자의 효율성에 대한 방법론을 설명하고자 한다. 여기서 제시되는 방법들은 가장 기본이 되는 방법이지만, 이러한 방법을 이해함으로써 향후 보다 복잡하고 다양한 투자방법들을 이해할 수 있게 될 것이다.

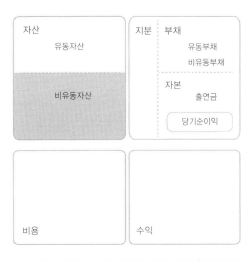

국가직무능력표준의 능력단위 병원경영기획 중 학습모듈4 투자계획하기는 병원재무관리의 투자결정과 관련이 있기 때문에 본장의 내용을 충실히 보면 업무에 효율적으로 사용될 것이라 사료된다.

병원이 세워진 주요 목적은 의료서비스를 제공하는데 있다. 의료서비스를 안정적으로 제공하기 위해서 수익을 창출해야하며 수익을 창출하기 위해서는 투자[30]가 선행되어야 한다. 즉, 병원에서 유형, 무형의 자산을 취득하는 거의 모든 활동이 투자의 성격을 갖고 있다.

병원에서 이뤄지는 투자결정은 다양하다. 투자결정의 중요도에 따라 운전자본관리 (working capital management)와 자본예산(capital budgeting)으로 구분한다. 운전자본관리는 유동자산의 취득과 유동부채의 조달에 관한 의사결정을 가리키는 것으로서 지출규모가 비교적 작고 그 효과가 단기에 그치는 투자결정이다. 운전자본관리의 예로는 현금, 의료미수금, 진료용 재료의 구입, 소모품의 구입 등이며, 일상적·반복적으로 발생하는 것으로 중간경영층 이하로 권한이 위양 되이 이뤄진다. 운진자본관리와 관련한 부분은 뒤에서 너 사세하게 논의하도록 하고 이곳에서는 자본예산에 관해서 설명하도록 하겠다.

1. 자본예산의 의의

자본예산은 투자지출의 규모가 비교적 거액에 달하고 장기적으로 그 효과가 지속되는 자산의 취득에 관한 투자결정을 의미한다. 회계적으로는 자본적 지출(capital expenditure)인 건물, 토지, 의료기기, 특허권 등과 같은 비유동자산의 취득에 관한 의사결정을 말한다.

그러나 자본예산이 단순히 비유동자산의 취득에만 국한 된 것이 아니라 병원의 존속과 성장에 영향을 미칠 수 있는 다양한 의사결정으로 다음과 같은 특성을 보여준다.

첫째, 투자가 대규모로 이뤄진다. 병원은 고객인 환자의 생명을 다루는 산업이기 때문에 고도의 정밀성이 필요하며, 이를 위한 보다 정밀한 의료기기 등을 필요로 한다. 또한 의료기

---

30) 투자(investment)는 미래의 경제적 이득을 위한 경제적 희생이다. 한 기간 동안의 소득을 미래에 더 큰 수익을 가져다 줄 자산으로 전환시키는 과정을 말한다.

술이 발달하면서 더욱 정밀한 진단을 위해 고가의 의료장비들이 개발되고 있는 상황이다.

둘째, 투자가 이뤄지는 시점과 회수되는 시점이 상당 기간에 걸쳐 이뤄진다. 투자결정이 내려지면 대규모의 투자가 이뤄지지만 이러한 자산을 활용하여 현금유입이 이뤄지는데까지 장기간의 시간을 필요로 한다. 따라서 투자하는데 지출되는 규모와 조달계획 등을 다각도로 검토해야하며 향후에 발생할 투자활동에 대한 제약 상황도 면밀히 검토해야 한다.

2. 투자안의 종류

병원에서 이뤄지는 어떤 투자안에 대해서 채택 여부를 결정하거나 여러 투자안 중에서 우선순위를 결정하는 것을 '투자결정'이라 할 수 있다. 따라서 제안된 투자안이 어떤 목적을 갖고 있는지 그리고 기존 병원의 자산 및 다른 투자안과 어떤 관계를 이루는지, 병원의 성장에 어떤 영향을 미치는지에 대해서 면밀히 검토할 필요가 있다. 그러므로 투자의 목적을 분명히 함으로써 투자와 관련된 미래의 손익을 더욱 정확하게 측정할 수 있다.

가. 투자 목적에 따른 분류

병원에서는 투자 목적에 따라 설비투자와 전략적 투자로 분류할 수 있다.

설비투자는 기존의 설비를 새로운 설비로 바꾸기 위한 투자로 대체투자(replacement)와 확장투자(expansion)로 나누어진다. 대체투자는 기존의 의료서비스 능력을 유지하면서 기존의 료설비를 새로운 설비로 대체하는 투자로서 설비대체에 따른 비용절약효과가 중요한 요소이다. 예를들어, 기존의 MRI를 사용하는 것보다 신규로 개발된 MRI를 도입함으로써 장기적으로 비용절감효과를 보는 경우를 볼 수 있다. 확장투자는 기존의 의료서비스 능력을 확대하기 위한 설비를 추가하는 투자이다. 예를 들어 기존 병원에 추가로 암센터를 건립하는 것 등이 좋은 예이다.

전략적 투자는 병원의 경제적 가치보다는 전략적 필요에 의해서 이뤄지는 것으로 위험경감투자(risk reducing investment)와 후생투자(welfare investment)로 나눠진다. 위험경감투자는 병원의 위험을 줄이기 위한 투자로서, 안정적인 의사수급을 위한 의과대학의 설립 또는 인수하는 경우를 들 수 있다. 후생투자는 지역사회의 건강을 증진시키기 위하여 무료 건강검진을 한다든지 종업원의 후생을 위하여 기숙사, 체육시설 등을 건설하는 경우를 예로 들 수 있다.

나. 투자안의 경제적 의존관계에 따른 분류

투자안의 경제적 의존관계에 따라 보완투자, 전체투자, 대체투자, 상호배타적투자, 독립투자로 나눠질 수 있다.

보완투자(complementary investments)는 어떤 투자안을 채택함으로써 다른 투자안의 현금흐름을 증가시키는 투자이다. 예를 들어, 산부인과에 산후조리원을 만들거나 소아과를 신설함으로써 병원의 수익성을 증가시키는 것이 대표적이라 할 수 있다. 전체투자(premise investments)는 보완투자의 극단적인 경우로 어떤 투자를 채택하여야만 비로소 다른 투자안의 현금흐름이 얻어지는 경우이다. 예를 들어 수익성이 떨어지지만 종합병원을 유지하기 위해서 국가가 지정한 진료과를 개설하는 것이 내표적인 예이다. 대체투자(substitutive investments)는 어떤 투자안을 채택함으로써 다른 투자안의 현금흐름을 감소시키는 투자이다. 상호배타적인 투자(mutually exclusive investments)는 대체투자의 극단적인 형태로 어떤 투자를 채택함으로써 다른 투자안의 채택이 불가능하게 되거나 그 투자의 현금흐름이 0으로 되는 경우이다. 예를 들어 병원의 유휴부지에 검진센터를 짓고자 하는 경우와 장례식장을 짓고자 하는 경우에 어느 하나를 선택하게 되면 다른 투자를 포기해야 하는 경우이다. 마지막으로 독립적 투자(independent investments)는 어떤 투자안의 채택 여부가 다른 투자안의 현금

표 7-1 투자안의 종류		
기　준	투자 목적	경제적 의존관계
분　류	• 설비투자 　– 대체투자 　– 확장투자 • 전략투자 　– 위험경감투자 　– 후생투자	• 보완투자 • 전체투자 • 대체투자 • 상호배타적투자 • 독립투자

흐름과 채택 여부에 대하여 아무런 영향을 미치지 못하는 경우를 의미한다. 이러한 경우에는 각 투자안의 현금흐름을 예측하고 투자가치를 평가하는 것이 중요하다.

2절 현금흐름의 추정

병원의 투자결정에서 가장 중요한 과제는 투자가치를 계산하는 것이다. 즉 그 투자의 경제적 가치는 투자에 의하여 유입되는 경제적 이득의 현재가치와 투자에 의하여 지출된 경제적 희생의 현재가치의 차이를 말한다. 즉 현금유입(cash inflow)에서 현금유출(cash outflow)을 차감한 순현금흐름(net cash flow)을 의미한다〈식 7-1〉.

순현금흐름 = 현금유입 − 현금유출 (7-1)

(경제적 이득의 현재가치) − (경제적 희생의 현재가치)

병원이 투자를 결정하고 집행하는 것은 병원이 결정한 투자로부터 더 많은 경제적 이득을 얻기 위한 것이다. 그러나 비용과 수익의 기간대응 원칙에 의해 작성되는 회계적 이익[31]은 그 투자로부터 발생하는 실제 현금의 수입과 지출을 제대로 반영할 수 없다. 따라서 투자결정에 의한 경제적 이득은 재무제표 상에 나타난 회계적 이익(accounting profit)이 아닌 그 투자의 결과로 얻어지게 될 현금흐름(cash flow)으로 인식하여야 한다.

현금흐름을 추정하는 일은 공식(7-1)과 같이 간단하지만 않다. 현금흐름을 추정하는데 어려움을 느끼는 이유는 이러한 투자안의 변동성이 매우 크다는 점이다. 자본예산의 투자는 오랜 기간에 걸쳐서 서서히 진행됨으로 환경요인의 변동성이 클수록 투자안의 현금흐름은 보다 더 큰 위험을 갖게 되고 현금흐름의 추정도 어려워진다.

실제로 현금흐름을 계산할 때에 여러 가지 애매한 경우가 있을 수 있으며 그 때에는 투자안의 채택으로 얻게 될 증분현금흐름을 납세 후 기준으로 추정하여야 한다.

증분현금흐름(incremental cash flow)은 어떤 투자안을 채택할 경우 얻게 되는 병원의 현금흐름의 증가분이다. 즉, 투자안을 채택할 경우와 채택하지 않을 경우의 병원 전체의 미래 현금흐름을 예측하고 양자의 차이를 가지고 투자안의 현금흐름으로 인식하여야 한다. 예를 들어, 푸우 병원이 신규로 암센터를 개설하고자 한다고 가정하자. 이 투자안을 채택하지 않는 경우에는 현재 사용되고 있는 종합검진센터에서 매월 1,000만원의 현금이익을 발생시키고 있으며, 암센터로 개조하는 경우에는 매월 1,500만원의 현금이익이 발생한다. 이 경우 암센터 개설로 인한 현금유입은 매월 500만원이다.

투자안의 현금흐름은 납세 후 기준(after tax basis)으로 추정되어야 한다. 즉, 투자안의 현금흐름은 투자안의 채택이 병원에 얼마만큼의 이득을 가져다 줄 것인가를 나타내는 것이므로, 법인세지급 후의 현금흐름을 추정하여야 한다. 따라서 투자안의 채택에 다른 법인세의 증가분은 현금유출로 인식하여야 한다.

투자안의 현금흐름을 추정하기 위해서 다음과 같은 사항들에 대해서 주의해야 한다.

---

31) 재무관리에서 경제적 이익을 이야기 할 때 회계적 이익이 아닌 현금흐름을 의미하는 것은 회계적 이익이 다음과 같은 이유 때문이다.

첫째, 순이익이 수익성을 나타낸다고 할지라도 화폐의 시간가치를 고려하지 못하고 있다는 점이다. 예를 들어 다음과 같이 가정을 해보자. 첫 번째의 대안은 MRI를 현금 1억원에 구입하여 10년간 사용하고 매년 1,500만원의 수익을 발생시킨다. 두 번째의 대안은 1년에 1,000원으로 10년간 리스하고, 리스비용은 연초에 지불하는 것으로 가정하자. 이런 경우에 첫 번째의 경우와 두 번째 경우 모두 수익은 500백만 원으로 같지만 후자는 초기 투자비용으로 1,000만원 들어간다.

둘째, 비록 세금공제전이익이 두 대안에서 같을지라도 기업이 납부하는 세금이 다를 수 있다. 즉, 앞의 예에서 첫 대안은 10년의 내용년수를 가지고 있지만 세금 이연효과를 갖기 위해 감가상각을 5년으로 짧게 할 수도 있기 때문이다.

셋째, 순이익은 투자 안을 평가하는 기본적 측면에서 신뢰성을 제공하지 못한다. 재고자산 관리에서 세금을 낮추기 위하여 후입선출법을 사용함으로써 순이익을 축소시킬 수 있기 때문이다. 그러나 투자 대안을 선택할 때에는 세금과 관련된 이익이 아니라 진정한 수익성을 알 필요가 있기 때문에 현금이 수익성을 측정할 수 있는 가장 좋은 도구이다.

넷째, 특정 투자대안이 병원전반에 미칠 효과를 고려하는 것이다. 단순하게 대안만을 평가하는 경우에 투자대안으로써는 수익을 발생하지만 병원의 다른 부분에 영향을 미쳐 오히려 병원 전체적으로 수익이 낮아지는 결과를 가져올 수 있기 때문에 양적인 개념이 아닌 질적인 개념으로 다른 부분에 미치는 영향을 고려하여 평가해야 한다.

첫째, 이자비용은 현금흐름에 포함하지 않는다. 대부분의 경우, 거액의 투자액을 병원의 여유자금이나 신주발행액만으로 조달하기 어렵기 때문에 많은 부분을 은행차입금과 같은 부채로 조달한다. 투자액의 일부를 부채로 조달하는 경우 당연히 이자를 부담하여야 하며, 이 이자비용은 현금으로 지급하여야 한다. 따라서 이자비용을 투자안의 현금유출에 포함시켜야 한다고 생각할 수 있다. 그러나 투자가치를 구하기 위하여 현재가치로 계산할 때 사용하는 할인율 속에는 이미 이자비용이 포함되어 있기 때문에 현금흐름에서 이자비용을 차감하는 것은 이중 계산하는 결과를 가져온다.

둘째, 어떤 투자안을 실행하기 위해서는 병원이 보유하고 있는 자산이나 자원의 용도가 제한되어야 하는 경우가 있기 때문에 기회비용[32]을 고려해야 한다.

셋째, 매몰원가(sunk costs)는 이미 발생하여 회수불가능한 비용이므로 투자안의 현금흐름에서는 무시한다.

넷째, 어떤 투자안을 채택함으로써 그 투자안과 직접적인 관련이 없는 기존자산이나 다른 투자안의 현금흐름에 영향을 미치는 경우가 있으므로 부수적 효과를 고려해야 한다.

3절 투자가치의 평가방법

투자가치의 평가는 투자안의 경제적 가치를 평가하는 것이다. 경제적 가치는 미래의 경제적 이득의 가치와 경제적 희생의 가치 사이에서 얻어지는 결과이다. 따라서 미래 얻어질 경제적 가치가 투자에 지출된 가치보다 크다면 병원은 그 투자안을 선택할 것이다.

투자가치평가에서 가장 중요한 요소는 어떤 기준으로 투자가치를 평가할 것인가의 문제이다. 적절한 기준으로 투자가치를 정확하게 평가하지 못하고 그릇된 기준으로 투자가치를

---

32) 기회비용(機會費用, opportunity costs)은 A와 B라는 투자안 있을 때, 투자안 A를 선택함으로써 투자안 B를 선택하지 않으므로 상실하게 되는 경제적 가치를 말한다.

평가하는 경우에 병원의 가치를 증가시킬 수 있는 투자안을 기각하거나 또는 병원의 가치를 감소시킬 수 있는 투자안을 선택하는 결과를 가져올 수 있다. 즉, 그릇된 평가기준이 채택해야 할 투자안을 기각함으로써 병원의 가치뿐만 아니라 사회 전체의 부가 증가할 기회를 상실하게 될 것이며 채택해서는 안 될 투자안을 채택함으로써 자본 낭비를 가져올 수 있다.

가장 널리 사용되는 투자가치 평가방법으로는 회수기간법, 평균수익률법, 순현재가치법, 수익성지수, 내부수익률이 있다. 회수기간법과 평균수익률법은 화폐의 시간적 가치를 고려하지 않은 방법이며, 순현가법과 내부수익률법은 화폐의 시간적 가치를 고려한 투자평가 방법이다.

1. 회수기간법

회수기간(payback period)이란 투자된 비용을 모두 회수하는데 걸리는 시간을 의미한다. 즉, 투자안의 현금흐름에 의하여 최초투자액을 완전히 회수하는데 소요되는 기간으로 말한다. 이 방법은 이해하기 쉽기 때문에 보조적인 투자가치평가방법으로 널리 사용된다.

표 7-2 투자안의 현금흐름

(단위 : 만원)

	투자안별 현금흐름			
	A	B	C	D
0	− 4,000	− 4,000	− 4,000	− 4,000
1	1,000	3,000	1,500	500
2	2,000	1,000	1,500	1,000
3	2,000	500	1,500	2,000
4	1,000	0	1,500	4,000

〈표 7-2〉에서 각 투자안들의 회수기간을 보면 투자안 A, C는 3년, B는 2년, D는 4년이 지나야 투자비용이 회수된다. 병원이 투자안에 대한 목표회수기간을 3년이라고 하면 투자안 A, B, C가 채택되고 D는 기각될 것이다.

투자안의 회수기간 〈 목표 회수기간 ⇒ 투자안 채택

투자안의 회수기간 〉 목표 회수기간 ⇒ 투자안 기각

투자안의 결정은 회수기간이 허용 가능한 목표회수기간보다 짧으면 채택하고 보다 길면 기각한다. 이 방법에서 투자안의 우선순위는 회수기간이 짧은 순서로 하는 것이다. 개별 투자안들의 선택을 위한 기본적인 공식은 〈식 7-2〉와 같다.

$$P = \frac{I}{CI}$$ (7-2)

P : 자본회수기간

I : 순투자액

CI : 연간현금유입액

회수기간법의 장점은 이해하기 쉽고, 자본회수기간을 용이하게 계산할 수 있다. 또한, 매년 발생하는 현금흐름을 이용하여 계산하기 때문에 손쉽게 계산을 할 수 있다는 장점을 가지고 있다. 투자자본의 회수대금을 회계적인 이익으로 계산할 수도 있으나, 일반적으로 현금유입으로 계상하기 때문에 유동성을 고려하여 자금계획에 활용할 수 있다.

회수기간법이 투자가치 평가 기준으로서 위와 같은 장점이 있음에도 불구하고 주된 평가 기준으로 널리 사용되지 못하는 이유는 다음과 같은 중대한 결함을 갖고 있기 때문이다. 첫째, 자본회수기간이 경과한 후에도 현금유입이 이루어지고 잔존가치도 있을 수 있으므로 정확한 투자회수율을 산정하기 곤란하다. 둘째, 자금의 시간가치를 등한시하여 현재가치에 의한 자본의 투자회수율을 다시 환산해야 하는 불편한 점이 있다. 셋째, 투자에 대한 정확한 위험과 불확실성을 충분히 고려하지 못하고 있다. 넷째, 목표회수기간이 합리적인 기준에 의해서 결정된 것이 아니라 자의적으로 결정된다.

2. 평균수익률법

평균수익률법(average rate of return)은 일정액의 투자에 대한 내용연수 동안의 연평균이익률을 말한다. 예를 들어, 푸우병원이 기존에 사용하던 MRI를 신규로 교체하고자 한다. 신규로 구입하는 MRI 가격은 7억이다. MRI의 내용년수는 5년이라 하고, 5년 후 잔존가치 없이 100% 감가상각된다. 신규 MRI로부터 발생하는 순이익은 1차년도 1억, 2차년도 2억, 3차년도 3억, 4차년도 3억, 5차년도 2억이 발생할 것으로 예상하자. 이 투자안의 가치를 계산하면, 먼저 평균투자액은 초기 투자비용 7억과 매년 2억원씩 감가상각되어 5년말 0원임으로 평균투자액은 3.5억원 = $\frac{7억+0원}{2}$ 이다. 세후 평균순이익은 매년 발생한 순이익 11억(1억+2억+3억+3억+2억)을 5년으로 나눈 값으로 2.2억원이다. 따라서 평균수익율은 63%가 된다.

$$평균수익율 = \frac{세후평균순이익}{평균투자액} = \frac{2.2억}{3.5억} = 0.63$$

투자안의 평균수익율 〈 목표 평균수익율 ⇒ 투자안 채택

투자안의 평균수익율 〉 목표 평균수익율 ⇒ 투자안 기각

즉, 평균수익률법은 병원의 목표평균회계이익률 보다 클 경우 투자안을 채택하고, 반대의 경우에는 기각을 한다. 평균수익률법의 공식은 다음과 같다.

$$\text{평균수익률법} = \frac{\text{세후 평균순이익}}{\text{평균투자액}} = \frac{\text{연평균순이익}}{\text{총투자액}/2} \qquad (7\text{-}3)$$

평균수익률법은 간단하고 이해하기 쉬우며, 예산편성의 경우 수정 없이 회계자료를 이용할 수 있기 때문에 실무에서는 많이 이용하나 회수기간법과 마찬가지로 화폐의 시간적 가치를 무시하고 있으며, 목표회계이익률의 설정도 자의적이다. 또한 현금흐름이 아닌 회계적 이익을 이용하기 때문에 합리적인 평가방법이라 할 수 없다.

3. 순현재가치법

순현재가치법(net present value : NPV)은 투자로 인하여 미래에 발생할 현금유입의 현재가치에서 현금유출의 현재가치를 뺀 값으로 정의된다. 이것은 미래 순현금흐름의 현재가치에서 최초투자액을 뺀 값이라 말 할 수 있다. 순현재가치법의 공식은 (7-4)과 같다.

식 (7-4)에서 할인율은 투자안의 자본비용(cost of capital)이다. 투자안의 자본비용은 투자안으로부터 얻어져야 할 최소의 기대수익률(required rate of return)로서 투자안의 위험도를 반영하여 결정된다.

$$NPV = \sum_{t=1}^{n} \frac{CI_t}{(1+r)^t} - \sum_{t=1}^{n} \frac{CO_t}{(1+r)^t} \qquad (7-4)$$

$$= \sum_{t=1}^{n} \frac{C_t}{(1+r)^t} - I_0$$

CI_t : t기의 현금유입

CO_t : t기의 현금유출

C_t : t기의 순현금흐름

I_0 : 최초투자액

r : 할인율, 투자안으로부터 얻어져야 할 최소의 기대수익률

앞에서 예를 들었던 신규 MRI 도입하는 것이 타당한지를 순현재가치법으로 계산하면, 다음과 같다. 나만, 할인율은 10%로 가정한다.

$$NPV = -7억 + \frac{1억}{(1+0.1)} + \frac{2억}{(1+0.1)^2} + \frac{3억}{(1+0.1)^3} + \frac{3억}{(1+0.1)^4} + \frac{2억}{(1+0.1)^5}$$

$$= -7억 + 90,909천원 + 165,289천원 + 225,394천원 + 204,904천원 + 124,184천원$$

$$= 110,680천원$$

순현재가치법에서는 독립적인 투자안에서는 순현재가치가 0보다 크면 채택하고 0보다 적으면 기각한다. 그러나 상호배타적인 투자안들 중에서는 순현재가치가 0보다 크고 가장 높은 투자안을 선택한다.

NPV 〉 0 ⇒ 투자안 채택

NPV 〈 0 ⇒ 투자안 기각

순현재가치의 장점은 첫째, 증가된 현금유입을 가지고 투자안을 평가하기 때문에 병원가치의 증가를 명확하게 나타낸다. 둘째, 투자안과 관련된 현금흐름에 기초하여 계산되므로 화폐의 시간가치와 투자위험을 적절하게 고려하고 있다. 셋째, 각 투자안의 순현재가치는 모두 동일시점의 가치를 의미하는 것으로 가치의 가산원칙[33]이 성립된다. 순현재가치의 단점으로는 투자규모의 차이를 충분히 고려하지 못하고 있다는 점이다. 즉, 절대액으로 표시되기 때문에 명확한 금액은 알 수 있으나 상대적 효율성을 파악할 수는 없는 단점이 있다. 후자를 위해 수익성 지수가 사용된다.

4. 수익성지수법

수익성지수(profitability index : PI)는 투자된 현금유출과 이 투자로부터 발생되는 현금유입을 비율로 환산하는 방법이다. 즉 투자로부터 얻어지게 될 미래 순현금흐름의 현재가치를 최초투자액으로 나누어 구한다(식 7-5). 수익성 지수는 현금유출입법(benefit-cost ratio method)이라고도 한다.

$$PI = \sum_{t=1}^{n} \frac{C_t}{(1+r)^t} \div I_0 \qquad (7-5)$$

C_t : t기의 순현금흐름
I_0 : t최초투자액
r : 할인율, 투자안으로부터 얻어져야 할 최소의 기대수익률

앞에서 예를 들었던 신규 MRI 도입하는 것이 타당한지를 수익성지수법으로 계산하면, 다

---

33) 가치가산의 원칙(value additivity)이란 어떤 독립적인 투자안 A와 B를 동시에 채택할 때 그 투자의 가치는 투자안 A의 가치와 투자안 B의 가치의 합계와 같아야 한다는 것이다. 즉, NPV(A+B)=NPV(A)+NPV(B)를 의미한다.

음과 같다. 다만, 할인율은 10%로 가정한다.

$$PI = \frac{\sum_{t=1}^{n}\frac{C_t}{(1+r)^t}}{I_0} = \frac{\frac{1억}{1+0.1} + \frac{2억}{(1+0.1)^2} + \frac{3억}{(1+0.1)^3} + \frac{3억}{(1+0.1)^4} + \frac{2억}{(1+0.1)^5}}{7억}$$

$$= \frac{(90,909천원 + 165,289천원 + 225,394천원 + 204,904천원 + 124,184천원)}{7억}$$

$$= 1.16$$

순현재가치는 순현금흐름의 현재가치에서 최초투자액을 빼서 구한다. 그러나 수익성지수는 순현금흐름의 현재가치를 최초투자액으로 나누어 구한다. 즉, 수익성지수는 최초투자액에 비하여 순현금흐름의 현재가치가 몇 배인가를 구하고자 하는 것이다. 따라서 순현재가치가 지니고 있는 특성을 그대로 유지하면서 순현재가치를 상대적 척도로 바꾼 것이 수익성지수라고 할 수 있다. 수익성시수에 대안 투사안의 평가기준은 수익성지수가 1보다 크면 투자안을 채택하고, 만약 수익성지수가 1보다 작으면 투자안을 기각한다.

PI $>$ 1 $\Rightarrow$ 투자안 채택

PI $<$ 1 $\Rightarrow$ 투자안 기각

수익성지수는 투자의 우선순위를 결정하는 경우에 주로 사용된다. 수익성지수가 최초투자액에 대한 순현재가치의 상대적 크기를 나타내고 있기 때문에 투자규모가 차이를 갖는 투자안들의 우선순위를 결정하고자 하는 경우에는 수익성지수가 적절한 평가기준이 된다.

5. 내부수익률법

내부수익률(internal rate of return : IRR)은 투자안의 현금유입의 현재가치와 현금유출의 현재가치를 일치시키는 할인율이다. 즉, 어떤 투자의 결과로 예상되는 현금유입의 현재가치와 그 투자에 소요되는 현금유출의 현재가치를 동일하게 만드는 할인율을 말한다.

$$\sum_{t=1}^{n} \frac{CI_t}{(1+R)^t} = \sum_{t=1}^{n} \frac{CO_t}{(1+R)^t} \qquad (7\text{-}6)$$

$$\sum_{t=1}^{n} \frac{C_t}{(1+R)^t} = I_0 \qquad (7\text{-}7)$$

R : 투자안의 내부수익률

앞에서 예를 들었던 신규 MRI 도입하는 것이 타당한지를 내부수익률법으로 계산하면, 다음과 같다.

$$I_0 = \sum_{t=1}^{n} \frac{C_t}{(1+R)^t}$$

$$7억 = \frac{1억}{(1+R)} + \frac{2억}{(1+R)^2} + \frac{3억}{(1+R)^3} + \frac{3억}{(1+R)^4} + \frac{2억}{(1+R)^5}$$

$$IRR \fallingdotseq 15.4$$

어떤 투자안의 채택 여부는 투자안의 내부수익률과 그 투자로부터 얻어져야 할 최소의 요구수익률인 자본비용(k)를 비교하여 결정한다. 만일 투자안의 내부수익률이 자본비용(k)보다 작으면 기각되어야 한다. 따라서 자본비용(k)는 투자안의 채택여부를 결정하는 절사율(cut off rate)로서의 의미를 갖는다. 투자안의 우선순위는 내부수익률이 큰 순서로 결정된다.

$$IRR \;\rangle\; 자본비용(k) \;\;\Rightarrow\;\; 투자안 채택$$

$$IRR \;\langle\; 자본비용(k) \;\;\Rightarrow\;\; 투자안 기각$$

내부수익률의 장점은 첫째, 현금흐름을 할인하여 계산하므로 화폐의 시간가치를 고려하고 있다. 둘째, 위험이 큰 투자에 대하여서는 보다 높은 절사율을 적용하기 때문에 내부수익률 역시 투자안의 위험을 고려하여 투자결정을 할 수 있다. 셋째, 내부수익률은 수익률이라는 친숙한 척도로 투자가치를 평가하고 있다.

단점으로는 첫째, 재투자수익률[34]을 불합리하게 가정하고 있다. 내부수익률에서 얻게 될 현금흐름을 그 투자안에서 계산된 내부수익률 그 자체로 재투자될 것을 가정하고 있기 때문에 유리한 투자안에서 얻어진 현금흐름은 앞으로도 계속하여 높은 재투자수익률로 재투자되고 불리한 투자안에서 얻어진 현금흐름은 계속하여 낮은 재투자수익률로 재투자될 것이라는 것을 의미한다. 둘째, 복수의 내부수익률이 얻어질 수도 있으며 이런 경우 어느 것이 타당한 내부수익률인지 판단하기 어렵다. 셋째, 서로 독립적인 두 투자안을 동시에 투자할 경우의 내부수익률은 개별투자안의 내부수익률의 합계와 같지 않는 가치가산성의 원칙을 만족시키지 못한다.

6. 각 방법의 장단점 비교

위의 다양한 투자방법 중에서 어떤 방법을 사용할 것인가 하는 것도 중요한 의사결정 중의 하나이다. 각 방법의 장단점을 비교하면 다음 표와 같다.

표 7-3 　투자 가치 평가방법 비교

분석방법	모든 현금흐름 고려	화폐의 시간가치	실제투자액에 대한 평가
회수기간법	×	×	×
회계적 이익률법	×	×	×
순현가법	○	○	○
수익성지수법	○	○	×
내부수익률법	○	○	×

---

34) 재투자수익률이란 투자안을 채택하여 얻게 될 현금흐름을 다른 용도에 사용할 때 예상되는 수익률.

결론적으로 위의 5가지 분석 중에서 가장 우월한 투자방법은 순현재가치법(NPV)라고 할 수 있다. 하지만 어느 방법을 선택할 것인가는 상황과 내용에 따라서 달라 질 수 있다. 예를 들면 회수기간법은 계산이 간단하고 손쉽게 이해될 수 있기 때문에 기초적인 분석에 유리하다. 특히 유동성을 간접적으로 나타내기 때문에 유동성이 중요한 프로젝트에는 적합하다. 회계적이익율법은 회계장부 상의 자료로 이용가능하기 때문에 편리한 점이 있다. 내부수익율 투자안의 손익분기점 경제성 분석에 유용하기 때문에 손익분기점과 연결하여 판단할 때에는 많은 정보를 제공할 수 있다. 한편, 수익성지수는 절대적인 평가가 아닌 상대적인 평가를 하는데 유리하기 때문에 금액이 다양한 투자대안을 평가하고자 할 때 매우 유용하다.

한편 위의 투자방법은 리스크를 고려하지 않은 투자방법이다. 즉, 일정한 기간 동안에 들어올 수입에 대하여 정확히 예측할 경우에만 가능한 방법이다. 그러나 현실적으로는 미래의 자금유입을 예측하기가 쉽지 않기 때문에 이러한 현실을 감안하여 리스크(확률)을 고려한 투자의사결정이 이루어진다. 확률을 고려한 투자의사결정 방법은 내용이 복잡하기 때문에 이 교재에서는 생략하기로 한다.

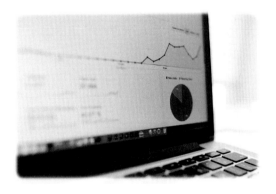

❖ 비용(expense)

❖ 운전자본관리
   (working capital management)

❖ 자본예산(capital budgeting)

❖ 자본적 지출(capital expenditure)

❖ 대체투자(substitutive investments)

❖ 확장투자(expansion investments)

❖ 보완투자(complementary investments)

❖ 전체투자(premise investments)

❖ 상호배타적 투자
   (mutually exclusive investments)

❖ 독립적 투자(independent investments)

❖ 현금유입(cash inflow)

❖ 현금유출(cash outflow)

❖ 현금흐름(cash flow)

❖ 순현금흐름(net cash flow)

❖ 증분현금흐름(incremental cash flow)

❖ 납세 후 기준(after tax basis)

❖ 매몰원가(sunk costs)

❖ 회수기간(payback period)

❖ 평균수익률법(average rate of return)

❖ 순현재가치법(net present value)

❖ 자본비용(cost of capital)

❖ 최소기대수익률(required rate of return)

❖ 수익성지수(profitability index)

❖ 현금유출입법(benefit−cost ratio method)

❖ 내부수익률(internal rate of return)

❖ 절사율(cut off rate)

01 병원의 투자결정은 그 중요도에 따라 나눠지는데 투자결정 중 운전자본관리에 대해서 설명하시오.

02 투자 의사결정 중 자본예산이 갖고 있는 특징에 대해서 설명하시오.

03 병원에서 발생 할 수 있는 보완투자의 예를 설명하시오.

04 병원에서 상호배타적인 투자에는 어떤 것이 있는지 설명하시오.

05 투자안의 현금흐름을 추정하기 위해서 주의해야 할 사항이 무엇이 있는지 논의하시오.

06 푸우병원은 다음과 같은 현금흐름을 가진 상호배타적인 투자안 A와 B를 고려중이다.

연도	투자안 A		투자안 B	
	투자금액	현재가치	투자금액	현재가치
0	−6,000		−6,000	
1	2,000	1,800	3,000	2,700
2	3,000	2,500	4,000	3,300
3	4,000	3,000	2,000	1,100

⇒ A, B 모두 목표회수기간은 2년, 목표 회계 이익률은 20%

1) 회수기간법을 이용해 각 투자안의 회수기간을 구하고 상호독립적인 경우 최적투자안을 선택하시오.

2) 평균수익률법을 이용하여 각 투자안을 평가하고, 상호독립적인 경우 최적투자안을 선택하시오. 단, 각 투자안은 내용연수 3년 동안 정액법으로 완전상각되는 것을 가정한다.

3) 순현재가치법을 이용한 각 투자안을 평가하고 상호독립적인 경우 최적투자안을 선택하시오.

4) 수익성지수법을 이용하여 각 투자안을 평가하고, 상호독립적인 경우 최적투자안을 선택하시오.

제8장 병원의 자본조달과 자본구조

이 장은 재무상태표의 대변에 존재하는 부분에 대한 분석으로써 병원에 필요한 자금을 어떻게 조달할 것인가에 대한 분석방법을 다룬다. 대변의 자금은 크게 부채와 자본으로 구성되어 있기 때문에 이들에 대한 조달방법과 구성내용, 그리고 이들의 적절한 규모 등에 대한 다양한 관리기법이 있다.

이때 의사결정의 기본이 되는 개념인 자본비용에 대한 개념도 추가적으로 기술하였다.

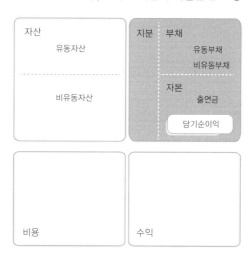

국가직무능력표준의 세분류인 병원행정 능력단위 '병원회계관리'의 학습모듈4 자금관리하기는 병원재무관리의 자본조달과 자본구조와 연결되는 것으로 본 장의 내용을 이해하면 업무에 충분히 적용이 가능하리라 사료된다.

병원에서 투자 결정이 이뤄진 후(혹은 순서가 바뀌어 조달 가능한 자본 내에서 투자가 이루어지기도 하지만) 자본을 조달하는 방법에는 크게 자기자본과 타인자본에 의한 방식이 있다〈그림 8-1〉. 자기 자본에는 설립자가 병원을 처음 설립했을 당시에 출연한 출연금을 비롯한 기부금 등과 병원 의료서비스를 제공하고 창출한 의료이익인 내부유보자금 등이 있다. 타인 자본에는 금융기관을 비롯한 개인 또는 외국 등으로부터 조달한 외부차입금과 외상매입금 등이 있다. 기타로 자본 조달의 방법으로는 감가상각비, 퇴직급여충당금전입액 등이 있다. 기타 자본 조달 방법의 경우 장부상으로 비용 처리되나 실제로 현금 지출이 발생하는 것이 아니므로 이들 비용을 자금 원천으로 포함해도 무방할 것이다.

그림 8-1 병원의 자본조달 원천

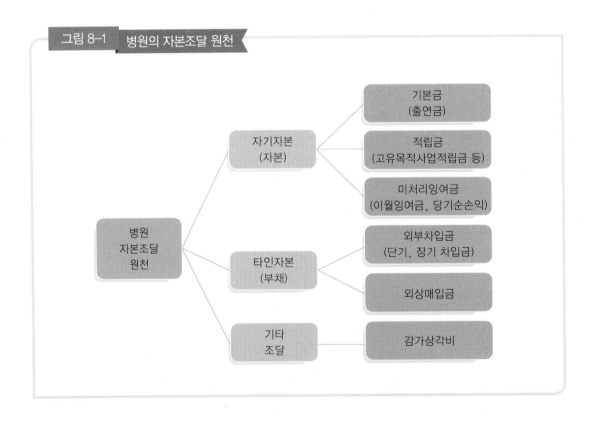

병원은 비영리기관으로써 현행 제도 하에서 주식 시장에서 주식 발행을 통한 자본조달이나 사채발행을 통한 자본조달은 어렵기 때문에 병원의 자본조달의 대부분은 설립자의 출연금과 외부차입금에 의존도가 높다. 또한 설립자의 재정능력에 한계 등으로 인해서 외부차입금에 대한 의존도는 더욱 높을 수 있다.

2절 자본비용

Hospital +
Accounting

일반적으로 우리가 어느 곳에 투자할 때 기준이 되는 것이 은행이자 일 것이다. 즉, 우리가 어떤 투자로부터 얻어야 할 최소한의 기대수익이 은행이자보다는 높기를 바랄 것이다. 그러나 우리가 어느 곳에 투자를 진행하던지 위험을 부담하고 있으므로 투자로부터 얻어져야 할 최소한의 기대수익은 은행금리뿐만 아니라 위험프리미엄도 추가 되어야 한다.

앞 장의 투자 결정에서도 마찬가지로 순현재가치가 0보다 큰 투자안을 채택하여야 하고, 투자안의 순현재가치는 미래의 현금흐름을 투자안의 위험도에 따른 할인율로 계산되는 것을 보았다.

이처럼 병원의 원활한 경영 활동을 위해서 새로운 투자가 지속적으로 이뤄져야하며, 이러한 투자에 따른 자금의 소요가 필요하다. 그러므로 병원이 필요로 하는 시기에 필요한 자금을 사용하기 위해서는 그에 따르는 대가를 지불하여야만 한다. 타인으로부터 자금을 차입하는 경우에는 약속한 이자를 지급하여야 하며, 자기자본으로 자금을 조달하는 경우에도 기회비용(opportunity cost)[35]이 고려되어야 한다.

---

35) 동일한 크기의 투자액을 자본시장에서 동일한 위험도를 갖고 있는 자산에 투자할 경우 얻어지리라고 예상되는 기대수익률이다.

제8장 병원의 자본조달과 자본구조 ● 259

1. 자본비용의 정의

자본비용(cost of capital)은 자금을 조달하기 위한 지급하여야 할 비용으로 인식되는 것이 일반적이다. 하지만 이것은 다른 측면에서 보면 투자된 자산으로부터 얻어져야 할 최소의 기대수익률로도 정의될 수 있다. 이처럼 자본비용은 기회비용의 성격을 갖는다. 즉, 자금의 사용에 따르는 비용으로 병원이 자본을 사용하는 대가로 자본제공자에게 지급하는 비용이라고 할 수 있다.

자본비용은 명시적(explicit cost)뿐만 아니라 암시적 비용(implicit cost)도 포함하고 있다. 예를 들어 금융기관에서 자금을 차입하는 경우에 이자를 지급하게 되는데 이를 타인자본에 대한 명시적 비용이라고 할 수 있다. 그러나 외상매입을 하는 경우에 금융기관처럼 이자를 지급하지 않지만 외상매입 기간이 길어져 대금지급 조건이 나빠지면 약품이나 진료재료 등의 구입난가 등이 높아질 우려가 있고, 최악의 경우에는 현금지급 또는 물품 공급을 중단하는 경우도 발생할 수 있는데 이러한 비용을 암시적 비용이라 할 수 있다.

자본비용은 자금을 조달하는 입장에서는 지급되어야 할 돈의 대가를 의미하지만, 자금을 제공하는 입장에서는 자금을 통해 벌어야 할 최소 기대수익율이다. 따라서 자본비용은 두가지 측면에서 검토할 수 있다.

먼저 최소기대수익율 관점에서 보면 측정하고자 하는 자산의 범주에 따라 병원의 총자본비용, 사업부별 자본비용, 투자안의 자본비용 등으로 구분한다.

병원의 총자본비용은(overall cost of capital of the hospital)은 병원의 자산 전체로부터 얻어져야 할 최소의 기대수익률이다. 병원자산 전체의 가치는 병원의 미래 기대이익흐름을 이 총자본비용으로 할인하여 구해진 현재가치이다. 따라서 적절한 총자본비용을 측정하는 것은 병원가치의 결정에 있어 매우 중요한 의미를 갖는다.

사업부의 자본비용(cost of capital of a division)은 병원의 일부를 구성하는 특정 사업부문의 자산으로부터 얻어져야 할 최소의 기대수익률이다. 사업부의 자본비용은 사업부의 성과를 평가할 때 최저기준으로 사용한다.

투자안의 자본비용(cost of capital of a project)은 어떤 투자안으로부터 얻어져야 할 최소의 기대수익률로서, 그 투자안의 미래 현금흐름을 할인하여 현재가치를 계산하는데 할인율로 사용된다. 따라서 적절한 투자안의 자본비용을 측정하는 과제는 자본예산결정에서 특히 중요한 의미를 갖는다.

다음으로 제공자입장에서 보면 자본비용은 병원에 조달된 자본에 대하여 자본의 제공자들에게 지급하여야할 돈의 대가이다. 부채를 사용하면 이자가, 자본을 사용하면 배당이라는 개념이 발생하는 것이다.

자본비용은 재무의사결정에서 매우 중요한 의사결정 기준이 된다. 즉 돈을 조달할 때는 지급해야 할 의무에 대한 기준이 되며, 돈을 제공하는 입장에서는 벌어들여야 할 최소한 수익률 기준이 되기 때문이다. 그런 의미에서 자본비용은 다음과 같은 병원의 재무결정에서 매우 중요한 기준으로 사용된다.

첫째, 자본비용은 병원의 투자결정을 정당화하기 위한 절사율(cutoff rate 또는 hurdle rate)로 이용된다. 병원이 투자안을 평가할 경우, 순현재가치에 의한 경우 미래의 순현금흐름을 자본비용으로 할인하여 투자안의 순현재가치를 계산하며, 내부수익률로 평가하는 경우에도 내부수익률이 자본비용보다 높을 경우에만 투자안이 채택된다.

둘째, 자본비용은 병원의 최적자본구조를 선택하기 위하여 이용될 수 있다. 병원이 소요자금을 조달할 때 부채나 자기자본 또는 부채와 자기자본 두 원천을 모두 사용할 것이다. 자금을 조달하는 여러 가지 대안을 검토할 경우, 자본비용을 가장 낮게 하는 자본구조를 선택하여 병원가치를 극대화하여야 한다. 최적자본구조에 대해서는 뒤 부분에서 자세하게 설명하게 될 것이다.

셋째, 병원 전체 또는 사업부의 성과평가의 기준으로 사용할 수 있다. 병원 전체 또는 특정 사업부문의 경영성과가 양호한 것인지를 판단하는 기준으로 활용할 수 있다.

2. 총자본비용

총자본비용(overall cost of capital)은 병원의 경영위험과 부채의 법인세 절약효과 및 기타의 몇 가지 요인을 반영한다. 경영위험이 큰 병원의 청구권자들은 더 많은 위험프리미엄을 요구할 것이며, 따라서 총자본비용도 더 커질 것이다. 병원이 자체 적립금으로만 자본을 조달하였다면 병원의 총자본비용은 무위험수익률과 경영위험의 대가만으로 이루어지게 된다.

총자본비용을 결정하는데 중요한 고려 대상이 바로 부채의 법인세절감효과이다. 부채에 대한 지급이자는 법인세 계산에서 손금으로 처리된다. 그러므로 부채를 많이 사용할수록 법인세 절약효과는 증가하며, 그 결과 병원의 총자본비용은 낮아진다.

법인세를 고려할 때와 고려하지 않았을 때의 총자본비용의 차이를 다음의 예를 통해서 알아보도록 하겠다.

푸우병원은 부채가 6억 원과 자기자본 4억 원, 총자산 10억 원으로 이루어져 있다. 병원의 부채는 영속적으로 이용가능하며 이자율은 12%이며, 병원이 재투자를 위한 적립금을 모으기 위한 최소한의 기대수익률은 21%로 가정한다. 푸우병원의 자산 전체로부터 얻어져 할 총자본비용은 법인세에 따라 다음과 같은 차이를 보여준다〈표 8-1〉. 또한 법인세율은 30%로 가정한다.

푸우병원의 재무상태표

자 산	10억	부 채	6억
		자 본	4억

표 8-1 　법인세를 고려하지 않을 때 자본 비용과 법인세를 고려할 때 자본비용

(단위 : 천만 원)

법인세 고려하지 않을 때(A)		법인세를 고려할 때(B)	
기대의료이익	15.6	기대의료이익	19.2
− 지급이자	7.2 (= 6억×0.12)	− 지급이자	7.2
		납세전 이익	12
		법인세	3.6
기대순이익	8.4 (= 4억×0.21)	기대순이익	8.4

A처럼 법인세가 존재하지 않는다고 가정하면 푸우병원의 자산 전체로부터 의료이익이 15.6천만 원이 얻어져야 채권자들에게 지급이자 7.2천만 원(=6억×0.12)을 지급한 후에 병원이 기대하는 수익률 21%인 8.4천만 원을 만족시킬 수 있을 것이다. 즉, 푸우병원의 총자본비용은 15.6%가 된다.

B처럼 법인세를 고려하는 경우에 병원의 총자본비용은 다르게 고려된다. 푸우병원의 자산 전체로부터 얻어져야 할 최소의 기대수익률은 채권자 및 주주의 요구수익률을 만족시켜주는 수준에서 결정된다. 법인세가 존재하는 경우에도 푸우병원은 채권자들에게 매년 7.2천만 원의 지급이자와 8.4천만 원의 기대순이익흐름을 가져야한다. 따라서 자산 전체로부터 얻어져야 할 기대소득인 기대의료이익흐름이 19.2천만 원이 얻어져야 7.2천만 원의 지급이자를 지급하고 3.6천만 원의 법인세로 납부한 후에 8.4천만 원의 기대순이익을 얻을 수 있다. 따라서 법인세 지급전 기준으로 자산 전체로부터 얻어져야 할 기대수익률은 19.2%(=19.2천만 원÷10억 원)이다.

그러나 우리는 이 19.2%를 병원의 총자본비용이라고 하지 않는다. 일반적으로 병원의 자본비용은 병원의 자산가치 총액에 대하여 법인세지급 후 기대의료이익이 어느 정도 얻어져야 할 것인가를 기준으로 측정한다. 따라서 병원의 총자본비용은 다음과 같이 계산한다.

$$k_0 = \frac{(1 - T_c)E(O)}{V} \qquad (8\text{-}1)$$

k_0 : 총자본비용

T_c : 법인세율

E_O : 기대의료이익

V : 병원가치

따라서 푸우병원의 총자본비용은 위의 식(8-1)의 정의에 따라 계산하면 13.44%가 된다. 이 총자본비용 13.44%는 법인세 지급후 기준으로 계산한 원천별 자본비용의 가중평균과 같다. 이 점은 다음과 같은 계산을 통하여 쉽게 알 수 있다.

병원의 입장에서 볼 때 이자지급액은 법인세 계산에서 손금으로 계산되므로 법인세절감 효과를 갖는다. 따라서 부채의 자본비용은 다음과 같이 계산된다(식 8-2 참조).

$$부채의\ 자본비용\ =\ (1 - 0.3) \times 0.12 = 0.084$$

자기자본의 자본비용은 21%이다. 부채와 자기자본의 각각의 구성비는 0.6과 0.4로 가중평균한 값은 다음과 같이 계산된다(식 8-3 참조).

$$가중평균자본비용\ =\ (0.6 \times 0.084) + (0.4 \times 0.21)\ =\ 0.1344$$

3. 원천별 자본비용과 가중평균자본비용

앞에서 병원의 총자본비용이 각 자본조달원천별 자본비용을 가중평균하여 계산한 가중평균자본비용(weighted average cost of capital : WACC)과 같다는 것을 살펴보았다. 따라서 병원의 총자본비용을 구하기 위해서는 먼저 원천별 자본비용을 추정하고, 다음으로 원천별 자본비용을 가중평균하는 과정을 이뤄진다.

가. 원천별 자본비용

부채에 대한 자본비용을 구하는 방식은 병원이나 일반기업에 차이가 없다. 부채는 만기일까지 약정된 시기에 일정한 이자를 지급하고 만기일에 원금을 상환하여야 하는 자본조달원천으로 법인세절약효과에 따른 부채의 자본비용은 이자율보다 낮다. 따라서 영속적으로 사용할 수 있는 부채의 자본비용은 다음과 같이 이자율에 (1-법인세율)을 곱하여 구해진다.

$$k_i = (1 - T_c)i \qquad\qquad (8\text{-}2)$$

k_i : 부채의 자본비용

T_c : 법인세율

i : 표면금리

자기자본의 자본비용을 구하는데 있어서는 병원과 일반 기업 사이에 차이가 있다. 일반 기업에서 자기자본(equity)은 기업소유자의 청구권을 말한다. 그러나 병원에는 청구권을 행사할 수 없다. 자기자본은 자본금, 이익잉여금, 자본준비금 등과 같은 다양한 항목으로 이루어져 있지만 기업에서 자기자본의 가치는 시장가치인 1주당 주가로 계산된다. 그러나 병원의 경우에는 주식 발행이 되지 않기 때문에 현재로써는 병원의 경영진이 기대하는 수익률을 기초로 하여 자본비용을 고려할 수밖에 없다.

나. 가중평균자본비용

부채의 자본비용, 자기자본비용 등과 같은 원천별 자본비용이 측정되면 병원의 총자본비용은 쉽게 얻어질 수 있다. 이들 원천별 자본비용을 각 자본조달원천의 구성비로 가중평균하여 계산한 가중평균자본비용이 병원이 구하고자하는 총자본비용이다.

일반적으로 가중평균자본비용은 다음과 같이 계산된다.

WACC = (부채구성비 × 부채 자본비용)+(자기자본구성비 × 자기자본 자본비용) (8-3)

원천별 자본비용이 구해졌더라도 적절한 가중평균자본비용을 계산하는 것이 그리 쉽지는 않다. 특히 각 자본조달원천의 구성비를 어떻게 구하느냐 하는 문제가 발생한다. 현재 시점에서 병원채가 발행되지 않고 있지만 가까운 장래에 발행 가능성을 배제할 수 없다. 그런 경우에 병원채의 장부가치와 시장가치 사이에 차이가 있을 수 있다. 이런 경우에 어느 쪽으로 구성비를 결정한 것인지도 고민스러워진다. 이러한 문제점에 대한 대안으로 모디글리아니와 밀러는 목표자본구조를 기준으로 할 것을 주장하였다. 자본비용은 미래에 얻어져야 할 최소의 기대수익률이므로 현재 어떻게 자본이 조달되고 있는가보다는 미래에 어떤 원천으로부터 자본이 조달될 것인가가 더 중요한 의미를 갖고 있기 때문에 미래의 자본조달원천의 구성을 나타내는 목표자본구조를 기준으로 가중평균자본비용을 계산하는 것이 더 타당 할 수 있다.

3절 리스 금융

1. 리스의 분류

리스(lease)란 자산을 임대하고 임차하는 계약이다. 일정 기간 임차인이 임대인에게 자산의 사용권을 얻고 그에 대한 사용료를 내는 것이다. 이 때 사용료를 리스료라고 한다. 리스의 가장 대표적인 예는 자동차 리스인데, 자동차가 필요할 때 구입하지 않고, 리스회사에서 빌리고 매달 일정 금액을 납부하는 방법이다. 리스는 돈을 차입하고 자산을 구입한 후 매달 일정금액 상환하는 것과 다를 바 없기 때문에 자본조달의 한 형태로 볼 수 있다.

리스는 운용리스와 금융리스로 구분할 수 있는데, 구분 기준은 누구의 자산으로 인식하는가이다. 임대인(leaser)의 자산으로 인식하고 임차인(leasee)이 사용료만 내는 것이라면 운용리스, 임차인의 자산으로 인식하고 임차인이 감가상각비를 계상할 수 있으면 금융리스이다. 즉, 금융리스는 할부구입과 거의 같다고 볼 수 있다.

이러한 구분은 계약의 형식보다는 거래의 실질에 따라 분류한다. 다음에 예시한 경우 중

하나 또는 그 이상에 해당하면 일반적으로 금융리스로 분류한다.

(1) 리스기간 종료시 또는 그 이전에 리스자산의 소유권이 리스이용자에게 이전되는 경우

(2) 리스실행일 현재 리스이용자가 염가매수선택권을 가지고 있고, 이를 행사할 것이 확실시 되는 경우

(3) 리스자산의 소유권이 이전되지 않을지라도 리스기간이 리스자산 내용연수의 상당부분을 차지하는 경우

(4) 리스실행일 현재 최소 리스료를 내재이자율로 할인한 현재가치가 리스자산 공정가치의 대부분을 차지하는 경우

(5) 리스이용자만이 중요한 변경 없이 사용할 수 있는 특수한 용도의 리스자산인 경우

앞의 예에 해당되지 않을지라도, 다음 경우 중 하나 또는 그 이상에 해당하면 금융리스로 분류될 가능성이 있다.

(1) 리스이용자가 리스를 해지할 경우 해지로 인한 리스제공자의 손실을 리스이용자가 부담하는 경우

(2) 리스이용자가 잔존가치의 공정가치 변동에 따른 이익과 손실을 부담하는 경우(예를 들어 리스종료시점에 리스자산을 매각할 경우 얻을 수 있는 수익을 보장하도록 리스료가 조정되는 경우)

(3) 리스이용자가 염가갱신선택권을 가지고 있는 경우

리스는 리스 실행일에 분류된다. 만약 리스기간 중 리스의 양 당사자가 리스 재계약이 아닌 형태로 최초의 리스조건의 변경에 합의하였고, 처음부터 변경된 조건으로 계약하였다면 리스의 분류가 최초의 분류와 다르게 분류되었을 경우도 있다. 이 때에는 리스조건의 변경 전까지는 분류 변경전 리스에 따라 회계처리하고, 리스조건의 변경 후부터 잔여리스기간 동안은 분류 변경된 리스에 따라 회계처리한다. 예를 들면, 리스조건의 변경으로 운용리스에서 금융리스로 리스의 분류가 변경된 경우가 있다. 이 때에는 리스조건 변경 전까지는 운용리스로 회계처리하고, 리스조건 변경 후부터 잔여리스기간 동안은 금융리스로 회계처리한다. 그

러나 추정의 변경(예 : 리스자산의 내용연수 또는 잔존가치에 대한 추정의 변경), 상황의 변경(예 : 리스이용자의 지급불능상황) 또는 조정리스료의 발생은 기존리스의 분류 변경을 초래하지 않는다.

2. 자산 구입과 리스의 장단점 비교

병원에 필요한 자산을 구입할 것인가 아니면 리스로 임대할 것인가는 병원의 재무관리 상 중요한 의사결정 중의 하나이다. 구입을 하게 되면 자산 구입을 위한 목돈이 들어가게 되며, 구입 후에는 감가상각비라는 형식으로 매년 비용처리하게 된다. 하지만 리스를 하게 되면 리스료를 매년 내게 된다. 따라서 구매와 리스의 장단점을 비교하기 위해서는 리스료와 구입을 위해 조달한 자금의 자본비용을 비교하여 보다 효율적인 방법을 결정해야 한다. 이때 크게 영향을 미치는 부분이 세금이다.

자산을 구입하게 되면 크게 세금 상에서 공제되는 비용은 감가상각비와 구입융자 중의 이자부분이다. 즉 2가지 비용은 비용처리되기 때문에 그만큼 세금절감효과를 가질 수 있다. 이에 반해 리스하는 경우에는 리스료라는 비용으로 처리되고, 그 비용만큼 세금절감효과가 있다. 이때 두가지 방법의 비용절감효과를 비교하기 위해서는 세금공제라는 부분에 관심을 두고 그 효과를 검토하여야 한다. 예를 들어 자동차의 경우에 구입의 경우는 이자와 감가상각으로 내구년수인 5년간 처리가능하지만, 리스의 경우는 리스료 전체에 대해 리스기간(3년)동안 비용처리가 가능하다.

이러한 세금공제 효과 외에도 다음과 같은 차이가 있다. 첫째, 리스의 장점은 매달 내는 비용이 적으며, 급변하는 의료기기와 같은 자산을 쉽게 대체할 수 있다는 점, 그리고 새로운 장비이기 때문에 관리유지비가 적게 든다는 점 등을 들 수 있다. 하지만 단점으로는 구입 시에 발생하는 감가상각비에 비하여 더 많은 금액을 지급해야 한다는 점, 기간이 되어 반납 시에 손상 등을 이유로 더 많은 비용을 물 수 있다는 점이다.

리스 계약시 매달 지급하는 리스료 금액을 결정할 때 주로 리스기간, 이자율, 그리고 리스 만기 후의 재구입가격 만을 고려하게 되는데 실제로 더 중요 한 것은 구입 가격과 리스가격을 비교해 보는 것이다. 즉 의료기기를 구입한다는 가정 하에 흥정을 하여 구입할 수 있는 가격과 리스할 때에 지급해야 할 구입가격을 비교하다 보면 적절한 리스를 했는지를 비교할 수 있게 된다.

4절 자본구조

우리는 앞에서 자본조달원천과 조달된 자본에 따른 비용에 관한 내용을 살펴보았다. 조달된 원천에 따라서 자본비용에 차이가 있음을 알 수 있었다. 그러므로 병원의 가치를 극대화할 수 있는 자본구조를 찾는 것이 중요하다.

자본구조(capital structure)는 병원에서 부채와 자기자본의 구성을 의미한다. 즉, 자본구조 결정은 병원이 필요한 장기자본을 조달하기 위하여 자본조달원천을 어떻게 결합할 것인가에 관한 의사결정으로 병원의 가치를 극대화할 수 있는 최적자본구조를 선택하는데 목적을 둔다. 흔히 병원의 자본구조는 부채비율(debt ratio)에 의해 측정된다.

부채사용으로 인한 긍정적인 레버리지 효과(부채의 수익증대효과)만이 발생한다면 모든 병원들이 투자액의 거의 모두를 부채로 조달하려 할 것이다. 그러나 부채이용은 법인세 절감효과 있어 자기자본비용보다 저렴한 점은 있지만 재무위험(financial risk)의 증가라는 대가를 치루어야만 한다. 따라서 자본구조의 핵심은 저렴한 타인자본이용으로 인한 비용 상의 이득과 타인자본을 이용함으로써 발생할 수 있는 재무적인 위험으로 인한 손실을 비교하는 것이 중요하다.

병원이 자본조달의 원천인 자기자본과 부채의 구성비율의 조합하는 과정에서 자기자본의 기회비용과 부채의 기회비용은 서로 다르기 때문에 이러한 조달원천의 구성비율에 따라 병원의 가치를 측정하는 데 필요한 할인율인 가중평균자본비용에 변화를 가져올 수 있다. 병원(기업)가치는 다음과 같이 평가되기 때문에 이러한 할인율의 변화는 기업가치의 변화를 가져온다.

$$\text{기업가치(V)} = \text{미래현금흐름(Cash Flow)} / \text{가중평균자본비용(WACC)}$$

자본구조에 대한 이론은 크게 자본구조의 변화와 할인율의 변화가 없다고 보는, 즉 기업가치가 관련이 없다고 보는 무관련이론과 자본구조의 변화는 할인율에 영향을 미치며 따라서 최적자본구조(optimal capital structure)가 존재한다고 보는 관련이론으로 나뉜다.

1958년 모디글리아니와 밀러(Modigliani and Miller : MM)의 논문이 발표되기 전까지는 타인자본의 적절한 사용으로 기업의 가치를 높일 수 있으며, 기업의 가치를 극대화하는 최적자본구조가 존재한다고 기업의 경영자들이나 학자들은 믿어왔다. MM은 그들의 논문에서 완전시장 가정하에서 기업이 어떤 자본구조를 선택한다 하더라도 그것은 기업 가치와 무관하다고 주장하였다. MM이 자본구조 무관련이론(capital structure irrelevancy)을 주장하면서 설정한 가정으로는 첫째, 완전자본시장(perfect capital markets) 둘째, 동질적 위험등급(homogeneous risk class) [36] 셋째, 무위험부채(riskless debt) 넷째, 정태적 기업과 동질적 예상(homogeneous expectations) [37] 다섯째, 법인세 및 개인소득세 무시 등의 가정을 설정하였다.

하지만 병원산업에서는 MM이론과 같은 조건이 갖추어져 있지 않기 때문에 일반적으로 병원의 가치를 극대화하기 위해서는 부채와 자본을 적절히 구성하는 것이 중요하다고 인식되고 있다. 즉, 부채수준이 낮은 경우에는 부채사용에 의한 이익이 부채에 따른 비용을 초과할 것이고, 부채비율이 점차 높아지면 부채사용의 비용이 이익을 초과하게 될 것이다. 이러한 이론중의 하나가 자본구조의 정태적 이론이다.

자본구조의 정태적 이론은 최적 자본구조가 부채에 의한 한계이익인 세금혜택이 한계비용인 파산비용과 같아지는 점에서 결정된다고 설명하는 것이다. 따라서 어떤 비율이 구성이 최적인가 하는 것은 다음과 같은 개념을 이용하여 계산할 수 있다. 정태적 이론에 의하면 기

---

36) 동질적 위험등급의 가정은 기업들을 동일한 경영위험을 갖는 집단으로 구분할 수 있다는 가정이다.

37) 정태적 기업의 가정은 기대영업이익과 경영위험이 매기 일정하다는 가정이다.

업 가치는 초기에 상승하다가 부채비율이 과도하게 되면 하락하기 시작한다〈그림 8-2〉.

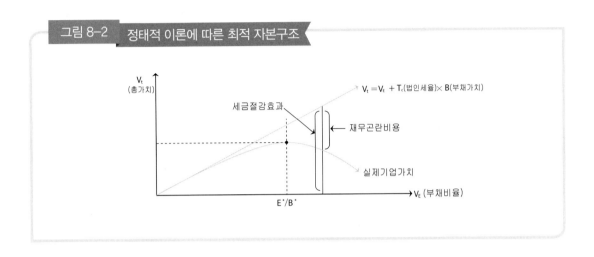

그림 8-2 정태적 이론에 따른 최적 자본구조

V_t : 총 가치

V_E : 부채비율

T_c : 법인세율

B : 부채가치

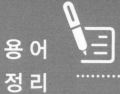
- ❖ 기회비용(opportunity cost)

- ❖ 자본비용(cost of capital)

- ❖ 명시적 비용(explicit cost)

- ❖ 암시적 비용(implicit cost)

- ❖ 총자본비용(overall cost of capital)

- ❖ 절사율(cutoff rate, hurdle rate)

- ❖ 가중평균자본비용(weighted average cost of capital : WACC)

- ❖ 리스(lease)

- ❖ 자본구조(capital structure)

- ❖ 부채비율(debt ratio)

- ❖ 재무위험(financial risk)

- ❖ 최적자본구조(optimal capital structure)

- ❖ 완전자본시장(perfect capital markets)

- ❖ 무위험부채(riskless debt)

- ❖ 동질적 위험등급(homogeneous risk class)

01 자본비용의 정의를 설명하시오.

02 총자본비용을 원천별 자본비용으로 구분하여 설명하고, 가중평균자본비용을 설명하시오.

03 푸우병원의 자본구조는 다음과 같다. 다음의 경우 법인세가 있는 경우와 없는 경우를 구분하여 총자본비용(가중평균자본비용)을 구하시오. 단, 법인세는 25%, 이자율 10%, 기대수익률 15%로 가정한다.

자　산	20억	부　채	15억
		자　본	5억

04 무부채병원의 가치가 10억원인 경우, 5억원의 부채를 사용하는 푸우병원의 가치는 얼마나 될까? 단, 법인세는 30%, 무부채병원의 자본비용은 10%, 푸우병원의 목표자본구조는 1/2이다.

제9장 병원의 운전자본관리

　이 장은 재무상태표의 차변에 존재하는 유동자산과 대변에 존재하는 유동부채에 대한 관리기법을 소개하고자 한다. 유동자산과 유동부채는 기본적으로 유동성이 강하기 때문에 그 존재가 수시로 변화한다. 즉, 각 자산이 쉽게 존재하였다가 동시에 쉽게 사라지는 특성을 가지고 있다. 따라서 운전자본관리의 핵심은 유동성을 잘 관리하여 자산을 너무 많게도, 또는 너무 적게도 갖고 있지 않도록 관리하는 것이다. 따라서 각 자산을 어느 정도 가지고 있는 것이 적절한지에 대한 판단과 운전자본의 흐름에 대한 관리방법에 초점을 맞추어야 한다.

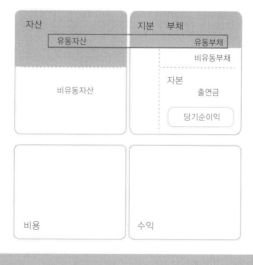

국가직무능력표준 세분류 병원행정의 능력단위 병원구매관리 중 학습모듈4 재고관리하기는 본서의 제4장의 재고관리와 본장의 재고자산관리를 참고하면 업무의 효율을 가져올 것으로 사료된다.

기업에서 매출액을 증가시키기 위한 방법의 하나로 외상판매정책을 완화하는 것이다. 그러나 병원의 경우에는 기업의 외상판매정책과 개념은 다르지만 비슷한 성격을 갖고 있는 것이 있다. 바로 진료비의 상당액이 제3자 보험자 단체로부터 지급되는 보험료이다. 병원의 입장에서는 건강보험이 도입되기 이전보다 고객인 환자가 증가를 하였지만 보험자 단체로부터 보험료를 받을 때까지 상당기간의 시간이 걸리기 때문에 병원에서는 건강보험이 도입이전보다 재고자산을 증가시키기거나 기타 자금의 필요성으로 인해 추가적인 자금이 필요하게 된다. 또한 증가된 미수금관리도 해야 한다. 이처럼 유동성 강한 자산이나 부채를 통틀어서 운전자본(working capital)이라고 한다.

운전자본에는 현금 및 비교적 짧은 기간 내에 현금으로 전환될 수 있는 유가증권, 매출채권, 재고자산 등을 포함하는 유동자산총액으로 총운전자본(gross working capital)과 유동자산에서 유동부채를 뺀 금액을 의미하는 순운전자본(net working capital)이 있다.

운전자본은 의료수익의 변동에 따라서 변화하는지 여부에 따라 고정적 운전자본과 변동적 운전자본으로 나누어진다. 고정적 운전자본(permanent working capital)은 의료수익의 계절적 변동이나 순환적 변동에 관계없이 고정적으로 투자되는 운전자본이고, 변동적 운전자본(temporary working capital)은 의료수익의 계절적 · 순환적 변동 때문에 증감하는 운전자본을 말한다.

일반적으로 운전자본은 유동성이 강하기 때문에 유입과 유출이 빠르게 나타난다. 따라서 운전자본관리의 핵심은 빠르게 변화하는 운전자본을 잘 관리하여 부족하거나 남지 않도록 관리하는 것이다. 아래 그림은 병원에서 발생하는 운전자본들의 상호흐름을 기간의 개념으로 변화과정을 표현한 것이다.

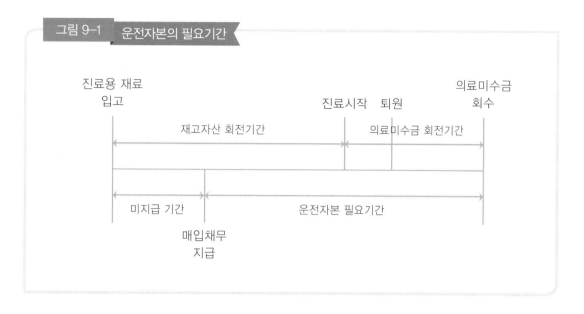

그림 9-1 운전자본의 필요기간

미래의 현금흐름을 정확하게 예측할 수 있다면 병원에서 운전자본의 중요성은 높지 않을 것이다. 그러나 현실적으로 미래의 현금흐름을 정확하게 예측하는 것은 어렵다. 그러므로 운전자본관리를 어떻게 하느냐에 따라서 병원의 수익이나 경영활동을 안정적으로 가져올 수 있을지 없을지가 결정 된다. 예를 들어, 병원이 유동성부족으로 도산이 되거나 약품이나 진료용 재료의 부족으로 진료행위가 중단되는 사태가 발생함으로 인해 병원 경영에 막대한 지장을 초래하게 될 수 있다. 반면에 병원이 유동자산을 과도하게 보유하게 되면 수익성을 저하시킬 우려가 있다.

1. 운전자본 보유의 필요성

병원에서 생산력을 주로 발휘하는 자산은 기계, 설비, 건물, 토지, 특허권 등과 같은 고정자산이다. 따라서 병원가치 극대화를 위해서는 현금, 예금이나 매출채권 또는 재고자산과 같은 유동자산을 가능한 적게 보유하려 한다. 만일 실물시장과 금융시장이 완전시장이므로 진료와 처치를 위한 요소의 조달이 즉각적으로 이루어질 수 있고, 진료와 동시에 의료수익이 현금으로 회수되고, 병원과 개인 사이에 이자율의 차등이 존재하지 않는 시장이라면 운전자본을 보유할 필요가 없다. 그러나 현실에서는 이러한 완전시장이 존재하지 않기 때문에 다음과 같은 이유로 운전자본을 보유해야만 한다.

첫째, 거래비용이다. 병원이 유동성이 낮은 자산을 현금으로 응급하게 전환하는 경우에는 높은 거래비용을 부담해야 한다. 이런 거래비용을 회피하기 위하여 적당한 양의 현금 또는 준현금 자산을 보유하고 있어야 한다.

둘째, 시간적 지체이다. 병원이 진료를 하고 진료비(의료미수금)를 회수하는데 상당한 시간적 지체가 존재하기 때문에 각종 재고자산(약품, 진료용 재료 등)과 현금과 같은 운전자본은 보유하게 된다.

셋째, 재무적 곤경의 비용이다. 비유동자산보다 유동자산이 수익성은 낮지만 채무의 지급에 쉽게 동원될 수 있으므로 재무적 곤경의 가능성을 줄여주는 역할을 한다.

넷째, 차입이자율의 차이이다. 병원이나 기업에서 외상판매가 광범위하게 이루어지는 것은 소비자보다 공급자 사이에 차입이자율의 차이가 존재하기 때문이다. 만일 차입이자율에 차이가 없다면 고객들은 은행에서 자금을 빌려 현금으로 구입하려고 하지 외상으로 물건을

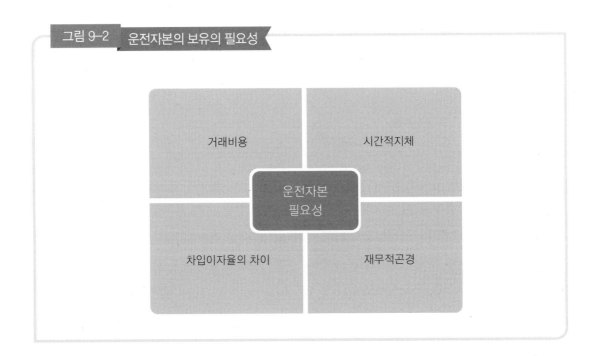

그림 9-2   운전자본의 보유의 필요성

거래비용

시간적지체

운전자본
필요성

차입이자율의 차이

재무적곤경

사려하지 않을 것이다. 그러나 공급자가 고객보다 낮은 이자율로 자금을 조달하는 경우 외상 거래는 낮은 이자율로 신용을 제공하는 것과 동일한 효과를 가져다주므로 공급자와 고객 모두에게 유리한 효과를 가져다 준다. 이러한 차입이자율의 차이가 클수록 고객이 외상매입하려는 유인이 더 커지고 병원의 외상매출(의료미수금)은 증가하게 된다.

재무담당자에게 있어서 자본조달 결정이나 투자의사결정 등의 업무는 대규모 자본과 관련된 부분으로 자주 발생하지 않지만 운전자본과 관련된 업무는 하루에도 수시로 발생하기 때문에 가장 많은 시간을 투자해야 한다. 또한 운전자본관리는 병원의 의료수익, 각종 운영비용 및 이자비용 등의 수준을 결정함으로써 병원의 수익력에 중요한 영향을 미치게 된다. 또한 병원이 보유한 총자산의 1/3정도가 유동자산에 투자되어 있으므로 병원자산의 효율적 운용을 위해서는 유동자산에 대하여 충분한 주의를 기울여야 한다.

운전자본관리는 중소병원에서 특히 중요하다. 중소병원들이 리스나 할부구입 등을 이용하여 비유동자산에 투자지출을 줄일 수 있지만, 현금, 매출채권 및 재고자산 투자는 회피할 수 없다. 또한 중소병원은 금융시장에서 거액의 장기자본조달을 하는데 한계가 있으므로 매입채무나 단기차입금과 같은 유동부채에 크게 의존하지 않을 수 없다. 따라서 유동자산의 상대적 중요성은 중소병원에서 더 크다고 할 수 있다.

유동자산 투자액과 의료수익 사이에는 밀접한 관련성이 존재한다. 의료수익이 증가할수록 유동자산의 크기는 증가한다. 즉, 의료수익의 증가는 현금잔고 및 재고자산의 크기에도 직접적인 영향을 미치기 때문에 재무관리 담당자는 의료수익의 변동이 예상될 때 그것이 유동자산 투자액에 미치게 될 영향과 소요자금을 예측하여야 할 것이다.

2. 운전자본조달

비유동자산은 점진적으로 증가 추세를 보여주지 급격히 변동하지는 않는다. 그러므로 비유동자산은 의료소비의 변동과 직접적으로 비례하여 변동되는 것이 아니므로 대부분은 장기자본으로 조달하는 것이 보통이다. 그러나 유동자산은 의료소비의 변동성에 따라서 증감을 가져올 수 있다.

극단적으로 계절적 의료수요가 변동하는 병원이라 할지라도 유동자산을 전혀 없는 상태로 운영 할 수는 없다. 즉 어느 정도의 상시 재고자산과 현금 및 준현금이 있어야 하는데 이것을 고정적 유동자산(permanent current assets)이라고 한다. 반대로 의료수요에 따라 변동되는 유동자산을 변동적 유동자산(fluctuating current assets)라고 한다.

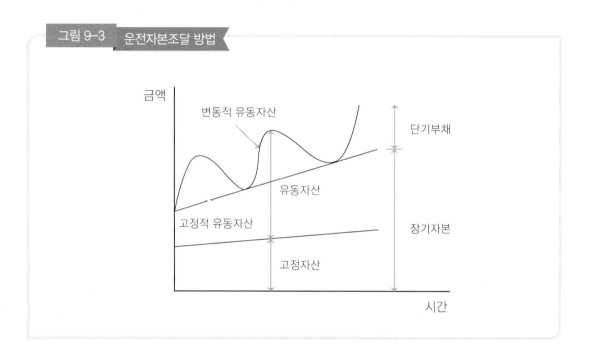

그림 9-3   운전자본조달 방법

〈그림 9-3〉에서 보는 것과 같이 변동적인 자금수요는 단기신용으로 조달하고, 장기적인 자금수요(고정자산+고정적 유동자산)는 장기자본(자기자본+고정부채)으로 조달하는 것을 헤징방법(hedging approach)에 의한 운전자본조달이라고 한다[38]. 즉 취득하고자 하는 자산의 만기와 동일한 만기를 갖는 부채로 필요한 자본을 획득함으로써 유동자산의 변동과 유동부채의 변동을 거의 일치시키는 전략이다. 이러한 방법은 유휴자금이나 긴급자금을 갖지 않아

---

38) 일반적으로 단기자본에 대한 자본비용이 장기자본에 대한 자본비용보다 비싸다고 생각할 수 있으나, 정상적으로는 단기자본의 자본비용이 장기자본의 자본비용보다 싸다. 왜냐하면 장기자본의 경우는 기간에 대한 위험이 자본비용에 추가로 포함되기 때문이다.

도 되고 적절한 수익성과 위험을 보유하게 되는데 비하여 돌발사태가 발생하였을 때 지급능력을 상실할 위험이 있으며, 자금을 필요할 때마다 조달해야 하므로 자금관리가 복잡한 단점이 있다.

단기 채무에 대한 지급불능 위험을 없애기 위한 보수적 방법(conservative approach)이 있다. 고정자산과 고정적 유동자산뿐만 아니라 변동적 유동자산의 일부를 장기자본으로 조달하여 높은 유동성을 유지하는 정책이다. 이러한 보수적인 정책은 병원의 지급불능위험을 작게 한다. 반면에 투자수익률이 낮은 유동자산을 필요 이상으로 많이 보유함으로써 병원의 수익성에는 역효과를 가져올 수 있다.

보수적인 방법과 대비되는 적극적 방법(aggressive approach)은 유동자산을 획득하는데 소요되는 자금의 많은 부분을 단기자본으로 조달하는 것이다. 즉 단기자금은 단기부채로서 조달하며, 장기적으로 필요한 자금은 장기자본으로 조달하려는 정책이다. 단기자본의 금융비용은 일반적으로 장기자본보다 낮아서 다른 요인이 동일하다면 병원의 수익성이 높아질 수 있다. 그러나 과대하게 단기차입을 할 경우 이 단기신용을 계속적으로 유지하지 못할 때에는 단기지급능력이 약화되어 도산될 위험성도 동시에 증가하게 된다.

앞에서 설명한 운전자본의 조달방법 중 어느 것을 선택할 것인가는 각 병원의 상황에 따라서 종합적인 분석하여 재무관리자들이 판단해야 할 것이다.

2절 | 현금관리

1. 병원의 현금관리

앞에서 현금흐름(cash flow)에 대해서 많이 언급하였다. 현금흐름은 일정기간 동안에 유입된 현금가치에서 지출된 현금가치를 차감한 것이다. 현금유입과 현금유출을 구성하는 항목은 매우 다양하고 복잡하다. 따라서 현금유입과 현금유출의 각 항목이 언제 얼마만큼의 크기로 발생할 것인가에 대해서 세심한 주의를 기울여야 한다.

여기에서 우리가 현금흐름 즉, 현금을 강조하는 것은 회계적 이익과 현금흐름 사이에 차이가 있기 때문이다. 회계적 이익은 비용과 수익의 기간대응이라는 원칙을 중요시한다. 따라서 실제로 현금의 수입과 지출이 발생한 기간이 아닌 다른 기간에 비용과 수익이 발생한 것으로 인식하여 이익을 계산하기도 한다. 그러나 현금흐름에서는 인위적 인식기준을 배제하고 어떤 시기에 어느 정도의 현금 유입과 유출이 발생하였는가를 중시한다. 예를 들어 의료장비를 구입할 때 현금 지출이 발생하는데, 회계적 거래에서는 자산을 취득한 시기에 비용이 발생한 것으로 인식하지 않고 회계기간마다 감가상각비가 발생한 것으로 인식하여 이익에 영향을 미친다. 그러나 현금흐름에서는 현금이 지급되었기 때문에 현금유출로 인식하는 것이다.

현금은 여러 가지 현금지출을 대하여 즉각적인 지급수단으로 보유하고 있다. 현금의 경우 비수익성 자산이기 때문에 효과적인 관리가 필요하다. 따라서 현금관리(cash management)는 자금이용을 원활하게 하면서도 현금이 보유에 다른 기회비용을 최소화하는데 그 목적을 둔다. 이를 위하여 최적의 현금잔고를 유지하고 적절한 현금의 수납과 지출방법을 설계하여 적용하는 것이 현금관리의 중요한 과제가 된다.

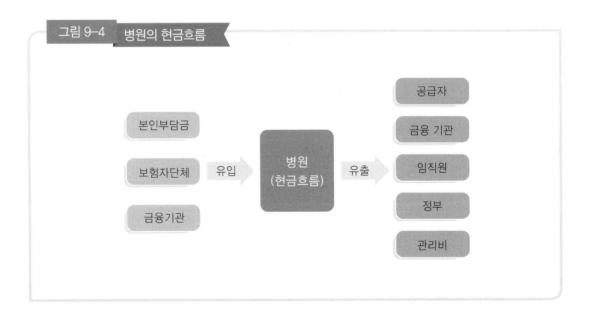

그림 9-4　병원의 현금흐름

현금은 지폐·주화를 말하는데 은행의 당좌예금도 현금에 포함된다. 지폐와 주화는 비교적 소액의 지출에 대비하여 보유하고 있으며, 거액의 지출은 당좌예금 등을 통하여 결제한다.

병원에 투자된 모든 자산은 직접 이익을 발생시키는 자산(income bearing assets)이지만 현금은 직접 이익을 발생시키지 않는 자산(non income bearing assets)이다. 즉, 현금이외의 자산은 직접 경영이익을 얻기 위해 투자되며, 그 결과 이익을 초래하기도 하고 손실을 볼 수도 있다. 그러나 현금은 투자이익이 직접 없는 동시에 손실도 보지 않는 즉각적인 지급수단으로 위험 없는 자산(risk free assets)이다. 현금은 이익도 손실도 발생하지 않지만 자금을 조달할 때는 금융비용이 발생되며, 현금을 과대 보유하고 있는 경우에는 유휴자산이 많은 것과 같다.

병원이 경영활동에 필요한 각종 자산인 토지, 건물, 의료장비, 진료용 재료, 약품을 구매하거나 인건비, 관리비를 지급하고 세금을 납부하는데도 현금이 있어야 한다. 또한 가까운 미래에 부채를 상환하기 위해서도 현금을 보유해야 한다. 그러나 유동성에 너무 치중하여 과대한 현금을 보유하고 있으면 직접 이익을 얻을 수 없는 현금에 대한 금융비용이 발생되어 수익성이 저하된다. 따라서 재무유동성이 약화되지 않으면서 비교적 높은 재무수익성을 올릴 수 있도록 적정수준의 현금을 항상 보유해야 한다.

그림 9-5 　현금보유에 따른 양면성

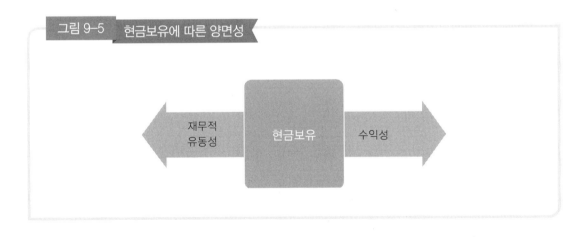

재무적
유동성　　　　현금보유　　　　수익성

2. 현금보유의 동기

현금은 수익성이 거의 없는 자산임에도 불구하고, 병원은 다음과 같은 이유로 현금을 보유하고자 한다.

첫째, 거래적 동기(transaction motive)이다. 병원이 정상적인 거래활동을 유지하기 위하여 현금을 보유하여야 하는 경우를 말한다. 병원의 수입 및 지출의 크기와 시기가 정확하게 일치한다면 병원이 현금을 보유하고 있을 이유가 전혀 없다. 그러나 현실에서는 그렇지 못하기 때문에 거래에 필요한 현금을 일정 기간 동안 보유하고 있어야 한다.

둘째, 예비적 동기(precautionary motive)이다. 현금을 보유하는 것은 정상적인 경영활동에 필요한 현금 이외에 우발적인 사태에 대비하기 위하여 일정량의 현금을 보유하고 있어야 한다. 미래의 자금수요에 대한 예측능력이 크면 클수록 예비적 동기로 보유하는 현금을 적게 보유하게 된다. 예를 들어 보험에 가입하여 의료사고가 발생했을 때 현금지출을 대신할 수 있다. 또한 은행관계가 원만하여 차입의 융통성이 크면 클수록 현금을 적게 보유하게 된다. 따라서 예비적 동기로 인한 현금의 보유는 일종의 여유자산으로서의 성격을 갖는다.

셋째, 투기적 동기(speculative motive)이다. 병원에 따라서는 현금을 보유하는 목적이 정상적인 거래활동을 유지하기 위한 것이 아니라 투기를 하여 많은 이익을 얻을 목적으로 현금을 추가적으로 준비하는 경우가 있다. 그러나 병원은 제조업처럼 원자재나 상품 등이 특별히

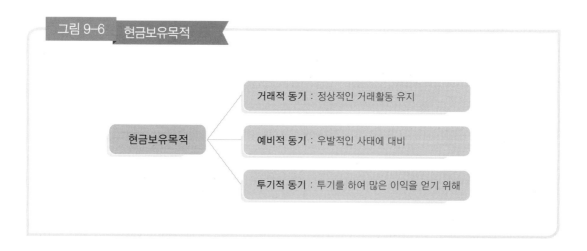

그림 9-6 현금보유목적

현금보유목적
- 거래적 동기 : 정상적인 거래활동 유지
- 예비적 동기 : 우발적인 사태에 대비
- 투기적 동기 : 투기를 하여 많은 이익을 얻기 위해

저가로 형성되어 있을 때 많이 샀다가 가격이 상승할 때 판매하여 많은 이익을 얻는 것과 같은 투기적 동기는 거의 없다.

이상의 세 가지 현금 보유목적에서 예비적 동기와 투기적 동기는 특수목적으로 초과현금을 준비하는 것이다. 그러나 대부분의 현금 보유 목적은 거래적 동기에 의해서 정상적인 경영활동과정에서 필요한 현금지출을 위한 현금을 보유하는 것이다.

3. 병원에서 발생 가능한 현금흐름 사례

가. 재무적 안정적인 상태

병원이 의료활동을 통해서 창출되는 현금흐름이 풍부해서 은행 등으로부터 차입금 등이 없어 재무현금흐름도 좋으며 미래의 더 풍부한 이익을 발생시키기 위한 시설 등에 투자하는 경우이다. 이런 경우는 영업현금흐름의 범위 내에서 설비투자 등이 이뤄지고 남는 현금은 목적사업이나 장기 투자를 위한 내부유보금으로 남겨두는 상태이다.

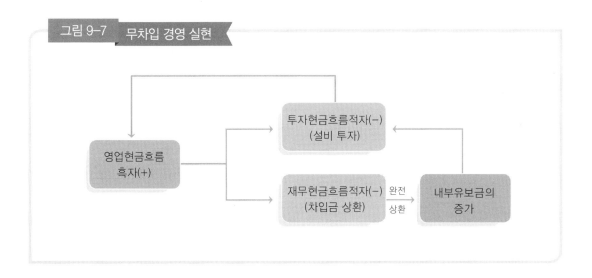

그림 9-7 무차입 경영 실현

나. 차입금을 통한 설비투자가 이뤄지는 경우

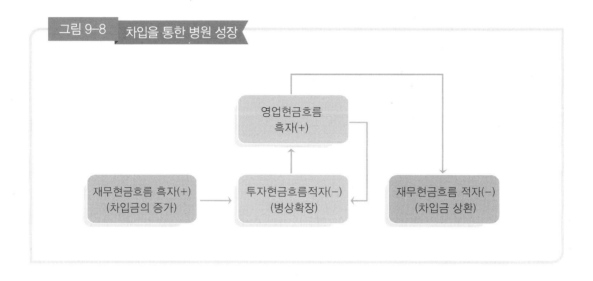

그림 9-8   차입을 통한 병원 성장

현재보다 더 병원을 성장시키기 위해서 병원규모나 시설 등을 확장을 하고자 한다. 그러나 현재 상황으로는 병원에 충분한 자금이 없어서 은행으로부터 설비투자를 위해서 차입을 하였다. 첫 번째는 우리가 예상했던 것처럼 병원규모와 시설을 확장함으로써 고객(환자)이 증가함으로써 영업현금흐름이 증가하여 은행으로부터 차입한 원금과 이자를 충분히 감당하는 경우로 경기가 좋은 상태에 차입을 통한 성장도 가능할 수 있다〈그림 9-8〉.

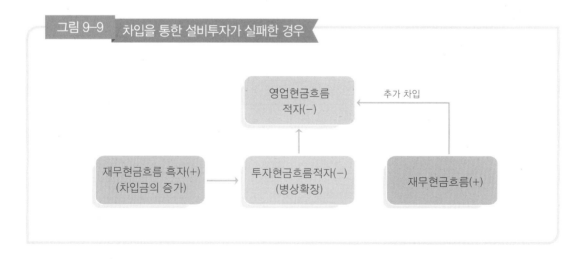

그림 9-9   차입을 통한 설비투자가 실패한 경우

두 번째는 첫 번째와 마찬가지로 은행에서 차입을 통한 설비투자를 하였으나 예상했던 것과 다르게 고객의 증가가 이뤄지지 않았고, 새롭게 도입된 의료 장비들의 회전율 등이 좋지 않아서 영업현금흐름이 적자를 가져오고 그 결과 추가적인 자금 조달을 위해서 은행에서 차입함으로써 차입금의 증가를 가져오는 결과를 초래한다〈그림 9-9〉.

다. 차입금을 통한 악순환

현재 병원을 운영하지만 현상태의 영업현금흐름으로는 병원을 운영하는 것뿐만 아니라 그 동안 병원 시설 및 장비를 위한 은행에서 차입금을 상환하는데도 어려움을 겪고 있는 상황이다. 이러한 경우에 병원은 추가적인 운전자금이 필요하지만 현재로써는 은행 등에서 차입하기도 어려운 상황이다. 이러한 상황을 해결하기 위해서 병원은 기존 장비와 같은 고정자산을 매각함으로써 일부차입금을 상환하고 대신에 운전자금을 차입을 통해서 운영하는 악순환의 과정을 갖게 되는 경우이다.

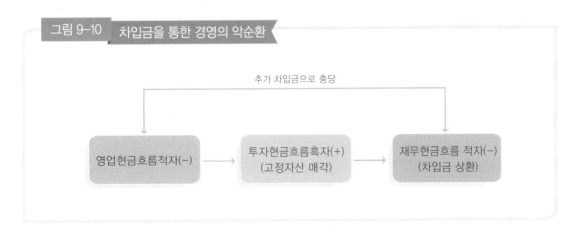

그림 9-10 차입금을 통한 경영의 악순환

4. 최적 현금보유 결정

병원이 현금을 과다 보유하는 경우에는 수익성의 저하를 가져오며 과소 보유하는 경우에는 유동의 문제를 가져오므로 적정수준의 현금잔고(cash balance)의 수준을 결정하는 것이 중요하다. 즉, 현금을 너무 많이 보유하고 있으므로 해서 다른 수익성 있는 투자기회를 포기하고 현금을 보유하는데 따른 기회비용(opportunity cost)이 발생하며, 현금을 너무 적게 보유하고 있음으로 단기유가증권과 같은 다른 유동자산을 매각하여야 하며 이로 인해 수수료나 세금과 같은 거래비용(transaction cost)이 발생한다. 따라서 기회비용과 거래비용이 최소화하는 최적현금잔고를 결정하는 것이 중요하다.

최적의 현금잔고를 결정하는 모형에는 다양한 모형이 있으나, 이중에서 가장 간단하면서도 손쉽게 계산하는 방법을 보몰이 제시하였다.

보몰의 현금관리모형은 재고관리에 있어서의 경제적 주문량의 모형을 적용하여 최적현금보유잔액을 결정하였다. 보유나 기회비용에 거래비용을 합한 현금보유잔액과 관련되어 이루어진 총비용은 (식 9-1)과 같다.

$$
\begin{aligned}
\text{총비용} \;&=\; \text{보유비용} \;+\; \text{조달비용} &(9\text{-}1)\\
&=\; (\text{평균현금보유잔액})(\text{기회비용}) \;+\; (\text{조달횟수})(1\text{회 조달비용})\\
&=\; \frac{C}{2}(k) \qquad\qquad\qquad \frac{T}{C}(F)
\end{aligned}
$$

C : 차입이나 유가증권매각으로 조달되는 현금의 양. $\dfrac{C}{2}$ 는 평균현금보유잔액

F : 1회 현금조달비

T : 일정기간 동안 필요한 총현금

k : 보유현금의 기회비용

최적현금보유잔액을 결정하기 위한 보몰(W. J. Baumol)의 방정식은 다음과 같다.

$$
C^* = \sqrt{\frac{2(F)(T)}{k}} \tag{9-2}
$$

C^* : 차입이나 유가증권매각으로 조달된 최적의 현금양. $\dfrac{C^*}{2}$ 는 최적인 평균 현금보유잔액

5. 현금 유출입 관리

현금관리에서 현금을 신속하게 유입시키는 것과 현금을 가급적 늦게 지급하는 것이 유리하다. 따라서 현금유입과 유출의 관리는 다음과 같은 목적을 달성하기 위해서 이뤄져야 한다.

첫째, 부동기간(floating time)을 활용한다. 현금유입에 소요되는 회수 부동기간(collections float)을 가능한 줄이고, 현금지출에 소요되는 지급부동기간(disbursement float)을 늘림으로써 현금 유입과 유출과정에서 발생하는 기회비용을 최소화하는 것이다. 특히, 병원의 경우 제3자 단체인 보험자 단체로부터 받아야 할 보험료가 상당한 비중을 차지하고 있기 때문에 회수 부동기간을 최소화 할 수 있는 노력을 경주해야 할 것이다.

둘째, 현금취급비용(cash handling cost)을 줄인다. 현금의 유입, 송금, 지출 등에서는 무시할 수 없는 노력과 시간을 필요로 하는데 이러한 현금취급비용을 최소화하도록 해야 한다. 이체수단(transfer mechanism)을 최대한 활용하여 송금시 발생할 수 있는 비용도 줄여야 한다.

셋째, 현금취급의 안정성을 확보하기 위한 내부통제제도(internal checking system)을 마련해야 한다. 현금취급에 다른 분실 및 절도의 가능성을 줄이기 위해서 가능한 현금취급의 빈도와 양을 줄일 수 있는 현금관리방식을 마련해야 하며 상호견제와 감시를 할 수 있는 내부관리 제도를 만들어야 한다.

6. 유가증권관리

현금은 비수익성 자산으로 병원이 여유자금을 짧은 기간 동안 운용하고 필요하면 언제라도 현금으로 전환하기 위해 시장성 있는 유가증권(marketable securities)을 보유한다. 여기에서 유가증권은 높은 시장성을 갖고 있는 단기금융자산을 의미한다.

유가증권은 병원의 비유동자산이나 자본시장의 주식이나 채권보다 수익률이 낮다. 그러나 단기유가증권은 병원이 현금의 대체수단과 일시적 투자로서의 역할을 동시에 수행하기 위해서 보유하고 있다. 즉 현금의 대체수단으로서 유가증권을 보유하는 것은 현금의 예비적 동기로 현금 보유기간이 길어짐으로써 올 수 있는 기회비용을 줄이고자 하는 것이다. 조달된 자금이 사용되기까지 상당한 시차가 있는 경우 여유자금을 단기유가증권에 투자하여 조금이나마 수익성을 올릴 수 있다.

금융시장에서 거래되는 단기유가증권들은 만기, 수익률, 채무불이행위험, 이자율위험, 유동성 등에서 차이를 보인다. 따라서 병원이 유가증권을 보유하고자 선정할 때는 다음과 같은 것을 고려해야 한다.

첫째, 만기(maturity)를 고려해야 한다. 병원이 유가증권에 투자하는 자금은 대부분의 경우 단기적 여유자금이므로, 유가증권에 투자할 수 있는 기간은 매우 짧기 때문에 현금이 필요한 시기에 맞추어 적절한 만기의 유가증권을 선별하여 투자하여야 한다.

둘째, 수익률을 고려해야 한다. 금융시장에서 거래되는 단기유가증권들은 만기와 시장성 및 위험도에 따라 수익률의 차이를 갖는다.

셋째, 채무불이행위험[39]을 고려해야 한다. 우리나라에서 거래되고 있는 단기유가증권으로서 통화안정증권이나 금융채 및 양도성예금증서(CD) 등은 거의 채무불이행위험이 없다. 그러나 기업체가 발행한 어음의 일부는 채무불이행위험을 갖고 있으므로 주의해야 한다.

넷째, 이자율위험[40]을 고려해야 한다. 시장이자율이 상승하면 유가증권의 가격은 하락하고 시장이자율이 하락하면 유가증권의 가격은 상승하기 때문에 시장이자율을 검토해야 한다.

다섯째, 유동성[41]을 고려해야 한다. 유가증권의 유동성이 클수록 원하는 시기에 공정한 가격으로 매각하여 현금으로 전활 될 수 있다. 대부분의 병원들은 현금이 필요할 대 보유하고 있는 단기유가증권을 처분하여 현금을 조달함으로 유동성이 큰 유가증권을 선별하여 투자하여야 한다.

---

39) 채무불이행위험(default risk)은 채무자가 원리금을 지급할 수 없게 되거나 연기하게 될 위험을 의미한다.

40) 이자율위험은 시장이자율의 변동에 따라 유가증권의 가격이 달라지는 위험을 말한다.

41) 유동성(liquidity)은 금융시장에서 어떤 자산이 어느 정도 활발하게 거래되고 있는가를 의미하는 것으로 시장성(marketability)이라고 한다.

기업이 제품이나 용역을 판매할 때 대금의 회수방법에 따라 현금판매와 신용판매(외상판매)로 구분할 수 있다. 신용판매는 판매 후 일정 기간이 지난 후에 대금을 수금하게 되기 때문에, 구매자에게 신용을 제공하는 것으로 판매대금을 일정기간 동안 대여해 주는 것과 같은 효과를 가져 온다. 이와 같이 제품이나 용역을 외상으로 판매하고 일정기간 이후에 현금을 회수하는 것을 매출채권(receivable)이라고 한다. 매출채권에는 외상매출금(account receivable)과 받을어음(note receivable)[42]으로 구분할 수 있다.

병원에서 매출채권의 대부분은 의료미수금(patient receivables)[43]이다. 우리나라 병원 자산 중에서 의료미수금이 차지하는 비중이 상당이 큼에도 불구하고 병원 관계자들이 관심이 적은 것 같다.

1. 의료미수금의 특징

기업이 신용판매를 많이 하고 수금기간 역시 길게 해준다면 그 기업 매출액이 증가하여 기업의 수익성이 상승할 것이지만 매출채권 투자의 기회비용, 대손(bad debt), 신용분석과 수금관리에 다른 여러 가지 비용도 증가하게 될 것이다. 그러나 의료미수금은 기업에서 발생하는 외상매출금과 유사한 것이나 다음과 같은 차이가 있다.

첫째, 기업의 신용판매 정책에 따라 거래상대방의 지불능력, 신용도 등을 고려하여 외상판매를 진행할지 밀지를 자율적으로 결정할 수 있다. 그러나 병원은 의료법에 의해서 우선적으로 환자를 지불능력, 신용도에 상관없이 진료를 해야 하며, 건강보험제도에 하에서 진료비중

---

42) 외상매출금은 외상으로 판매하고 장부상의 미수금계정에 기입하고 어음을 받지 않은 것이며 받을어음은 외상매입자로부터 어음을 받은 것이다.

43) 의료미수금은 환자에게 진료서비스를 제공하고 아직 진료비가 회수되지 않은 부분을 말하는 것으로 재원미수금, 퇴원미수금, 외래미수금, 기타 미수금 등이 포함된다.

본인부담금을 제외한 나머지 금액을 제3자 보험자 단체로부터 지급을 받게 되어 있어 자연적으로 의료미수금이 발생하게 되어 있다.

둘째, 비슷한 규모의 외상매출금이 발생하였다면 기업보다 병원이 소액 다수에 의해서 발생한다. 입원의 경우에 규모가 크지만 기업에서 최종 소비자에게 직접적인 거래를 하는 경우를 제외하면 건당 규모로는 더 작다. 또한 기업의 외상판매는 거래당사자가 명확하여 채권확보가 용이한 반면 병원은 소액의 다수인이 당사자인 점에서 미수금관리가 용이하지 않다.

병원에서 이루어지고 있는 의료미수금의 종류는 일반미수금과 악성미수금이 있다. 일반미수금은 진료행위가 완료되어 수익의 원인이 발생되었지만 제3자 보험자 지불단체의 존재로 인하여 발생하는 미수금으로 보험자단체에 따라 차이는 있지만 상당히 오랜 기간이 걸린다. 또한 전체 규모로 볼 때 그렇게 크지 않지만 현금 결제를 하는 경우에 비하면 카드결제가 일상화 되면서 카드 거래에 따라 부동기간이 발생함으로 주의를 기울여야 한다.

악성미수금은 의료서비스를 제공하였으나 지급받지 못하고 있는 경우에 발생하는 미수금을 말한다. 따라서 악성미수금에 대한 관리가 중요하며, 발생원인과 회수불능 이유 등을 찾아서 철저히 관리하여야 한다.

2. 신용정책의 경제적 기능

신용거래가 일어나는 경우에 여러 가지 경제적 기능이 있다. 다음은 병원산업에 적용되기보다는 일반적인 신용거래가 일어나면서 발생하는 경제적 기능에 대하여 기술하였다.

가. 차익거래의 기회

금융시장이 완전하고 모든 거래자에게 동일한 이자율이 적용된다면 외상으로 구입할 경우의 제품가격은 돈을 빌려 현금으로 구입할 경우의 원리금과 같아야 한다. 따라서 구매자와 판매자 모두의 입장에서 볼 때, 신용거래는 현금거래에 비하여 아무런 득실도 갖지 않는다.

그러나 여러 가지 이유 때문에 구매자의 차입이자율이 판매자의 그것보다 높거나 구매자가 필요한 구매대금을 차입할 수 없는 경우가 많다. 이런 경우 신용거래는 구매자가 판매자를 경유하여 간접적으로 차입하는 것과 같다. 즉, 판매자는 금융시장에서 구매자금을 차입하여 신용판매를 통해 구매자에게 대출해 주는 셈이다. 이과정은 판매자가 구매자보다 저렴한 이자율로 자금을 차입할 수 있을 때 가능하다.

나. 제품 대한 정보비대칭의 해소

신용거래가 갖고 있는 또 하나의 기능은 구매자가 상품의 성능과 품질에 대하여 충분한 정보를 갖고 있지 못하다는 사실과 관련되어 있다. 일반적으로 판매자는 상품의 질과 성능에 대하여 충분한 정보를 갖고 있지만 구매자는 그렇지 못하다. 이와 같은 정보비대칭의 상황에서 구매자는 구매대금의 지급을 연기함으로써 상품에 대하여 충분한 정보를 얻을 수 있는 시간적 여유를 확보할 수 있다. 만일 상품의 품질과 성능이 필요한 수준 또는 약속된 수준에 미치지 못한다면, 결함을 고치거나 구매조건의 변경을 요구할 수 있다. 그러나 현금으로 구매하는 경우 구매자는 신용거래가 갖는 이러한 유리성을 이용할 수 없다.

다. 제품판매의 계절성 감소

신용판매는 제품판매의 계절성을 줄이는 기능을 갖고 있다. 즉, 상품의 비수기에 신용판매를 확대함으로써 기업의 판매를 안정화하여 현금흐름의 변동성을 줄일 수 있다. 만일 제품을 생산하여 성수기까지 창고에 보관하여 두면 기회비용뿐만 아니라 보관비용까지 부담하여야 한다. 따라서 신용판매는 제품재고 대신에 선택할 수 있는 대안이다.

라. 구매자의 지급능력에 관한 정보비대칭의 해소

일반적으로 구매자의 지급능력에 대하여 판매자와 구매자 사이에는 정보비대칭이 존재한다. 즉, 구매자는 자신의 대금지급능력에 대하여 충분한 정보를 갖고 있으나, 판매자는 구매자의 지급능력에 대하여 충분한 정보를 갖고 있지 못하다. 이런 경우 판매자는 지급능력이 나쁜 구매자를 기준으로 인색한 신용판매조건을 적용하려 할 것이며, 지급능력이 좋은 구매자들은 구매대금의 지급시기를 연기한 데 대한 대가가 너무 비싸다고 생각하게 될 것이다. 그 결과 실제로 재무상태가 취약한 구매자들만이 비싼 대가를 치르고 외상으로 상품을 사게 될 것이고 지급능력이 좋은 구매자들은 현금으로 상품을 사게 되어 일종의 신호균형이 달성된다.

3. 판매조건의 결정

판매조건(terms of sale)은 상품을 판매할 대 적용하는 신용기간, 현금할인, 신용수단 등에 관한 조건을 말한다.

가. 신용조건

신용조건(credit terms)은 신용기간(credit period)과 현금할인(cash discount)을 포함한 판매조건을 말한다. 예를 들어 「3/10, net 45」이라는 신용조건은 고객이 상품을 구입한 후 45일까지 대금을 지급하여야 하며, 만약 10일 이내에 지급할 때에는 현금의 3%를 할인해 주는 신용판매의 조건이다.

일반적으로 신용기간은 산업 또는 기업에 따라 다르지만 상품의 성격과 밀접한 관계를 가지고 있다. 의료기관의 경우 신용조건에 의한 판매가 이뤄지는 경우가 많지는 않다. 예를 들면, A기업이 H병원에서 직원들의 건강검진 서비스를 제공하였다고 가정하자. A기업은 H병원에 건강검진 비용을 납부하여야 하는데 평상시 A기업이 45일 결제를 하는 경우라면 H병원에서 새롭게 「2/15, net 40」로 하여 계약을 맺으므로써 병원은 결재일을 앞당기는 결과를 가져올 수 있을 것이다.

나. 신용기준

병원 입장에서 거래하는 모든 업체에 동일한 판매조건을 적용할 수 없다. 실제로 어떤 기업에서 구매자가 신용거래를 요청하여 왔을 때, 판매조건을 기계적으로 적용하여 신용을 제공하거나 신용거래를 개시하지 않는다. 만약 신용기준을 완화하면 의료수익, 매출채권 등의 증가에 따라 투자, 대손, 회수비용 등이 증가되고 신용기준을 강화하면 이상의 네 가지가 감소된다. 따라서 신용판매를 하기 위한 신용기준(credit standard)을 과학적으로 결정해야 한다. 먼저 신용판매를 하기 위해서는 의료서비스를 제공받고자 하는 구매자에 관한 정보를 수집하여 신용도(credit worthness)를 평가한 다음, 신용거래 요청의 승인 여부를 결정하는 것이 일반적이다. 전통적으로 신용도 평가에서 중요시되는 기준으로서 5C가 있다. 다음의 내용이 신용의 5C(five C′s of credit)이다.

① 상환의지(character) : 거래 업체의 소유자 또는 경영자가 정직하고 공정한 경영활동을 하고 있는지를 평가하는 것이다. 즉, 매입채무의 상환의지(willingness to pay)를 의미한다. 거래 업체가 의료서비스에 대한 대금을 제대로 변제하기 위해서는 우선 거래선이 채무를 변제하려는 적극적인 의지를 가져야 한다.

② 상환능력(capacity) : 상환능력은 두 가지 측면으로 나누어 평가될 수 있다. 그 하나는 경영자들의 경영능력(management capacity)을 말하는 것이고 다른 하나는 현금흐름능력(cash-flow capacity)을 의미한다.

③ 재무상태(capital) : 거래 업체의 재무상태를 평가하기 위해서 업체의 재무제표로부터 유동성과 자본구조를 측정하는 재무비율을 계산하여 구매자의 재무상태를 평가한다. 그러나 재무제표의 수치가 그 기업의 재무상태를 정확히 설명하지 못하는 경우도 있으므로 자기자본과 타인자본의 구성비 등 그 수치를 잘 분석해야 한다.

④ 담보(collateral) : 담보는 거래 업체가 재무적 곤경에 빠져 대손발생의 우려가 있을 경우 거래 업체의 자산을 처분하여 어느 정도 채무를 상환할 수 있는가를 의미한다. 재무적 곤경에서의 매출채권의 회수가능성을 평가하기 위해서는 거래 업체가 보유하고 있는 자산의 경제적 가치, 부채의 크기와 조건 및 담보의 우선순위 등을 검토하여야 한다.

⑤ 경제상태(condition) : 경제상태는 경제 전반과 특정 산업의 경기수준과 자금사정을 말한다. 만일 경제 전반이나 특정 산업 부문에서 경기가 침체하거나 정부가 통화량 억제 정책을 실행하고 있는 경우에는 매출채권의 대손가능성이 높아진다.

병원의 재고자산이란 진료활동을 위해 병원이 일시적으로 보유하고 있는 약품, 진료재료, 의료소모품, 식자재 등을 의미 한다. 이러한 형태의 재고자산은 총자산 대비 약 5-6%이지만, 전체 의료비용 중에서 약 40% 내외에 이르고 있다.

병원의 재고자산이 부족하면 정상적인 진료활동을 원활히 수행할 수 없는 위험이 발생하며, 반대로 과다한 재고를 보유할 때는 이로 인한 과다한 경비지출, 재고자산의 진부화, 유통기한 초과 등 수익성이 악화될 위험이 따르게 된다. 그러므로 재고관리의 초점은 이러한 두 가지의 위험을 어떻게 조화시켜서 적절한 수준의 재고를 유지하느냐 하는 것이다. 재고자산에 적정투자를 하여 비용을 최소로 하고 수익을 최대로 하는 이러한 정책을 적정재고정책(optimal inventory police)라고 한다.

병원의 목적을 충족시키기 위한 적정재고수준을 결정하는 고려대상은 다음과 같다. 첫째, 병원의 정상적인 진료행위를 하는데 필요한 기본적인 재고이며 둘째, 미래에 예측하지 못한 돌발적인 상황이 발생되었을 때 병원의 진료활동을 지속적으로 수행하기 위한 안전재고 셋째, 급격히 병원을 성장시키기 위한 전략적인 재고가 필요하다.

일반적으로 재고와 관련된 관리비용은 재고유지비용과 주문비용으로 구성된다. 유지비용은 창고에 제고가 있을 때 발생하며, 주문비용은 주문 때에 발생하는 비용이다. 일반적으로 1회에 많은 양의 재고를 주문하며, 전체 주문비용은 줄어드나 재고유지비용이 많이 발생하는 반면에, 소량으로 자주 주문하게 되면 재고유지비용은 줄어드나 주문비용이 증가한다. 따라서 총 재고관리비용을 최소로 하는 주문량을 결정하는 것이 중요한데, 이를 경제적 주문량(economic order quantity; EOQ)라고 한다.

$$
\begin{aligned}
\text{총재고관리비용} &= \quad\quad \text{총재고유지비용} \quad\quad + \quad\quad \text{년간주문비용} \quad\quad (9\text{-}5) \\
&= (\text{재고량} \times \text{재고 1개당 유지비용}) + (\text{주문횟수} \times \text{주문1회 주문비용}) \\
&= \left(\quad \frac{Q}{2} \times C \quad \right) + \left(\quad \frac{S}{Q} \times O \quad \right)
\end{aligned}
$$

Q : 1회 주문량

C : 재고 1개당 유지비용

S : 연간소모량

O : 1회 주문비용

1. 경제적 주문량

경제적 주문량(EOQ)은 재고자산에 적정투자를 하여 비용을 최소로 하고 수익을 최대로 하는 주문량을 말한다. 경제적 주문량은 다음과 같은 가정이 전제되는데 첫째, 진료량을 정확히 예측할 수 있어야 한다. 둘째, 진료량은 당해연도에 대해 일정하게 분류되어야 한다. 셋째, 주문은 지연되지 않고 처리 된다.

〈그림 9-11〉에서 보는 것처럼 일정량 Q 만큼의 재고가 들어왔다면 앞에서 했던 가정 하에 병원에서 환자를 진료하기 위해서 T1 시점까지 일정하게 진료용 재료가 사용되고 T1시점까지에 다시 완전하게 Q 만큼 입고되는 것을 경제적 주문량이라고 한다. 따라서 T1까지 평균적 재고량은 $\frac{Q}{2}$ 가 되고, T1에서 입고된 진료용 재료는 T2 시점까지 소진되고 다시 T2시점에 다시 Q만큼의 재고가 들어오는 과정을 겪게 된다. 따라서 삼각형 아래에 있는 면적이 총재고량이 된다. 문제는 이 면적을 줄이기 위해서 어떤 주문 및 관리방식을 사용할 것인가 하는 점이다.

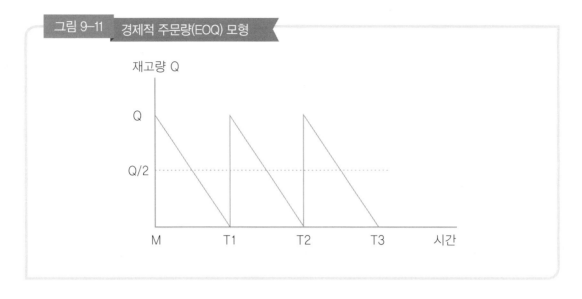

그림 9–11 | 경제적 주문량(EOQ) 모형

재고를 주문하는 방식에는 일정량 주문방식(fixed quantity method)과 일정기간 주문방식(fixed period method)으로 크게 나눌 수 있다. 일정량 주문방식은 위 그림의 Q를 일정하게 하여 재고가 부족할 때만다 Q만큼 주문하는 방식을 말한다. 따라서 위 그림의 Y축(높이)는 일정한데 반하여 X축(기간)은 상황에 따라 변화하게 된다. 이에 반해 일정기간 주문방식은 X축은 일정하게 하는 반면에 주문량 Q를 변경하여 주문하는 방식을 말한다. 어느 방식이 적절한가 하는 것은 병원의 경영원칙에 따라 달라질 수 있다.

한편 EOQ를 구하는 공식은 다음과 같다.

$$EOQ = \sqrt{\frac{2FS}{CP}} \qquad (9\text{--}6)$$

EOQ : 경제적 주문량
F   : 주문의 처리 및 접수에 대한 고정비
S   : 연간 매출량
CP : 재고유지비용

2. 안전재고(safety stocks)

경제적 주문량 모형에서 가정한 부분들이 현실 속에서 잘 이뤄진다면 총재고관리비용을 합리적으로 관리할 수 있을 것이다. 그러나 현실 속에서는 재고를 조달하는데 여러 가지 제약을 갖는다.

첫 번째 요소가 조달시간(lead time)이다. 우리가 예측을 잘하여 진료용 재료의 사용 속도가 일정하다고 가정하더라도 추가적으로 필요한 진료용 재고가 들어오는데 시간이 필요하다.

둘째로 이러한 조달시간이 필요하기 때문에 일정한 간격으로 재주문 시간을 정해서 업무를 진행한다고 가정하자. 그런데 우리가 예상하지 못한 갑작스러운 환자의 증가로 인한 재고가 빨리 고갈되어 추가적으로 조달되는 물품이 들어오는데 시간이 걸려 환자 치료에 어려움을 겪게 된다.

이와 같은 문제점들 때문에 우리가 평상시 예상했던 재고량보다 더 많은 재고를 갖게 되는데 이것이 바로 안전재고(safety stocks)이다. 이렇게 안전재고를 갖고 있음으로 해서 재고 고갈(stock out)로 인한 환자 치료에 문제를 사전에 방지할 수 있으며, 그로 인해 발생하는 기

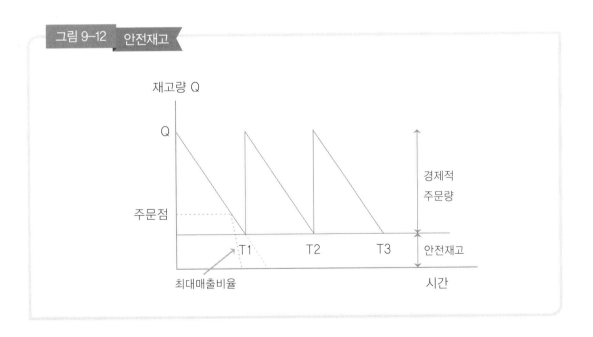

그림 9-12 안전재고

회손실을 줄일 수 있다. 이러한 안전재고를 나타낸 것이 〈그림 9-12〉이다.

최적의 안전재고 규모는 상황에 따라 다양하다. 그러나 일반적으로 안전재고는 진료에 대한 예측 불확실성, 재고 부족으로 인한 진료기회의 손실, 물품도착의 지연가능성에 따라 증가한다. 결국 최적안전재고는 재고유지비용이 증가할수록 감소하게 된다.

3. 현대적 재고관리 기법들

전통적인 재고관리시스템은 주로 경제적 주문량을 기반으로 하는 수량지향인 관리시스템이었으나 최근들어 전산시스템이 개발되면서 시간개념을 첨부하여 주문량과 시간을 같이 검토하게 되었다. 따라서 각 재고품이 필요로 하는 순간을 정확히 계산하고 이를 기반으로 하여 자재를 도입함으로써 재고를 최소로 하는 전략을 구축하고 있다. 일반 생산기업의 경우는 이러한 시스템을 효율적으로 활용할 수 있으나, 병원산업의 경우는 자재 소요를 정확히 예측할 수 없는 경우가 많기 때문에 어느 정도의 재고는 필수불가결한 부분이 있다. 그러나 병원산업에서도 이러한 재고관리시스템을 도입함으로써 병원재고를 최소로 줄일 수 있게 되었다. 이러한 방식 중에서 JIT(jusit-in-time)은 일본 도요타에 의해 개발된 시스템이며, MRP(material requirement planning)은 미국에서 개발한 자재관리 시스템이다. 두 시스템 모두 자재가 투입되는 시점을 정확히 예측하여 자재 도입과 동시에 생산에 투입되도록 함으로써 창고에 자재가 쌓이게 하지 않는 방법이다.

한편, 최근들어 바코드시스템(Barcode System)을 활용하여 재고관리를 효율적으로 하고 있다. 바코드란 각 재고를 인식할 수 있도록 하는 일종의 암호시스템을 말한다. 바코드시스템 적용을 위해서는 진료에 큰 비중을 차지하는 주요 재료를 파악해야 하며, 그러기 위해서는 물동량 및 ABC 분석 등 입출고 데이터를 분석하는 작업이 선행되어야 한다. 물동량 분석이란 진료를 위해 필요한 자재의 입고, 출고, 재고량에 대한 6개월~1년치의 데이터를 통계화하여 기준치(사용액, 거래처, 권역별, 월간/주간/일간)에 대한 자재의 물동량을 분석하는 것이다. ABC분석(파레토분석)은 이러한 물동량 분석을 통해 자재의 중요도를 ABC 등급으로 나누어 관리하는 것으로, 이렇게 하면 보다 효율적인 재고관리가 가능하다.

최근 들어 RFID 자재관리시스템도 늘고 있는 추세이다. RFID 자재관리시스템이란 창고에 보관되는 자재에 RFID자재태그를 부착하고 자재의 입/출고 및 재고조사 등 병원의 자재관리 전 과정을 RFID기반의 실시간 시스템으로 구축하는 것을 말한다. 이러한 시스템은 자재의 선입/선출 및 자동인식을 통한 실시간 데이터 처리를 가능하게 하며, 재고조사 시간 및 인력투입을 절감하게 하여, 재고정보의 신뢰성을 확보하고 업무 효율성을 높여 병원의 재고관리 고정비용의 획기적 절감을 가능하게 한다.

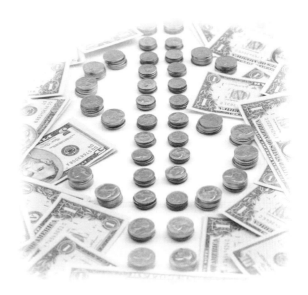

❖ 운전자본(working capital)

❖ 순운전자본(net working capital)

❖ 변동적 유동자산(variable current assets)

❖ 고정적 유동자산
  (permanent current assets)

❖ 매출채권(receivable)

❖ 경제적 주문량(EOQ)

❖ 안전재고(safety stock)

❖ 총운전자본(gross working capital)

❖ 고정적 운전자본
  (permanent working capital)

❖ 변동적 운전자본
  (temporary working capital)

❖ 헤징방법(hedging approach)

❖ 보수적 방법(conservative approach)

❖ 적극적 방법(aggressive approach)

❖ 현금관리(cash management)

❖ 기회비용(opportunity cost)

❖ 거래비용(transaction cost)

❖ 회수부동기간(collections float)

❖ 지급부동기간(disbursement float)

❖ 현금취급비용(cash handling cost)

❖ 내부통제제도(internal checking system)

❖ 만기(maturity)

❖ 담보(collateral)

❖ 채무불이행위험(default risk)

❖ 안전재고(safety stocks)

01 현금 및 당좌예금을 보유하는 이유에 대해 설명하시오.

02 현금적정보유수준의 결정에 대해 설명하시오.

03 유가증권의 의의와 중요성에 대해서 설명하시오.

04 유가증권의 선택기준에 대해 설명하시오.

05 운전자본 보유의 필요성에 대해 설명하시오.

06 운전자본을 조달하는 방법에 대해서 설명하시오.

07 의료미수금의 특징을 설명하시오.

08 안전재고의 필요성에 대해서 설명하시오.

제10장 병원의 이익증대방안

이 장은 이익을 증대시키기 위해 손익계산서 상의 수익과 비용을 어떻게 관리하여야 할 것인가에 대한 기술이다. 사실 모든 경영활동을 자금으로 전환시킬 수 있기 때문에 수익과 비용이라는 개념을 통해서 이익증대방안을 설명할 수 있다. 이 장에서 모든 경영활동 내용을 다 설명할 수 없기 때문에, 여기서는 단지 이익이 어떤 기능에 의해서 창출되는 지에 초점을 맞추고자 한다. 즉, 진료에 대한 모든 경영활동이 재무적으로 어떻게 수렴되는 지를 설명함으로써 재무관점에서 본 경영활동 내용을 설명하고자 한다. 이익은 수익에서 비용을 차감함으로써 발생되는 것(이익 = 수익 - 비용)이기 때문에, 이익증대방안은 기본적으로 수익 증대방안과 비용 감소방안으로 구분할 수 있다.

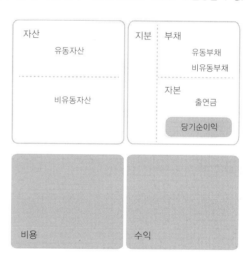

국가직무능력표준 세분류 병원행정의 능력단위 병원경영평가 학습모듈1 경영실적 관리하기는 이익실현과 연결되는 부분이 있기 때문에 다른 책에서 볼 수 없는 본장의 내용을 참고하면 업무에 많은 도움이 될 것으로 사료된다.

1. 수익 발생 구조

병원의 수익은 크게 진료수익(혹은 의료수익)과 진료외 수익(혹은 의료외 수익)으로 구분 가능하다. 진료수익은 병원 고유 목적인 진료를 통하여 벌어들인 수익을 말하며, 진료외 수익은 진료 이외의 활동(예를 들면 장례식장 운영, 임대업 운영 등)을 통하여 벌어들인 수익을 말한다. 현재 우리나라 병원구조의 특성 상 진료외 수익 활동으로 벌어들인 수익이 상대적으로 중요하게 부각되고 있으나, 이는 병원 고유목적 사업이 아니기 때문에 여기서는 진료수익의 증대방안에 대해서만 검토하고자 한다.

진료수익은 진료를 통해서 벌어들이 부분으로 다음과 같은 수익구조를 갖는다.

$$\text{진료수익} = \text{외래환자수} \times \text{외래환자당 진료비} + \text{입원일환자수} \times \text{입원일당 진료비} + \text{건진건수} \times \text{건진당 진료비}$$

진료비수익은 외래환자수익, 입원환자수익, 검진수익 등으로 구분할 수 있으나, 크게 구분하면 환자수와 환자당 진료비의 곱으로 계산된다. 또한 환자수는 실제 내원한 환자수에 서비스량의 곱으로 계산가능하다. 즉 다음과 같은 공식을 갖는다.

$$\text{진료수익} = \text{실제 내원환자수} \times \text{제공된 서비스량} \times \text{서비스당 수가}$$

따라서 진료수익을 증대시키기 위해서는 실제 내원환자수를 늘리거나, 제공되는 서비스량을 늘리거나 아니며 서비스당 수가를 증가시키면 된다.

여기서 제공된 서비스량은 합리적이고 객관적인 서비스를 제공하여야 하기 때문에, 경영관점이라기 보다는 의료관점이 강하다. 따라서 임상적인 관점에서 이러한 량의 적정성을 평가하여야 하기 때문에 진료의 질관리(quality control) 측면에서 검토되어야 한다. 또한 다른 병원에 비해 임의적으로 서비스량을 증가시키는 것은 장기적으로 고객만족을 감소시키는 요인으로 작용하기 때문에 주의하여야 한다.

한편 서비스당 수가는 현재 정부가 행위별 수가나 DRG별 수가로 통제를 하고 있는 상태이기 때문에 병원들이 관여하기 어렵다. 비보험이나 비급여와 같은 병원 자체적으로 결정할 수 있는 수가가 있으나, 이러한 수가라도 다른 병원과 비교하여 크게 다르게 되면 고객들의 불만을 살 수 잇기 때문에 조심하여야 한다. 따라서 서비스당 수가는 외부적으로 주어지는 통제불능 변수로 보아야 한다.

이처럼 서비스량과 서비스당 수가는 병원의 통제범위 밖의 일로 경영영역 밖의 일이다. 따라서 여기서는 실제내원환자 증대방안에 초점을 맞추어 검토하고자 한다.

2. 내원고객(환자) 수 증대방안

내원고객 수 증대방안은 곧바로 병원에 대한 고객들의 충성도와 연결되어 있다. 즉 병원의 명성과 신뢰도가 높아짐에 따라 내원하는 고객 수가 증대되고 이러한 환자수 증가가 곧바로 수익과 연결된다. 물론 이때의 전제조건은 환자당 진료비 수익이 진료원가를 초과한다는 전제조건이 포함된다(현재 수가가 원가에 못 친다고 하는 평가가 일부 있지만, 건강보험 미적용 의료서비스 등을 통하여 진료수익을 벌을 수 있기 때문에 일반적으로는 환자당 진료비 수익은 원가를 상회한다고 볼 수 있음).

그러면 어떻게 하면 환자의 충성도를 높일 수 있을 것인가? 이 부분은 병원의 마케팅관리와 많이 연결된 부분으로 다음과 같은 항목들이 검토되어야 한다.

1) 고객 요구사항에 대한 정확한 진단

고객들이 병원에 충성도를 보이는 이유는 무엇일까? 과거에는 의료 서비스의 질이 가장 중요한 충성도의 요인이 되었다. 그러나 최근 들어 다양한 병원들이 많이 생겨나면서 점차 의료서비스 질 차이는 파악이 어렵고, 동시에 비슷한 규모 병원에서는 크게 차이가 나지 않는 경향을 보이고 있다. 병원들의 시설 및 장비들의 수준도 많이 비슷해져 가고 있다. 하드웨어(hardware) 차이가 많지 않다는 이야기이다. 결국은 내원 고객에 대한 병원 내 각종 서비스가 병원의 충성도를 결정하는 큰 요인으로 작용하고 있다. 즉 병원에 머물면서 느끼는 감성과 공감이 중요하게 부각되고 있다. 이러한 고객요구는 시대에 따라 변하며, 하나의 욕구가 충족되면 다른 욕구를 원하게 된다. 따라서 현재 고객의 요구가 무엇이 제일 중요한가를 끊임없이 파악해야 한다.

고객의 불만요인을 파악하는 방법으로 갭(Gap)이론이 있다. 갭이론은 Zeithaml 등이 주장한 이론으로써, 고객의 인식하는 서비스의 기대도와 실제로 받은 이후에 발생하는 서비스 지각(인식도)과의 차이를 말하는데(고객의 갭: 이러한 차이만큼 불만의 요인이 됨), 그 요인으로는 크게 3가지를 들고 있나.

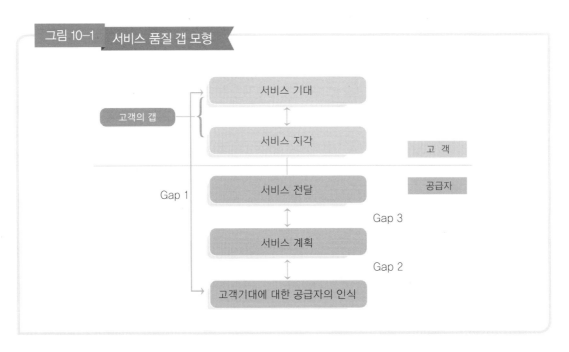

그림 10-1 서비스 품질 갭 모형

참고: Zeithaml AV, Bitner JM, Gremler DD. Service marketing, 4th ed. 2006
(모형의 일부를 수정함)

이중에서 갭1은 고객과 공급자간의 인식의 차이로써 공급자인 병원이 고객의 욕구를 정확히 파악하지 못함으로써 발생하는 차이이다. 예를 들어 고객은 간호사들의 친절이 더 중요하게 생각하는데, 병원에서는 간호사의 기술을 더 중요하게 생각하는 데서 발생하는 인식 차이이다. 갭2는 병원이 고객의 기대를 인식하고 있으나, 그 기대에 반영하지 못하는 서비스 설계 및 계획을 세우는 경우이다. 이러한 원인에는 공간적 문제, 자금적 문제, 인적능력의 문제 등 다양한 경우가 많으며, 현실적으로 해결하지 못하는 대부분의 경우가 여기에 해당된다. 갭3은 서비스가 계획한대로 수행되지 못하는 경우에 해당된다. 수행할 수 있으나, 현실적으로 제대로 수행되지 못하도록 하는 다양한 장애요인 때문에 발생되는 경우가 많다.

이러한 갭 때문에 고객의 욕구를 제대로 반영하지 못하는 서비스를 하게 되며, 그러한 갭이 클수록 고객의 불만도 커지게 된다. 관리자는 이러한 각 갭의 발생요인을 파악하고, 이러한 갭을 줄일 수 있는 제반 방법들을 간구하여야 한다.

고객의 욕구를 파악하는 방법으로 마케팅연구(marketing research)가 있다. 즉 고객의 욕구를 다양한 방법으로 조사 분석하여 현재의 요구상황을 파악하는 방법을 말한다. 고객욕구를 파악하는 다양한 조사방법이 있지만 가장 많이 사용하는 방법으로 설문조사법(survey method)과 면접방법(interview method)이 있다. 설문조사법은 설문지를 이용하여 고객의 욕구를 파악하는 방법으로 간단하면서도 많은 사람들의 의견을 손쉽게 얻을 수 있는 장점이 있으나, 제한된 범위 내에서만 조사를 하게 되는 경향이 있어, 보다 다양한 의견을 얻을 수 없다. 면접방법은 직접 개인 혹은 집단을 모아놓고 의견을 듣는 방법으로 다양하고 폭넓은 의견을 들을 수 있는 장점이 있으나, 제한한 인원만의 의견을 듣는 단점이 있다. 마케팅연구는 이러한 다양한 방법들을 동원하여 정확한 고객의 욕구를 파악하고자 하는 제반 방법들을 총칭하는 개념이다.

2) 질 높은 의료서비스 제공

아직도 고객 충성도의 가장 큰 핵심은 질 높은 의료서비스를 제공하는 것이다. 이는 보다 정확하고 확실한 의료서비스를 통하여 질병을 조기에 발견하고 확실하게 치료 받고자하는 고객의 기본적인 욕구와 관련이 있다. 따라서 고객 충성도를 확보하기 위해서는 기본적으로 의료서비스 수준을 높이기 위한 다양한 방법들을 간구하여야 한다. 이를 위해서는 우수한 의료인력 확보, 질 좋은 의료장비 등이 필수이다.

우수한 의료인력 확보는 우수인력을 잘 선발하고 이를 훈련시키며, 동시에 최선의 노력을 다할 수 있도록 동기부여 시켜주어야 한다. 이러한 부분은 경영관리의 인력관리와 밀접하게 관련이 있다.

한편 질 좋은 장비는 의료수준 및 투자타당성과도 관련이 되어 있는데, 좋은 장비를 구입하는 것은 중요하나, 이러한 장비의 운영 효율성과 투자 적정성 등을 동시에 평가하여야 한다. 투자한 장비가 적절하게 회수될 수 있는 지에 대한 판단은 앞에서 지적한 투자의사결정 기법 등을 활용하여 적절하게 평가되어야 한다.

3) 의료외 서비스에 대한 관심

최근들어 의료서비스 이외에 의료외 서비스로서의 감성과 공감이라는 개념이 점차 중요하게 부각되고 있다. 고객들이 병원에 내원하여 느끼는 제반 서비스에서 감동을 받을 수 있어야 한다. 이러한 의료외 서비스는 환자의 기본욕구인 질병치료와는 관련이 없는 경우가 많으나, 고객 충성도를 결정하는 중요한 요소로 부각되고 있다는 점에서 관심을 가져야 한다.

의료외 서비스로는 다양한 부분이 있기 때문에 각 병원에 내원하는 고객이 현재 원하는 것을 정확히 파악해야 하는 것이 중요하다. 내원에서 퇴원까지의 여러 서비스를 분석함으로써 고객에서 감동을 줄 수 있는 부분이 무엇인지를 파악하여야 한다. 예를 들면 내원 시 처음 맞이하는 주차서비스부터 안내서비스, 진료를 위한 여러 행정서비스, 대기 및 수납 시스템, 퇴원 후 안내시스템에 이르기까지 다양한 분야에서 고객에게 차별화된 서비스를 제공하여야 한다.

과거에는 불평불만이 일어나지 않도록 하는 수동적인 서비스에 초점을 맞추었다면, 이제는 감동을 줄 수 있는 적극적인 서비스로의 전환이 필요하다. 병원계에서도 병원이외의 다른 산업에서 이루어지고 있는 다양한 서비스들을 응용하여 도입하고 있는 추세이다.

1. 비용발생 구조

비용은 사용되는 자원의 종류에 따라 크게 인건비, 재료비, 관리비로 구분된다.

$$진료비용 = 인건비 + 재료비 + 관리비$$

인건비는 인적자원에 대한 대가이며, 재료비는 물적자원에 대한 대가이다. 기타 모든 자원에 대한 대가는 관리비에 포함시킨다. 따라서 인건비는 인력관리와, 재료비는 자원관리와, 그리고 관리비는 조직관리와 연관되어 검토되어야 한다. 한편 비용을 검토할 때는 고정비와 변동비의 개념도 필요한데, 고정비는 진료수익(혹은 진료서비스량)과 관련 없이 일정하게 지출되는 비용이며, 변동비는 진료수익(혹은 진료서비스량)과 연결되어 변화하는 비용을 말한다.

인건비는 고정비적인 성격이 강하지만, 일부 변동비적인 성격을 가지고 있다. 고정비성의 인건비는 월급의 형태로 지급되는 일정분의 급여를 말하며, 변동비성 인건비는 시간외 근무수당과 같이 추가적인 사용된 인력에 지급되는 비용을 말한다. 각각의 비용은 발생은 다음과 같은 공식을 갖는다

$$인건비 = 고정비성 인건비 + 변동비성 인건비$$
$$= 직원수 \times 월급 + 시간외 근무시간 \times 시간외 근무수당$$

재료비는 보통 변동비적 성격이 강하며 다음과 같은 비용발생 공식을 갖는다.

$$\text{재료비} = \text{사용재료량} \times \text{재료당 단가}$$
$$= (\text{구입량} - \text{재고량}) \times \text{재료당 단가}$$

관리비는 비용마다 다양한 특성을 가지고 있기 때문에 각 특성에 맞는 비용발생근거를 찾아야 한다. 예를 들어 가장 많은 관리비를 차지하는 감가상각비의 경우는 투자되는 비유동자산의 규모에 따라 고정비 성격을 발생하기 때문에 초기의 투자에 신중을 기하여야 한다.

이처럼 각 비용들의 특성을 감안하여 비용절감장안을 구축하고 관리하는 것이 비용절감 부분의 핵심이다.

2. 인건비 절감방안

인건비 절감의 핵심은 앞의 공식에서처럼 직원 수를 줄이거나 아니면 시간외 근무시간을 줄이는 실질적인 방법과 임금이나 시간외 수당을 줄이는 재무적인 방법이 있다. 하지만 직원수, 임금, 시간외 수당 등은 손쉽게 줄일 수 있는 부분이 아니며(노조와의 관계에서 결정되는 경우가 많음), 동시에 잘못 의사결정하면 또 다른 부정적인 효과가 있기 때문에 신중하게 결정하여야 한다. 한편 직원수라는 변수는 실제 직원수와 각 직원당 생산성 곱으로 결정된다. 따라서 인건비 절감은 직원당 생산성을 높이거나 시간외근무시간을 줄이는 방법이 핵심이 될 것이다.

1) 직원당 생산성 증가방안

직원들의 생산성을 높이기 위해서는 직원의 자질 향상과 직원들이 근무하는 근무환경시스템을 개선하는 방안으로 구분할 수 있다. 직원들의 자질은 다음과 같은 4가지의 방법으로 구분하여 검토해 볼 필요가 있다.

첫째는 우선적으로 좋은 인력을 선발하여야 한다. 제일 중요하면서도 장기적으로 크게 돈을 들이지 않고도 가능한 방법으로 우수인력을 선발하는 것이다. 가장 기본이 되면서 출발점이 되는 우수인력 확보는 직원선발과 관련되어 있으며, 어느 부분에 초점을 맞추어 선발해야 할 것인가는 병원의 비전이나 목표와 관련하여 검토하여야 한다.

둘째, 선발된 인력에 대한 자질향상 프로그램 계발이다. 좋은 인력을 선발하였다고 해서 이것이 영원히 가는 것이 아니기 때문에 직원들의 자질향상을 위하여 지속적으로 직원교육 및 필요한 정보 제공 등이 요구된다. 특히 우리나라와 같이 인력을 마음대로 해고시킬 수 없는 환경에서는 잠재적인 능력을 개발할 수 있는 지속적인 교육이 필요하다. 따라서 어떤 교육프로그램을, 누구를 대상으로, 언제 실시할 것인가에 대한 끊임 없는 연구가 필요하다.

셋째는 동기부여이다. 동기부여란 구성원들이 자발적으로 자신의 능력을 최대로 발휘할 수 있도록 여러 가지 자극 및 보상을 해 주는 것을 말한다. 직원들이 열심히 자신의 일에 최선을 다하기 위해서는 최선을 다한 결과에 대한 대가가 필요하다. 즉 노력에 대한 보상이 없다면 누구도 자산의 역량을 다하지 않을 것이다. 다양한 보상체계(금전적 보상, 비금전적 보상 등)을 통하여 자신이 하고 있는 현재의 일에 만족을 느낄 수 있도록 하여야 한다. 동기부여라고 해서 흔히 금전적 보상만을 의미하는 경우가 많은데, 비금전적 보상 역시 중요한 동기부여 수단이다. 다양한 동기부여 방법을 개발하고 구성원들과 그것을 공유함으로써 근무의욕을 증진시킬 수 있도록 유도하여야 한다.

생산성을 높이는 다른 하나는 병원의 근무환경시스템을 개선하는 것이다. 아무리 직원들이 열심히 근무한다고 하더라고 비효율적인 조직시스템을 가지고 있다면 효율적인 결과가 나오지 않는 법이다. 따라서 직원들이 효율적인 업무에 필요한 근무환경이 무엇인지를 파악하여 그것을 개선하고 보완하는 것이 중요하다. 예를 들어 간호사들이 이동을 위해 복도에서 시간을 소모하지 않고 바로 환자들의 서비스시간 증가로 이어질 수 있도록 병동들을 효율적으로 재배치하는 방법을 간구하는 것이다. 이러한 병동위치시스템의 개선은 직원들을 그대로 두더라도 곧바로 생산성 증가로 이어지는 방법 중의 하나이다. 비슷한 이야기로 내원고객의 이동 동선을 줄임으로써 고객들의 불필요한 이동을 최소로 하고, 병원에서 머무는 시간을 줄임으로써 병원의 환경을 개선과 고객만족을 증가시키는 것도 하나의 중요한 시스템 개선이라고 할 수 있다. 이처럼 병원에서 다양한 시스템 개선을 통하여 생산성을 증가시킬 수 있는 방법들을 찾아봐야 한다.

2) 시간외 근무시간 감소방안

불필요한 인건비 증가요인으로 검토되어야 할 것이 시간외근무이다. 시간외 근무는 정상적인 근무 이외에 추가적으로 근무를 하는 것으로 인건비는 정산근무의 1.5배에 해당된다. 따라서 비정상적인 근무의 종류와 내용을 파악함으로써 이를 제거하거나, 아니면 이를 정상 근무시간에 편입할 수 있도록 검토하여야 한다.

시간외근무의 대부분은 업무분석을 통하여 보면 개선할 여지가 많은 것이 일반적이다. 업무내용을 변경하거나 혹은 근무방법을 개선함으로써 비용을 줄일 수 있다. 특히 일시적인 아닌 장기적이거나 자주 일어나는 경우에는 더욱 철저히 분석해야한다. 특히 이러한 시간외근무의 적절성은 상당히 면밀하고 정확한 분석을 필요로 하는 만큼, 정확한 방법론을 기반으로 한 업무활동 연구가 중요하다.

3. 재료비 절감방안

재료비는 재료사용량과 단가의 곱으로 구성되기 때문에 사용량을 최적으로 하는 방법과 단가를 최소로 하는 방법 등을 검토해 볼 수 있다. 사용량을 최적으로 하는 것은 의료서비스의 표준(protocol)설정이나 의료의 품질관리 등과 연결된 의료측면에서 검토되어야 한다. 하지만 재무관리 측면에서는 구입된 재료가 사용되지 않고 재고로 남아 있는 문제들을 관리해야 한다. 따라서 재무관리 측면에서 재료비 관리는 재고관리 방안과 단가결정 방법으로 설명될 수 있다.

1) 최적 재고관리 방안

재고는 안전한 의료서비스를 하기 위하여 필수적으로 가지고 있어야 하는 부분이다. 하지만 적정재고 이상을 가지고 있게 되면 그만큼 자금이 묶여 있는 것이 되며, 동시에 재고손실을 통하여 재료비 증가요인으로 작용할 수 있다.

따라서 최적의 재고가 얼마인지를 파악하고 이러한 재고가 적절히 남아 있는 지를 적절히 분석함으로써 불필요한 재고를 최소로 줄일 수 있도록 하여야 한다. 이러한 재고관리에 대한 제반 기법(경제적 주문량 결정법, ABC관리법, MRP기법 등)은 앞장에서 이미 설명하였으므로 여기서는 생략하고자 한다.

최근 들어 인터넷과 관리방법들이 발전하면서 병원의 재고는 최소로 유지하고, 대신 재료를 충당해 주는 업체에서 병원의 현 재고를 파악해서 필요시 즉시 공급해 주는 재고충당시스템이 많이 활용되고 있다. 병원입장에서는 재고를 확보해야 하는 장소문제와 재고를 가지고 있음으로 해서 발생하는 재고손실이나 재고관리문제, 그리고 현금미활용 문제들을 해결할 수 있는 장점을 가지고 있다.

2) 효율적인 구입가격 결정 방안

재료비 금액을 결정하는 가장 중요한 요인은 재료당 가격이다. 재료당 가격은 주로 구입시에 결정되는데, 보다 저렴한 가격으로 구입하기 위한 제반 기법들이 도입되고 있다. 즉시구입과 예약구입, 그리고 연단위 협상구입 등 다양한 구입방법과 그들의 장단점 등을 검토하여 최적의 가격에서 결정하여야 한다.

구매처와의 효율적인 가격협상을 위한 몇가지 원칙을 제시하면 다음과 같다.

첫째, 시장조사한 여러 구입처의 가격동향 등을 정확히 파악하여 철저한 자료로 무장한다.

둘째, 구입하여야 할 재료 및 자재의 취약점과 단점들을 지적한다.

셋째, 판매처와의 협상테이블에 계속 유지시켜 적절한 가격으로 구입할 수 있는 여지를 열어 놓는다.

넷째, 먼저 최선의 Offer를 서둘러 제시하지 말아야 한다.

다섯째, 모든 일에는 타이밍이 중요하다. 특히 사전에 제시되는 가격이나 경쟁자를 따돌리기 위해서도 타이밍이 중요하다.

여섯째, 지난 시기에 협상의 내용들을 잘 분석하여서 늘 이성적인 판단을 하도록 해야 한다.

일곱째, 협상이 여의치 않을 경우 적당히 물러설 때를 알아야 한다.

그러나 이러한 단가협상을 통하여 너무 싼 재료를 구입하게 되면 비용은 줄일 수 있으나, 이 때문에 의료서비스 품질이 떨어지거나 의료사고를 일으키게 되면 고객의 만족도가 낮아지고 결과적으로 고객 충성도가 감소하여 오히려 이익이 감소할 수도 있음에 유의하여야 한다.

4. 관리비 절감방안

관리비를 절감하는 방법은 관리비의 특성을 분석하여 항목 특성별로 절감절약을 구축하여야 한다. 따라서 각 병원은 병원별 관리비 관리항목 리스트를 작성하고 보다 효율적인 관리 방법을 제시함으로써 관리비를 줄일 수 있다. 특히 진료와 직접적인 관계가 없는 관리비의 경우는 가능한 한 최소로 할 수 있도록 하여야 한다.

관리비를 감소시키기 위해서는 직원들에 대한 교육과 체계적인 업무관리로 업무 효율성을 향상시켜서 인건비 및 관리비를 절감하여야 하며, 광고선전비 및 접대비 등의 과다한 지출을 하지 않도록 노력하여야 한다. 그리고 평소 이익잉여금을 적절히 유보시켜 필요한 자산을 구입하는 투자자금으로 사용하는 것이 대표적인 관리비인 이자비용을 줄이는 방법이다. 일반적으로 관리비에서 감가상각비가 가장 큰 비중을 차지하는 경우가 많기 때문에, 이들의 관리도 신중하여야 한다. 다만 감가상각비는 외부로 현금이 지출되지 않는 비용(따라서 비용으로 이익은 감소되지만, 실제로 현금이 지급되는 것이 아니기 때문에 현금 부족현상을 발생시키지는 않음. 다만 미래의 재투자를 위해서는 적절한 적립금을 예치해 둘 것인가에 대한 의사결정이 필요함)이기 때문에 감가상각비에 대한 분석과 관리는 병원경영의 중요한 관리항목 중의 하나이다.

3절 수익과 비용의 상호작용 이해(BSC 분석)

앞에서 분석한 수익과 비용은 각각의 측면에서 검토한 단편적인 분석이다. 그러나 현실적으로는 수익과 비용은 같이 검토되어야 할 상호작용이 많다. 즉, 비용을 감소시키게 되면 그만큼 고객만족을 떨어지게 하는 요인으로 작용하게 되고, 그러한 요인이 수익감소를 가져오게 한다. 예를 들어 전기료를 아끼겠다고 고객들의 대기 장소의 조명을 아끼게 되면 그만큼 고객들은 대기 시 불편함으로 겪게 되며, 이는 병원에 대한 이미지를 훼손시키는 요인이 된다. 따라서

비용과 수익이 어떻게 상호 작용을 하는지에 대한 보다 명확한 분석이 필요하다. 이러한 개념으로 사용되고 있는 방법 중의 하나가 균형성과표(balanced score card: BSC)이다.

1. 균형성과표의 개념

균형성과표는 Harvard Business school에 있는 Kaplan과 Norton교수에 의해 개발된 경영관리기법을 말한다. 이 기법은 기업의 성공요인이 어떻게 이루어지고 있는지에 대한 다년간 연구 끝에 개발한 기법으로, 다양한 분야에서 응용하여 사용하고 있다.

BSC는 재무적인 지표와 이를 달성하기 위한 구동력에 대한 측정지표를 같이 검토함으로써 하나의 결과가 나타나는 요인을 다양한 측면에서 검토하고자 하는 방법이다. 성과를 측정

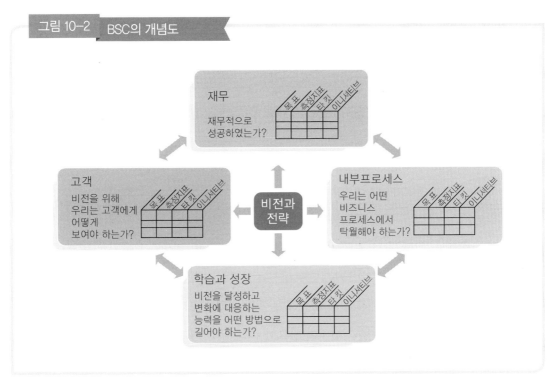

그림 10-2 BSC의 개념도

참고 : Robert S kaplan, David P Norton. Using the balanced scorecard as a strategic management system, Harvard Business review. 1996

하기 위해서 조직의 비전과 전략 하에서 4가지 시각(재무적 시각, 고객의 시각, 내부비지니스 시각, 학습과 성장 시각)에서의 조적성과를 조명하고자 하는 것이다. 이러한 시각은 4가지 측면에서 단순히 분석하고자 하는 것이 아니라, 각 시각들이 상호 연결하여 검토하고 있다는 유용하다.

즉 재무적인 성과를 위해서는 고객시각에서 보는 것이 중요하며, 고객시각에서의 성과는 내부비즈니스 시각에서 성과가 있어야 가능하다. 그리고 내부비즈니스 시각은 구성원들의 학습과 성장이 있어야 가능하다는 일종의 체인모형의 구조를 갖는다(그림 10-2 참조). 각 시각에서는 전략적 목표, 측정지표, 핵심목표 및 핵심활동들을 정리함으로써 조직의 효율적인 목표달성을 위해 체계적으로 검토할 수 있다.

2. 균형성과표를 활용한 이익 증대방안

재무적 시각은 앞에서 지적한 다양한 재무적인 측정지표를 활용함으로써 측정 가능한 경제지표들로 요약하기 때문에 유익하다. 일반적으로 재무지표는 수익성-예를 들면 익성 혹은 경제적 부가가치 등-과 많이 연결되어 있다. 이러한 재무지표들은 앞에서 논의한 바 있다.

고객시각은 고객의 특성과 내용을 세분하고, 고객에 맞는 측정지표들로 세분하여 고객의 관점을 규정한다. 대표적인 고객시각의 측정지표로는 고객만족, 고객유지, 신규고객 확보, 고객 수익성, 그리고 목표시장에서의 시장점유율과 고객점유율들이 포함된다.

내부프로세스 시각은 조직이 탁월해야 할 핵심적인 내부프로세스를 규정하고, 이러한 프로세스를 통하여 고객시각과 재무적 성과를 도출할 수 있도록 규정한다. 이러한 내부프로세스 시각은 전통적인 개념과 같이 내부프로세스를 단순히 바꾸는 관점이 아닌, 고객과 재무적인 목표를 충족시키기 위해 조직이 탁월해야 할 새로운 프로세스를 개발하고 개선하는 것을 말한다. 따라서 보다 근본적인 개혁이 필요한 리엔지리어링(reengineering)의 개념까지 확산되어 나타난다.

학습과 성장시각은 조직의 핵심요소인 사람과 시스템과 각종 절차에서 지속적인 학습과 성장을 통하여 끊임 없는 개선을 유도하는 것을 말한다. 현재의 역량에서 새로운 역량으로 성장하기 위해서는 직원들을 재숙련시키고, 정보기술과 시스템을 강화하고, 조직의 절차와 일상적인 일들을 전략과 연결하고 정렬시켜야 한다. 특히 이 중에서 직원들의 학습과 성장은 가장 기본적인 성장요소이기 때문에 이들에 대한 집중적인 투자가 이루어져야 한다.

이러한 BSC 모형은 병원들이 조직목적을 달성하기 위해서 필요한 다양한 방법들을 하나의 표로 정리하여 종합적으로 관리하기 위해 필요한 도구이다. 따라서 BSC을 효율적으로 활용하여 조직을 관리하는 것은 그만큼 정확하고 체계적으로 관리를 하는 것이라고 할 수 있다. 어떤 항목 때문에 재무적 성과가 나타나지 않는지, 그리고 어떤 부분에 중점을 두어야 하는 지 등을 연결하여 분석함으로써 단순한 항목관리보다는 좀 더 인과적이고 상호작용적인 다양한 측면에서 조직성과를 검토할 수 있다.

일본의 다카하시토시로교수는 병원에서 BSC을 도입할 경우에 얻을 수 있는 효과로 다음과 같은 8가지를 꼽고 있다.

1) 병원이 지향하는 운영목적을 전략에 부합하도록 하여 효율적으로 달성가능하다.

2) 병원과 직원이 같은 목적을 위해 하나로 뭉친다.

3) 커뮤니케이션을 활성화하고 조직을 강화한다.

4) 병원을 객관적 다면적으로 평가한다.

5) 직원의 근무의욕을 높여 의식개혁을 실시한다.

6) 비재무제표인 지표를 사용함으로써 직원들이 납득이 가능한 환자가치를 만들어 내는 프로세스를 확인 할 수 있다.

7) 경험이라는 암묵지를 BSC의 커뮤니케이션 효과를 통하여 전승할 수 있다.

8) BSC를 작성하는 프로세스에 의해 지금까지 보이지 않았던 것을 볼 수 있다는 자각이 생김으로 병원이 활성화 된다.

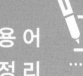
❖ 진료수익(의료수익)

❖ 진료외수익(의료외수익)

❖ 진료의 질관리(quality control)

❖ 서비스의 기대도

❖ 서비스 지각(인식도)

❖ 고객 충성도

❖ 진료비용

❖ 인건비

❖ 재료비

❖ 관리비

❖ 균형성과표(BSC: balanced score card)

❖ 리엔지리어닝(reengineering)

01 병원에서 고객들을 위한 다양한 서비스 개발이 필수적이다. 이러한 서비스 개발은 병원들이 자신의 특성에 맞게 독창적으로 개발할 수도 있으나, 다른 기업들의 사례를 활용하면 보다 쉽게 독특한 서비스를 개발 할 수 있다. 현재 다른 기업들에서 활용하고 있는 다양한 서비스를 검토한 후에 병원에 적용할 수 있는 독특한 서비스 내용을 설명하고, 이를 병원에 맞게 수정하여 적용하여 보라.

02 불필요한 인건비 증가요인으로 검토되고 있는 시간외근무 시간을 줄일 수 있는 사례를 제시해 보라.

03 병원에서 균형성과표(BSC)를 적용한 사례를 찾아보고, 특히, 재무적인 시각에서는 어떻게 적용했는지 제시해 보라.

제11장 병원의 재무분석 및 재무계획

이 장은 결산서 전반에 대한 관리를 통하여 병원의 운영현황을 분석하고자 하는 재무기법을 소개하고자 한다. 먼저 재무분석은 일 년 동안 병원을 운영한 결과인 재무제표를 분석함으로써 지난 일 년을 적절히 잘 운영하여 왔는지에 대한 평가를 하는 것이다. 기본적으로 재무분석이란 재무제표를 대상으로 분석하는 것이나 여기서는 재무제표 이외의 다른 경영관련 자료도 같이 분석하는 방법도 소개하고자 한다. 한편 재무계획은 미래의 일 년에 대해 미리 계획을 세우는 것으로, 사전에 재무제표를 만들어 보는 것을 말한다. 일반적으로 예산편성이라고 불리는데, 실제적으로 다양한 관련 자료를 이용하여 미리 사전계획을 세우는 것을 말한다.

국가직무능력표준 세분류 병원행정의 능력단위 병원경영기획의 학습모듈3 예산관리하기는 예결산과 관련된 사항으로 본장의 재무계획을 참고하면 업무 능력을 향상시킬 수 있을 것으로 사료된다. 또한 능력단위 병원경영평가의 학습모듈1 경영실적 관리하기는 제10장과 더불어 본장의 재무분석을 참고하면 업무 능력 향상에 도움이 될 것이라 사료된다.

병원재무분석(hospital financial analysis)은 병원 또는 이해관계자들의 재무적 의사결정을 위하여 필요한 자료나 지표를 얻기 위한 정보수집 및 분석과정이다. 예를 들어, 단기채권자들은 병원의 단기채무지급능력인 유동성에 관한 정보를 우선적으로 필요로 한다. 병원의 경영진들은 경영통제를 위한 중요한 수단으로서 재무 분석을 활용한다. 그러므로 재무 분석에 어떤 분석기법을 이용하여 어떤 수치 또는 지표를 얻어낼 것인가는 이해관계자들의 의사결정 목적에 따라 달라진다.

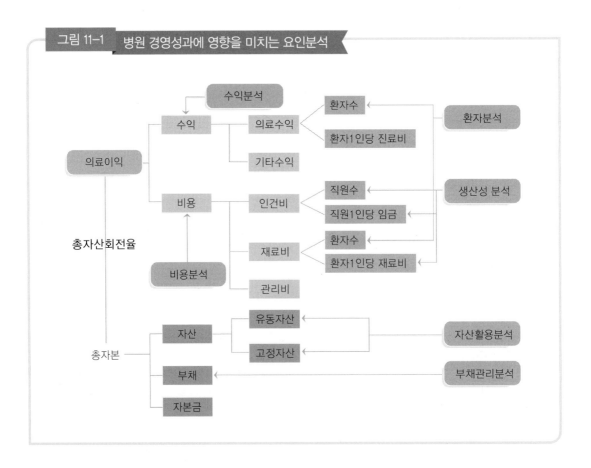

그림 11-1 병원 경영성과에 영향을 미치는 요인분석

〈그림 11-1〉은 병원의 경영성과에 영향을 미치는 주요인들에 관한 분석하기 위한 것을 도식화한 그림이다. 이러한 내용을 적절하게 분석하기 위해서 가장 많이 사용되고 있는 비율분석(ratio analysis)을 설명하도록 하겠다.

1. 재무비율

재무비율분석(financial ratio analysis)은 명료한 경제적 의미를 갖고 있는 재무비율을 계산하여 병원의 재무 상태나 경영성과를 판단하는 방법이다. 이때 사용하는 각종 비율항목들은 재무제표에 나타난 금액을 기준으로 계산한다. 비율분석은 여러 가지 재무 분석 방법 중에서 가장 널리 사용되는 방법으로 재무비율이 이해하기 쉽고 명료한 경제적 의미를 담고 있기 때문이다.

재무비율에서 위험도를 나타내는 비율은 유동성 비율, 레버리지비율, 안정성비율이 있으며 수익력을 나타내는 비율은 활동성비율, 성장성비율, 수익성비율 등이 있다.

재무비율분석의 장점을 살펴보면 다음과 같다. 장점으로는 첫째, 간단하며, 이해하기가 쉬워 전문가가 아닌 일반인도 쉽게 이용할 수 있다. 둘째, 매년 재무제표를 작성하고 있기 때문에 의사결정을 위한 별도의 자료수집이 필요하지 않다. 셋째, 구체적이고 복잡한 병원경영분석을 하기 전에 예비분석으로서의 가치가 있기 때문이다.

재무비율분석이 갖고 있는 한계점은 다음과 같다. 첫째, 재무비율분석의 근본적인 목적은 병원의 미래에 대한 의사결정을 하는데 도움을 받기 위한 것인데, 재무비율분석은 과거의 회계정보에 의존하고 있다. 둘째, 재무비율분석은 재무제표를 중심으로 평가되는데 재무제표는 일정시점을 기준으로 작성하므로 회계기간 동안의 계절적 변동에 따른 영향이 클 경우와 인플레이션 등의 반영이 어렵다. 셋째, 한 병원의 회계처리는 다른 병원의 회계처리와 다르기 때문에 비율분석을 상호 비교하는 것만으로 충분치 않다. 또한 특정한 재무비율이 양호한지 또는 불량한지의 여부를 일반화하기 어렵다. 넷째, 특정병원에 있어서 일부 재무비율은 양호하고 다른 재무비율은 불량한 경우 그 결과를 종합적으로 판단하기 어렵다. 다섯째, 재무비율분석에서는 비교분석이 되는 표준비율을 어느 것을 선택하느냐에 따라 평가가 달라질 수 있다.

재무분석을 통하여 적절성을 평가하는 방법은 크게 다른 병원들과 비교하여 상대적인 평가를 하는 방법(횡단면분석 방법)과 자신의 과거 동일비율과 비교하여 성장여부를 파악하는 방법(시계열분석 방법)으로 구분된다. 다음은 재무분석에 사용되는 각종 재무비율의 내용과 의미에 대한 설명이다.

가. 유동성비율(liquidity ratios) : 병원의 단기채무 지급능력

1) 유동비율(current ratio) : 단기채무를 충당할 수 있는 유동자산이 얼마나 되는가를 나타내는 비율이다.

$$유동비율(\%) = \frac{유동자산}{유동부채} \times 100 = \frac{Current\ Assets}{Current\ Liability} \times 100$$

2) 당좌비율(quick ratio)

당좌비율은 유동자산에서 재고자산을 차감한 당좌자산을 유동부채로 나눈 비율로 다음과 같다. 당좌비율은 재고자산의 처분을 고려하지 않은 상황에서 단기채무를 상환할 수 있는 단기채무지급능력을 측정하는 비유로 유동비율보다 유동성을 더 강조하는 비율이다.

$$당좌비율(\%) = \frac{당좌자산(현금예금 + 유가증권 + 의료미수금 + 받을어음)}{유동부채} \times 100$$

나. 레버리지비율(leverage ratios) : 병원의 부채의존도

1) 부채비율(debt ratio)

$$부채비율(\%) = \frac{부채}{자기자본} \times 100$$

2) 기본재산(자기자본)비율(net worth to total assets)

$$기본재산비율(\%) = \frac{기본재산}{총자산} \times 100 \quad 또는 \quad \frac{총자산 - 부채}{총자산} \times 100$$

3) 타인자본의존도(liability to total assets)

$$타인자본의존도(\%) = \frac{부채}{총자산} \times 100$$

4) 이자보상률(interest coverage ratio) : 이자 및 납세전이익이 타인자본의 사용으로부터 발생하는 이자비용의 몇 배에 해당하는가를 나타내는 비율로서 병원이 부채사용에 따른 이자비용을 지급할 능력을 갖고 있느냐를 파악하는 데 이용된다.

$$이자보상률 = \frac{이자비용 및 법인세차감전순이익(EBIT)}{이자비용} = \frac{순이익 + 법인세 + 지급이자}{지급이자}$$

다. 안정성비율(stability ratios) : 경기변동에 대한 적응능력

안정성비율은 경기변동에 대한 병원의 장기적인 대응능력을 측정하고자하는 비율이다.

1) 고정비율(fixed ratio) : 조달된 자기자본을 비유동자산에 얼마나 안정적으로 배분하고 있는가를 나타내는 비율이다.

$$고정비율(\%) = \frac{비유동자산}{기본재산} \times 100$$

2) 고정장기적합율(fixed assets to long term capital) : 자기자본과 비유동부채를 비유동자산에 얼마나 안정적으로 배분하고 있는가를 나타내는 비율이다. 비유동자산은 유형자산만을 말하며 감가상각충당금 차감후의 순가치를 말한다.

$$\text{고정장기적합율}(\%) = \frac{\text{비유동자산}}{\text{기본재산} + \text{비유동부채}} \times 100$$

라. 활동성비율(activity ratio) : 자산의 이용능률

병원이 보유하고 있는 자산의 효율적 이용도를 측정하는 비율로 병원의 진료수익을 각 자산 항목으로 나누어 계산하는 회전율(turnover)로 나타낸다.

1) 총자산회전율(total assets turnover) : 총자산이 1년 동안 몇 번 회전했는가를 나타내는 비율로서 병원이 투자한 총자본의 활용도를 총괄적으로 나타내는 지표이다.

$$\text{총자산회전율} = \frac{\text{의료수익}}{\text{총자산}} \times 100$$

2) 총자산회전기간(turn period of total assets)

$$\text{총자산회전기간(일)} = \frac{\text{총자산}}{\text{의료수익}} \times 365(\text{일})$$

3) 재고자산회전율(inventory turnover) : 재고자산의 회전속도, 즉 재고자산이 일정기간 동안 당좌자산으로 몇 번이나 전환되었는가를 나타낸다. 재고자산의 회전율이 높을수록 적은 재고자산으로 효율적인 판매활동을 수행한 것을 의미한다.

$$\text{재고자산회전율(회)} = \frac{\text{의료수익}}{\text{평균재고자산}} \quad \text{또는} \quad \frac{\text{의료수익}}{(\text{기초재고} + \text{기말재고})/2}$$

4) 재고자산보유일수(turn period of inventories)

$$\text{재고자산보유일수(일)} = \frac{\text{평균재고자산}}{\text{재료비} + \text{소모품비} + \text{연료비} + \text{피복침구비}} \times 365(\text{일})$$

5) 의료미수금회전율(patient receivables turnover)

병원의 의료미수금은 기업의 매출채권회전율과 같은 개념으로 이해하면 된다.

$$의료미수금회전율(회) = \frac{의료수익}{평균의료미수금} \quad 또는 \quad \frac{의료수익}{(기초미수금 + 기말미수금)/2}$$

6) 의료미수금회전기간(average collection period)

$$의료미수금회전기간(일) = \frac{의료미수금잔액}{의료수익} \times 365(일)$$

마. 성장성 비율(growth ratios) : 병원의 성장기회와 경쟁능력

병원의 경영규모나 경영성과가 얼마나 증대되었는가를 나타내는 비율로 일정기간에 실현된 재무항목의 증가율로 측정된다.

1) 총자산증가율(growth rate of total assets) : 병원에 투하되어 운영된 총자산이 당해연도에 얼마나 증가하였는가를 나타내는 비율로서 병원의 전체적인 성장규모를 측정하는 지표이다.

$$총자산증가율(\%) = \frac{당기총자산 - 전기총자산}{전기총자산} \times 100$$

2) 의료(입원, 외래)수익증가율(growth rate of patient(inpatient, outpatient) revenues) : 당해년 동안 진료를 통해 얼마나 수익이 증가하였는가를 나타내는 비율이다.

$$의료수익(입원, 외래)증가율(\%) = \frac{당기수익 - 전기수익}{전기수익} \times 100$$

3) 순이익증가율(growth rate of net income)

$$순이익증가율(\%) = \frac{당기순이익 - 전기순이익}{전기순이익} \times 100$$

4) 환자수 증가율(growth rate of patient)[38]

$$환자수증가율 = \frac{당기환자수 - 전기환자수}{전기환자수} \times 100$$

$$조정환자수 = 총재원일수 + 연외래환자수 \times \frac{외래환자\ 1인\ 1일당\ 평균진료비}{입원환자\ 1인\ 1일당\ 평균진료비}$$

바. 수익성 비율(profitability ratio) : 병원이 진료를 통하여 발생한 이익

수익성은 자본의 투자로부터 어느 정도의 이익이 얻어졌는가를 의미한다. 즉, 병원이 자기자본을 진료활동, 재무활동, 투자활동 등에 투자하여 얼마나 효율적으로 이용했는가를 나타내는 지표다.

1) 총자산의료이익률(return on assets)

$$총자산의료이익률(\%) = \frac{의료이익(의료수익 - 의료비용)}{총자산} \times 100$$

2) 의료수익의료이익률(operating margin) : 병원의 진료능력, 효율 등을 측정하는 비율이다.

$$의료수익의료이익률(\%) = \frac{의료이익}{의료수익} \times 100$$

---

38) 이 항목은 재무비율은 아니지만, 일반적으로 병원계에서 많이 사용하는 비율이라 이곳에 추가하였음.

3) 총자산경상이익률(normal profit to total assets)

$$총자산경상이익율(\%) = \frac{경상이익(의료이익 + 의료외이익 - 의료외비용)}{총자산} \times 100$$

4) 의료수익경상이익률(normal profit to gross revenues)

$$의료수익경상이익율(\%) = \frac{경상이익}{의료수익} \times 100$$

5) 총자산순이익률(net profit to total assets)

$$총자산순이익율(\%) = \frac{당기순이익}{총자산} \times 100$$

6) 의료수익순이익률(net profit to gross revenues)

$$의료수익순이익율(\%) = \frac{당기순이익}{의료수익} \times 100$$

표 11-1 재무비율의 분류

분 류	경제적 의미	관련 비율
유동성비율	병원의 단기채무 지급능력	유동비율, 당좌비율
레버리지비율	병원의 부채의존도	부채비율, 기본재산(자기자본)비율, 타인자본의존도, 이자보상률
안정성비율	경기변동에 대한 적응능력	고정비율, 고정장기적합율
활동성비율	자산의 이용능률	총자산회전율, 총자산회전기간, 재고자산회전율, 재고자산보유일수, 의료미수금회전율, 의료미수금회전기간
성장성비율	병원의 성장기회와 경쟁능력	총자산증가율, 의료수익증가율, 순이익증가율, 환자수 증가율
수익성비율	진료를 통하여 발생한 이익	총자산의료이익률, 의료수익의료이익률, 총자산경상이익률, 의료수익경상이익률

2. 생산성 지표(productivity indicators)

생산성비율은 투입과 산출에 대한 비율을 나타내는 것으로, 재무비율만으로 계산되는 경우도 있고, 재무자료와 일반 행정자료를 같이 사용하는 경우, 그리고 행정자료만으로 계산하는 경우도 있다. 병원계에서는 이를 혼용하여 사용함으로써 병원경영에 필요한 보다 많은 정보를 제공하고 있다. 이 중에서 대표적인 생산성을 나타내는 항목을 중심으로 설명한다.

가. 조정환자 1인당 부가가치(value added per adjusted inpatient day)

$$\text{조정환자 1인당 부가가치} = \frac{\text{부가가치}}{\text{조정환자수}} = \frac{Value\ Added}{Adjusted\ Inpatient\ Day}$$

※ 부가가치 = 의료수익 – (재료비, 소모품비, 동력비, 외주용역비)

나. 병상당 월평균 부가가치(monthly value added per bed)

$$\text{병상당 월평균 부가가치} = \frac{\text{부가가치} \div \text{월수}}{\text{병상수}} = \frac{Value\ added/12\,(months)}{No.\ of\ Beds}$$

다. 총자본 투자효율(value added to total assets)

$$\text{총자본투자효율}(\%) = \frac{\text{부가가치}}{\text{총자본}} \times 100$$

라. 인건비 투자효율(value added to personnel expenses)

$$\text{인건비 투자효율} = \frac{\text{부가가치}}{\text{인건비}} \times 100$$

마. 의료기기 투자효율(value added to medical equipment)

$$의료기기\ 투자효율\ =\ \frac{부가가치}{의료기기투자액}\ \times 100$$

바. 전문의 1인당 월평균 의료수익, 부가가치, 조정환자수(monthly patient revenues, value added, adjusted inpatient days per specialist)

$$전문의\ 1인당\ 월평균\ 의료수익\ =\ \frac{의료수익 \div 월수}{전문의수}$$

$$전문의\ 1인당\ 월평균\ 부가가치\ =\ \frac{부가가치 \div 월수}{전문의수}$$

$$전문의\ 1인당\ 월평균\ 조정환자수\ =\ \frac{조정환자수 \div 월수}{전문의수}$$

사. 100병상당 직원수(number of employees per 100 beds)

$$100병상당\ 직원수\ =\ \frac{평균재직직원수}{평균병상수 \div 100}\ 또는\ \frac{(기초직원수 + 기말직원수) \div 2}{평균병상수 \div 100}$$

아. 조정환자 100명당 직원수(number of employees per 100 adjusted patient days)

$$조정환자\ 100명당\ 직원수\ =\ \frac{평균재직직원수}{조정환자수 \div 100}\ 또는\ \frac{(기초직원수 + 기말직원수) \div 2}{조정환자수 \div 100}$$

자. 진료과별 전문의 1인당 환자 진료실적(outpatient visits and inpatient days per specialist by department)

$$과별전문의\ 1인당\ 외래환자수\ =\ \frac{진료과별연외래환자수}{진료과별전문의수}$$

$$\text{과별전문의 1인당 입원환자수} \ = \ \frac{\text{진료과별총재원일수}}{\text{진료과별전문의수}}$$

3. 환자진료 실적지표(utilization indicators)

이 지표는 재무비율이라기 보다는 환자통계를 기반으로 한 진료실적으로 보여주는 비율이다. 병원계에서는 환자통계가 가장 기본적인 성과지표이기 때문에 일상적으로 많이 사용되는 지표이다.

가. 외래환자 초진율(new outpatient visits)

$$\text{외래환자 초진율} \ = \ \frac{\text{초진환자수}}{\text{연외래환자수}} \times 100$$

나. 외래환자 입원율(admissions of outpatient)

$$\text{외래환자 입원율(\%)} \ = \ \frac{\text{실입원환자수}}{\text{연외래환자수}} \times 100$$

다. 병원이용율(hospital utilization)

$$\text{병원이용율} \ = \ \frac{\text{총재원일수} + \text{연외래환자수} \times \dfrac{\text{외래환자 1인1일당진료비}}{\text{입원환자 1인1일당진료비}}}{\text{연병상수 (병상수} \times \text{입원진료일수)}} \times 100$$

라. 병상회전율(bed turnover)

$$\text{병상회전율} \ = \ \frac{\text{퇴원실인원수}}{\text{병상수}} \quad \text{또는} \quad \frac{(\text{퇴원실인원수} + \text{입원실인원수}) \div 2}{\text{병상수}}$$

마. 평균재원일수(average length of stay)

$$평균재원일수 = \frac{퇴원환자재원일수누계}{연실퇴원환자수} \quad 또는 \quad \frac{총재원일수}{(입원실인원 + 퇴원실인원) \div 2}$$

4. 기타분석 방법

가. 추세분석

경영분석은 과거의 병원의 재무 상태와 수익성을 검토하는 것이지만 이것을 이용하여 미래를 예측하고 계획을 수립하는데 기초자료로 사용한다. 미래를 예측하려면 과거의 자료를 분석하여 그 변화 추이를 검토하면 좋은 결과를 얻을 수 있다.

앞에서도 비율 분석의 한계점에 대해서 이야기 했던 것처럼, 비율 분석은 일정시점을 기준으로 작성된 재무상태표와 일정기간을 기록한 손익계산서 등의 재무제표를 중심으로 병원을 분석한 것이다. 그러므로 회계의 기본 가정에서 계속기업의 원칙을 고려할 때 특정 시점이나 기간이 아닌 전체적인 흐름을 이해할 필요성이 있다. 이러한 비율분석의 단점을 보완하기 위하여 비율의 시간적인 변화를 고려하여 재무 상태나 경영성과를 예측하는 방법이 추세분석(trend analysis)이다.

나. 지수법

재무비율을 종합적으로 분석하여 병원을 평가하는 다른 방법으로 지수법(index method)이 있다. 지수법은 여러 가지 관계 비율 중에서 몇 가지 중요한 비율을 선정하고 그 비율의 중요도를 책정하여 분석하는 가중비율종합법(weighted ratio method)이다.

분석목적에 따라 주요 재무비율의 선정, 가중치의 크기, 표준비율에 차이가 있지만 월(A. Wall)은 유동자산과 부채비율이 중요하다고 강조하였고, 트랜트(T. B. Trant)는 재고자산회전율, 고정자산회전율 등의 활동성 비율을 중요시하였다.

다. ROI(return on investment)기법

ROI기법은 병원의 경영성과와 그 효율을 투자수익률과 관련된 재무요인을 중심으로 체계적으로 분석하는 것이다. 따라서 병원 전체적인 입장에서 재무비율들을 파악하는 종합적인 분석 중에 하나이다. 투자수익률을 구하는 공식은 다음과 같다.

$$투자수익률 \;=\; \frac{순이익}{총자산} \;=\; \frac{순이익}{의료수익} \;\times\; \frac{의료수익}{총사산}$$

$$=\; 의료수익순이익률 \;\times\; 총자본회전율$$

투자수익률 공식을 활용하여 비율분석에 활용되는 각 항목들의 결합으로 표시한 것이 〈그림 11-2〉와 같다. ROI기법이 병원의 경영관리의 효율성에 기여할 수는 있으나 다음과 같은

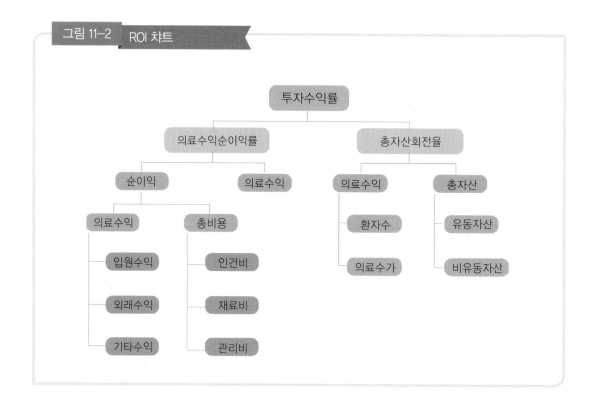

그림 11-2 ROI 차트

한계점이 있다. 첫째, 투자수익률의 결정요인을 분석하는데 초점을 두고 있기 때문에 병원의 유동성과 부채의 지급능력을 파악할 수 없는 한계가 있다. 둘째, 타인자본의 사용으로 인한 레버리지의 증가로 인해 투자수익률이 증대되었을 때 레버리지의 증가에 따른 위험의 증가를 파악할 수 없다는 한계를 진다.

2절 | 재무계획

재무계획(financial plan)은 병원의 경영활동에 필요한 자본의 조달과 그 투자운용에 관련되는 재무활동을 미리 계획하는 것이다. 즉, 미래의 경영성과와 재무상태를 예측하고 필요한 재무적 조치를 예정하는 활동을 의미한다. 종합적인 경영계획을 원만하게 수행하도록 병원 내의 필요한 자금수요를 예측하고, 이를 효과적으로 공급하기 위하여 구체적인 계획을 수립하는 것이다. 재무계획을 간단히 예산편성(budgeting)이라고 칭하는 경우도 있다.

재무계획을 수립할 때 고려해야 할 사항은 투자계획과 자본조달 계획을 구체적으로 명기해야 하며, 계획기간 내에 투자지출계획을 특성과 부분별로 구분하여 투자목적의 배경을 기술하여 시행과정에서 부분관리자들이 충분히 이해할 수 있도록 해야 한다. 그리고 자본조달의 규모, 방법, 시기 등을 분명히 기술해야 하며 탄력적인 재무계획을 수립할 필요가 있다. 계획기간의 경제 환경에 대한 가정이 분명하고 일관성 있게 반영되어야 할 필요가 있다.

재무계획은 의료수익(매출액)예측으로부터 출발한다. 즉, 많은 재무항목은 단기적으로 의료수익과 일정한 관계를 가지고 변동하므로 의료수익예측을 행하고 이에 기초하여 주요 재무항목의 값을 예측함으로써 재무계획이 시작된다. 이와 같이 의료수익과 주요 재무항목의 값을 예측하는 과정을 재무예측(financial forecasting)이라고 한다.

일반적으로 재무계획은 재무예측을 기초로 현금예산과 추정재무제표를 작성하는 과정으로 이루어져 있다〈그림 11-3〉. 재무예측의 결과를 가지고 기간별로 현금수입과 현금지출을 예측하고 현금잔고 및 부족자금의 크기를 분석해낼 수 있으며, 그 결과가 현금예산(cash budget)으로 구체화된다. 그리고 미래에 예상되는 각 재무항목의 값을 손익계산서 및 재무상태표 등의 추정재무제표(pro forma financial statements)로 정리함으로써 미래의 경영성과와 재무상태를 예측한다.

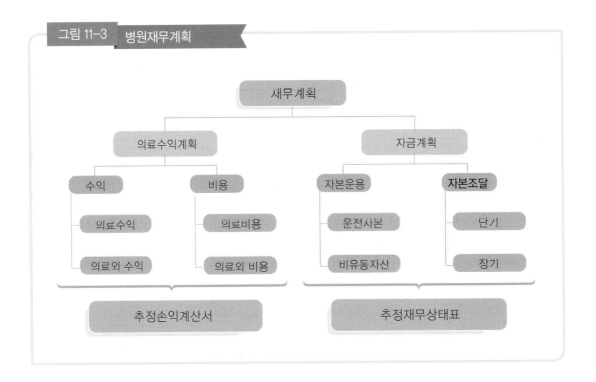

그림 11-3 병원재무계획

1. 재무계획

가. 손익분기점분석

재무계획을 수립할 때, 기본적으로 손익분기점이라는 개념을 이해하는 것이 중요하다. 손익분기점(break even point : BEP)은 일정기간의 의료수익과 의료비용이 일치하여 이익 또는 손실이 발생하지 않는 점을 말한다. 의료수익이 손익분기점을 초과할 경우에는 이익이 발생하고 손익분기점에 미달할 경우에는 손실이 발생한다. 손익분기점을 표현한 것이 〈그림 11-4〉이다. 손익분기점을 구하는 공식은 다음과 같다.

$$TR(총진료수익) = Q(진료실적) \times p(단위당\ 의료수가)$$

$$VC(총변동비) = Q(진료실적) \times v(단위당\ 변동비)$$

$$
\begin{aligned}
TR &= TC \\
&= VC + FC \\
Qp &= Qv + FC \\
Q &= FC/(p\text{-}v)
\end{aligned}
$$

그림 11-4　손익분기점 분석

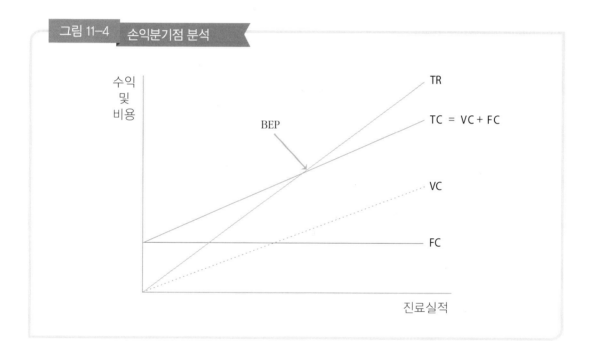

손익분기점을 결정하는 요소로는 의료수익(매출액), 고정비, 변동비, 진료실적(매출양) 등이 있다. 의료수익(total revenue)은 예상 진료실적에 단위당 의료수가를 곱하여 산출한다.

고정비(fixed costs : FC)는 진료실적과 관계없이 고정적으로 발생하는 비용이다. 고정비에는 감가상각비, 보험료, 재산세, 임차료 등이 포함된다. 변동비(variable costs : VC)는 진료실적과 같은 비율로 변하는 직접비용이다. 변동비에는 재료비, 노무비(이때 노무비는 공정적인 월급의 개념이라기보다는 실적에 따라 지급하는 보상비적인 개념을 갖는다), 연료비 등이 포함된다. 총고정비는 실적에 따라 변화하지 않지만, 단위당 고정비는 실적이 커지면 감소한다. 이에 반해 총변동비는 진료실적에 따라 변하지만 단위당 변동비는 진료실적에 관계없이 일정하다.

손익분기점에서의 진료량을 위 공식에 의해 계산할 수 있는데, 이러한 분기점에서의 진료량을 알게 되면 적정진료량에 대한 기본개념을 갖게 됨으로써 병원경영에 큰 도움을 줄 수 있다. 동시에 고정비와 변동비의 규모에 따라 손익분기점 이전이나 이후의 이익과 손실의 량을 예측할 수 있어 고정비와 변동비에 어느 정도 투자하여야 할 것인지에 대한 투자의사결정에 큰 도움을 줄 수 있다.

손익분기점분석은 비용, 의료수익 및 이익간의 관계를 분석하는데 유용할 뿐만 아니라 경영관리의 여러 분야에 매우 다양하게 이용된다. 그러나 손익분기점분석은 다음과 같은 한계점을 가지고 있다.

첫째, 모든 비용을 고정비와 변동비로 엄격히 구분하기 어렵다. 고정비 가운데서 변동비적인 성격을 지닌 비용항목들이 있는 반면 변동비 중에서도 고정비적인 성격을 지닌 항목들이 있기 때문이다.

둘째, 장기적인 경영계획수립에는 적합한 분석도구가 될 수 없다. 시간이 경과함에 따라 원가나 의료수가 등은 달라진다. 따라서 비용, 진료실적, 의료수가의 관계가 항상 일정하다고 가정한 손익분기점은 장기적인 계획수립을 어렵게 만든다.

셋째, DRG와 같은 경우에는 유용한 수단이 될 수 있으나 행위별수가제 하에서는 어려움이 있다.

넷째, 손익분기점분석은 단위당 변동비, 고정비가 일정하다는 가정 하에 선형으로 파악한다는 점에서 한계가 있다. 일반적으로 단위당 변동비는 진료실적이 증가할수록 처음에는 줄어들다가 일정 범위를 지나서는 증가하게 되는데 선형으로 파악하는데 한계가 있다.

2. 현금예산

현금예산(cash budget)은 미래 일정기간 동안에 발생하게 될 현금수입 및 지출에 대한 예상 및 소요자금에 대한 예측을 정리해 놓은 것이다. 현금수입 및 지출의 각 항목은 병원의 진료 활동이 의료수익과 어떤 관계를 가지고 이루어지는가에 대한 가정과 의료수익에 대한 미래 일정기간 동안의 예측치에 기초하여 얻어진다. 현금예산의 기간단위는 주, 월, 분기, 또는 반기 등 어느 것이라도 좋으나, 단기재무계획이 단기적인 재무상태변동을 예측하는데 목적을 두고 있으므로 주 또는 월 단위가 적절하다. 이것은 현금예산 작성을 위해 적용된 여러 가지 가정은 기간이 길어질수록 현실과 맞지 않게 될 것이기 때문이다.

3. 추정재무제표

추정재무제표는 미래 일정기간에 걸친 병원의 영업활동을 반영하여 작성된 미래의 손익계산서와 재무상태표이다. 현금예산의 경우와 마찬가지로 추정재무제표 역시 의료수익에 대한 예측치와 몇 가지 의료활동에 관한 가정에 기초하여 작성된다.

현금예산은 미래의 현금흐름 및 부족(여유)자금의크기를 예측하는데 주된 목적이 있으며 미래의 수익성과 재무상태에 관한 정보를 제공해 주지 않는다. 그러나 추정재무제표는 현금예산에서 얻어낼 수 없는 미래의 수익성 및 재무상태에 관한 정보를 얻어내기 위해 작성된다. 따라서 현금예산과 추정재무제표는 서로 보완적으로 이용될 수 있다.

추정재무제표는 일정기간 중에 얻어진 수익성이나 재무상태의 변동을 파악하고자 하는 것이므로 현금예산과 같은 빈도로 작성되지 않고 월별, 분기별 또는 연도별로 작성된다.

❖ 유동성비율(liquidity ratios)

❖ 레버리지비율(Leverage Ratios)

❖ 안정성비율(Stability Ratios)

❖ 활동성비율(Activity Ratio)

❖ 성장성 비율(Growth Ratios)

❖ 수익성 비율(Profitability Ratio)

❖ 추세분석(trend analysis)

❖ 지수법(index method)

❖ 가중비율종합법(weighted ratio method)

❖ 투자자본수익률(Return on Investment, ROI)

❖ 손익분기점(break even point, BEP)

❖ 예산편성(budgeting)

연 습
문 제

Hospital Accounting and Financial Management

01 다음을 각각 구하시오(B/S는 평균금액으로 가정).

재무상태표

Ⅰ. 유동자산			Ⅰ. 유동부채	40,000
당좌자산	46,000		Ⅱ. 비유동부채	55,000
재고자산	9,000			
Ⅱ. 비유동자산			Ⅰ. 자본금	15,000
투자자산	8,000		Ⅱ. 기타 자본금	17,500
유무형자산	64,500			
자산총계	127,500		부채, 자본 총계	127,500

손익계산서

	전 기	당 기
의료수익	80,000	85,000
의료비용	60,000	66,000
의료이익	20,000	19,000
의료외 수익	600	500
의료외 비용	14,700	13,000
경상이익	5,900	6,500
특별이익	300	500
특별손실	1,200	1,000
법인세차감전 순이익	5,000	6,000
법인세비용	1,500	1,000
당기순이익	3,500	5,000

    1) 유동비율

    2) 당좌비율

    3) 부채비율

    4) 타인자본의존도

    5) 이자보상률

    6) 고정장기적합율

    7) 총자산회전율과 총자산회전기간

    8) 의료미수금 회전율과 의료미수금회전기간

    9) 순이익증가율

  10) 총자산의료이익률

  11) 총자산경상이익률

  12) 총자산순이익률

  13) 의료수익순이익률

02 ROI기법을 설명하고, 앞의 자료를 이용하여 투자수익률을 구하시오.

03 다음 자료를 이용하여 병원의 의료수익을 구하시오.

유동자산	9,000만원	유동비율	300%
당좌비율	200%	재고자산회전율	8회

보론

병원 연결재무제표

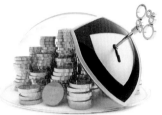

병원의 특성에 따라서 각자 자신을 하나의 독립된 경제실체로 가정하고 개별적으로 재무제표를 작성·공시하기도 하고, 학교법인 소속의 병원들의 경우에는 연결재무제표를 작성하기도 한다.

한국채택국제회계기준에서는 연결재무제표가 주재무제표이다. 병원의 경우에는 일반 기업과 달리 지배병원과 종속병원의 개념을 도입하기는 쉽지 않다. 지금까지 병원 연결재무제표 작성과 관련한 특별한 언급이 없기 때문에 「일반기업회계기준」을 준용하여 작성하는 것이 바람직하다. 한편 연결재무제표에 대한 기준과 개념에서 기준마다 조금씩 차이가 있는데, 다음은 연결재무제표와 관련된 다양한 기준의 차이점을 정리한 것이다.

구 분	현행 K-GAAP	K-IFRS	일반기업회계기준
연결재무제표	•연결범위(외감법령 등) – 지분율 30% 초과 최다출자자를 지배회사에 포함 – 소규모회사는 종속회사 제외(외감법시행령) – 특수목적기구 관련 별도 지배력기준 없음	•연결범위(회계기준) – 지분율 50%초과 또는 실질 지배력이 있는 경우 – 소규모회사 제외 기준 없음 – 특수목적기구 관련 별도 지배력기준 규정	•연결범위(회계기준) – 지분율 50%초과 또는 실질 지배력이 있는 경우 – 외감법규에서 정한 경우 소규모회사 제외
	•연결 및 지분법 적용시 중요한 회계정책과 회계추정방법 모두 일치	•회계정책만 일치	•K-IFRS와 동일. 다만 종속(피투자)회사가 K-IFRS 적용시 회계정책 일치 면제

1. 연결재무제표의 개념

연결재무제표(consolidated financial statement)란 법률적으로 독립적인 두 개 이상의 기업이 경제적으로 단일체의 형태로 작성되는 재무제표를 말한다. 보통은 지배기업의 재무제표를 중심으로 종속기업의 재무제표를 결합하여 작성한다. 여기서 지배기업(parent company)란 타른 회사에 대해 의결권이 있어 지배하고 있는 회사를 말하며, 종속기업(subsidiary company)이란 다른 기업의 지배를 받고 있는 기업을 말한다.

이에 반해 종속기업이 있는 지배기업이 작성하는 개별재무제표를 별도재무제표(separated

financial statement)라고 한다. 별도재무제표는 종속기업 및 관계기업 투자지분을 취득원가나 공정가치로 평가하며, 종속기업 등으로부터 배당금 수취 시 이를 이익으로 처리한다. 한편, 종속기업이 없는 기업은 개별재무제표(individual financial statement)를 작성하게 되는데, 개별재무제표는 관계기업 지분을 종전과 같이 지분법으로 평가한다. 따라서 연결재무제표와 개별재무제표는 종속회사 유무의 차이일 뿐 회계처리방법이 동일한 반면 별도재무제표만 일부 회계처리방법에 차이가 있다. 즉, 연결재무제표를 작성함으로써 종속기업 또는 관계기업이 관련된 이익의 영향까지 알 수 있으니, 종속기업 또는 관계기업으로 인한 이익은 전부 배제하고 지배기업만의 실적을 나타내는 재무제표(이를 별도재무제표)가 필요한 것이다.

연결재무상태표는 지배회사와 종속회사를 중심으로 작성한 재무상태표를 지배기업 자산과 종속기업 자본의 상쇄 제거, 지배기업과 종속기업 간 대차의 제거, 지배기업과 종속기업 간 이익의 제거, 지배기업과 종속기업 간 자산 부채 자본금의 합병 정리 등 네 가지의 연결조정 작업을 거친 후에 작성된다.

기업집단 가운데 내부거래의 비중이 높은 기업은 연결재무제표 상에서 상계가 많이 되므로 개별기업의 재무제표를 단순히 합산했을 때보다 순이익이 줄어들고 부채비율이 증가할수 있다. 이렇게 되면 소속 기업 가운데에는 개별 기업으로 평가 받을 때보다 신용위험이 높아져 각종 금융거래상 불이익을 당하게 되는 경우도 발생할 수 있다. 따라서 연결재무제표를 작성하는 순간부터 각 기업들은 개별적으로도 영업을 잘 해야 하겠지만 계열 내에 있는 관계사와의 거래도 중요시하고 기업집단 전체의 성적에도 관심을 기울여야 한다. 또한 단순히 내부거래를 통해서 발생하는 각종 이익증대와 자산증가와 같은 허수들을 제거함으로써 기업의 건전성을 높일 수 있다.

2. 연결재무제표의 작성대상

아래에서 정한 조건을 충족하는 경우를 제외하고 지배기업은 종속기업 투자를 연결한 연결재무제표를 작성한다. 연결재무제표는 지배기업의 모든 종속기업을 포함한다.

지배기업은 다음의 조건을 모두 충족하는 경우 연결재무제표를 작성하지 아니할 수 있다.

(1) 지배기업 자체가 종속기업이다.

(2) 지배기업의 최상위 지배기업(또는 중간 지배기업)이 한국채택국제회계기준이나 이 장을 적용하여 일반 목적으로 이용 가능한 연결재무제표를 작성한다.

다만, 주식회사의 외부감사에 관한 법률 및 동법 시행령에서 연결재무제표 작성기업을 규정한 경우에는 그 법령에 따른다.

이렇게 해서 작성된 것이 연결재무상태표와 연결손익계산서이다. 연결손익계산서는 연결관계에 있는 회사들의 총체적인 회계기간의 경영실적을 나타내는 것입니다. 구체적으로는 지배기업의 개별 손익계산서를 기초로 여기에 지배 종속기업 간 및 종속기업 상호간 거래액과 미실현 손실을 상계하여 작성한다. 연결재무제표는 지배 종속관계에 있는 기업들 가운데 지분소유관계만을 기준으로 재무제표를 작성한다. 대상 기업은 지배기업이 단독으로 50% 이상 지분을 보유하거나 다른 계열사와 함께 50% 이상 지분을 지닌 회사, 30% 이상 지분율을 확보한 최대 주주인 경우이다.

한편 기업집단의 재무제표를 일목요연하게 보기 위해서 결합재무제표를 작성하기도 한다. 결합재무제표는 주력사의 지배력이 미치는 모든 계열사를 한 개의 기업군으로 간주해 작성한다. 따라서 결합재무제표를 관찰하면 계열사간 거래로 생길 수 있는 재무제표상의 모든 거래가 투명하게 드러나게 된다.

3. 지배력

지배기업이 직접으로 또는 종속기업을 통하여 간접으로 기업 의결권의 과반수를 소유하는 경우에는 지배기업이 그 기업을 지배한다고 본다. 다만 그러한 소유권이 지배력을 의미하지 않는다는 것을 명확하게 제시할 수 있는 예외적인 경우는 제외한다. 다음의 경우에는 지배기업이 다른 기업 의결권의 절반 또는 그 미만을 소유하더라도 지배한다고 본다.

(1) 다른 투자자와의 약정으로 과반수의 의결권을 행사할 수 있는 능력이 있는 경우

(2) 법규나 약정에 따라 기업의 재무정책과 영업정책을 결정할 수 있는 능력이 있는 경우

(3) 이사회나 이에 준하는 의사결정기구가 기업을 지배한다면, 그 이사회나 이에 준하는

의사결정기구 구성원의 과반수를 임명하거나 해임할 수 있는 능력이 있는 경우

(4) 이사회나 이에 준하는 의사결정기구가 기업을 지배한다면, 그 이사회나 이에 준하는 의사결정기구의 의사결정에서 과반수의 의결권을 행사할 수 있는 능력이 있는 경우

기업이 특수목적기업을 지배하고 있는 상황의 예는 다음과 같다.

(1) 실질적으로 기업의 특정 사업의 필요에 따라 그 기업을 위하여 특수목적기업의 활동이 수행되고 그 기업은 특수목적기업의 운영에서 효익을 얻을 경우

(2) 실질적으로 기업이 특수목적기업의 활동에서 발생하는 효익의 과반을 얻을 수 있는 의사결정능력을 가지고 있거나 '자동조종'절차를 수립하여 이러한 의사결정능력을 위임하여 온 경우

(3) 실질적으로 기업이 특수목적기업의 효익의 과반을 얻을 수 있는 권리를 가지고 있어 그 특수목적기업의 활동에 흔히 있는 위험에 노출될 수 있는 경우

(4) 실질적으로 특수목적기업의 활동에서 효익을 얻기 위하여 기업이 특수목적기업이나 특수목적기업의 자산과 관련된 잔여위험이나 소유위험의 과반을 가지고 있는 경우

일반기업회계기준 제21장 '종업원급여'를 적용하는 종업원급여제도에는 이 장을 적용하지 아니한다.

4. 연결재무제표의 작성 절차

지배기업과 종속기업 재무제표의 자산, 부채, 자본, 수익, 비용을 같은 항목별로 합산하여 연결재무제표를 작성한다. 단일 경제적 실체의 재무정보로서 연결실체의 재무정보를 제공하기 위하여 다음의 단계에 따라 연결재무제표를 작성한다.

(1) 지배기업의 각 종속기업에 대한 투자자산의 장부금액과 각 종속기업의 자본 중 지배기업지분을 제거한다(영업권의 회계처리에 대하여는 제12장 '사업결합' 참조).

(2) 보고기간의 연결대상 종속기업의 당기순손익 중 비지배지분을 식별한다.

⑶ 연결대상 종속기업의 순자산 중 비지배지분은 지배기업의 소유지분의 순자산과 구분하여 별도로 식별한다. 비지배지분 순자산은 다음과 같이 구성된다.

⑺ 제12장에 따라 계산한 최초 사업결합 시점의 비지배지분 순자산에 해당하는 금액

⑷ 사업결합 이후 자본의 변동분 중 비지배지분에 해당하는 금액

가. 연결실체 내의 거래, 이와 관련된 잔액 및 수익과 비용의 제거

수익, 비용 및 배당을 포함하는 연결실체 내의 거래와 잔액은 모두 제거한다. 재고자산이나 유형자산과 같이 자산에 인식되어 있는 연결실체의 내부거래에서 발생한 손익은 모두 제거한다. 다만, 내부거래미실현손실이 제20장 '자산손상'에 따른 손상차손에 해당할 경우에는 당기손실로 인식한다. 연결실체 내의 거래에서 발생하는 손익의 제거로 인한 일시적차이에 대해서는 제22장 '법인세회계'를 적용한다.

일반적으로 연결재무제표를 작성하는 순서는 다음과 같다.

1) 개별 재무제표를 수집하여 결합시킨다.

2) 연결조정분개를 행한다.

3) 연결정산표를 작성한다.

4) 연결재무제표를 작성한다.

이중에서 핵심적인 연결재무제표 작성절차 중의 하나인 연결조정 분개는 다음의 5단계에 따라 실시한다.

1) 지배기업의 투자계정 조정

2) 지배기업의 투자계정 제거

3) 기업 상호간의 채권과 채무 제거

4) 기업 상호간의 매출과 매입 제거

5) 기업 상호간의 배당금 지급 제거

나. 보고일의 일치

동일한 보고기간종료일에 작성된 지배기업의 재무제표와 종속기업의 재무제표를 사용하

여 연결재무제표를 작성한다. 지배기업의 보고기간종료일과 종속기업의 보고기간종료일이 다른 경우, 종속기업은 실무적으로 적용할 수 없지 않다면 연결재무제표를 작성하기 위하여 지배기업의 재무제표와 동일한 보고기간종료일의 재무제표를 추가로 작성한다.

연결재무제표를 작성하기 위하여 사용되는 종속기업 재무제표의 보고기간종료일이 지배기업 재무제표의 보고기간종료일과 다른 경우에는 지배기업 재무제표의 보고기간종료일과 종속기업 재무제표의 보고기간종료일 사이에 발생한 유의적인 거래나 사건의 영향을 반영한다. 어떠한 경우라도 종속기업의 보고기간종료일과 지배기업의 보고기간종료일의 차이는 3개월을 초과해서는 안 된다. 보고기간의 길이 그리고 보고기간종료일의 차이는 매 기간마다 동일하여야 한다.

다. 회계정책의 일치

유사한 상황에서 발생한 동일한 거래나 사건에 대하여는 종속기업의 회계정책을 지배기업의 회계정책과 일치하도록 적절히 수정하여 연결재무제표를 작성한다. 다만, 연결실체 내 모든 기업이 제31장 '중소기업 회계처리 특례'의 적용대상이거나, 종속기업이 한국채택국제회계기준을 적용하여 재무제표를 작성함에 따라 회계정책이 일치하지 아니하는 경우는 그러하지 아니하다.

5. 지배력의 상실

지배기업이 종속기업에 대한 지배력을 상실한 경우, 다음의 (1)과 (2)의 차액을 당기손익으로 인식한다. 이 경우, 연결기타포괄손익누계액에 포함되어 있는 당해 종속기업에 대한 미실현손익(예 : 해외사업환산손익) 중 처분비율에 해당하는 금액은 실현된 것으로 본다.

(1) 종속기업의 주식의 처분 대가
(2) 지배력 상실 직전의 다음의 금액을 합한 금액
　(가) 연결재무제표상 당해 종속기업의 순자산 장부금액 중 처분한 주식의 지분비율에 해당하는 금액

㈏ 당해 종속기업에 대한 영업권 잔액 중 처분 비율에 해당하는 금액

지배기업이 종속기업에 대한 지배력을 상실하는 경우, 처분 후 보유투자주식은 해당 일반 기업회계기준에 따라 회계처리한다. 이 경우 지배력을 상실하게 된 시점의 보유 투자주식의 장부금액을 취득원가로 본다.

6. 연결재무제표의 형식

연결재무제표의 형식은「일반기업회계기준」제2장 '재무제표의 작성과 표시 I'과 제3장 '재 무제표의 작성과 표시 II(금융업)'을 적절히 반영하여 적용한다.

⑴ 재무상태표의 구성요소 중 자본은 지배기업지분과 비지배지분으로 구분하고 지배기업 지분은 자본금, 연결자본잉여금, 연결자본조정, 연결기타포괄손익누계액, 연결이익잉 여금(또는 결손금)으로 구분한나.

⑵ 당기순손익은 지배기업지분순손익과 비지배지분순손익으로 구분하여 연결손익계산 서 본문에 표시한다.

⑶ 연결자본변동표는 제2장 중 '자본변동표'를 적용하여 작성하되, 비지배지분의 변동은 구분하여 별도 항목으로 표시한다.

⑷ 연결현금흐름표는 제2장 중 '현금흐름표'를 적용하여 작성하되 종속기업이 연결실체에 새로 포함되거나 연결실체에서 제외되는 경우에는 연결실체의 변동으로 인한 현금의 증가(감소) 항목을 추가하여 투자활동으로 구분 표시한다.

7. 개별재무제표에서 종속기업 투자의 회계처리

지배기업이 개별재무제표를 작성할 때, 종속기업에 대한 투자자산은 제8장 '지분법'에 따 라 회계처리한다.

다음의 기준을 모두 충족하는 방식으로 지배기업이 자신의 지배기업으로 신기업을 설립 하여 연결실체의 구조를 재편성하는 경우, 신지배기업은 재편성일에 원지배기업에 대한 투

자주식의 원가를 원지배기업의 자본에서 자신의 지분에 해당하는 장부금액으로 측정한다.

(1) 신지배기업이 원지배기업의 기존 지분상품과 교환하면서 지분상품을 발행하여 원지배기업에 대한 지배력을 획득한다.

(2) 신연결실체와 원연결실체의 자산과 부채는 재편성 직전 및 직후에 동일하다.

(3) 재편성 전 원지배기업의 소유주는 재편성 직전 및 직후에 원연결실체의 순자산과 신연결실체의 순자산에 대해 동일한 절대적 지분과 상대적 지분을 갖는다.

이와 유사하게, 지배기업이 아닌 기업이 문단 4.19의 기준을 충족하는 방식으로 신기업을 자신의 지배기업으로 설립할 수 있다. 문단 4.19의 규정은 이러한 재편성에 동일하게 적용한다. 이러한 경우 '원지배기업'과 '원연결실체'라 함은 '원기업'을 의미이다.

8. 주석공시

다음 사항을 연결재무제표에 공시한다.

(1) 지배기업이 직접으로 또는 종속기업을 통하여 간접으로 종속기업의 의결권의 과반수를 소유하고 있지 않은 경우, 지배 종속관계의 성격

(2) 직접으로 또는 종속기업을 통하여 간접으로 의결권(또는 잠재적 의결권)의 과반수를 소유하고 있으나 피투자자를 지배하지 못하는 이유

(3) 연결재무제표를 작성할 때 지배기업 재무제표의 보고기간종료일이나 보고기간과 다른 종속기업의 재무제표를 사용한 경우, 그 종속기업 재무제표의 보고기간종료일. 그리고 재무제표의 보고기간종료일이 다르거나 보고기간이 다른 종속기업의 재무제표를 사용한 이유

(4) 종속기업이 지배기업에게 현금배당이나 차입금 상환, 선수금 반환의 방법으로 자금을 이전하는 데 유의적인 제약(예 : 차입 약정이나 감독규제사항)이 있는 경우 그 성격과 범위

(5) 지배력을 상실하지 않는 종속기업에 대한 지배기업의 소유지분 변동으로, 지배기업의 소유주에 귀속되는 자본에 미치는 영향을 나타내는 명세서

❖ 부록. 미래가치/현재가치 복리이자요소

〈부표 1〉複利利子·要所(CVIF) $CVIF = (1+i)^n$ (n = 기간, i = 기간당 이자율)

n \ i	1.0	1.5	2.0	2.5	3.0	3.5	4.0	4.5	5.0	5.5
1	1.01000	1.01500	1.02000	1.02500	1.03000	1.03500	1.04000	1.04500	1.05000	1.05500
2	1.02010	1.03022	1.04040	1.05062	1.06090	1.07122	1.08160	1.09202	1.10250	1.11302
3	1.03030	1.04568	1.06121	1.07689	1.09273	1.10872	1.12486	1.14117	1.15762	1.17424
4	1.04060	1.06136	1.08243	1.10381	1.12551	1.14752	1.16986	1.19252	1.21551	1.23882
5	1.05101	1.07728	1.10408	1.13141	1.15927	1.18769	1.21665	1.24618	1.27628	1.30696
6	1.06152	1.09344	1.12616	1.15969	1.19405	1.22926	1.26532	1.30226	1.34010	1.37884
7	1.07214	1.10984	1.14869	1.18869	1.22987	1.27228	1.31593	1.36086	1.40710	1.45468
8	1.08286	1.12649	1.17166	1.21840	1.26677	1.31681	1.36857	1.42210	1.47746	1.53469
9	1.09369	1.14339	1.19509	1.24886	1.30477	1.36290	1.42331	1.48609	1.55133	1.61909
10	1.10462	1.16054	1.21899	1.28008	1.34392	1.41060	1.48024	1.55297	1.62889	1.70814
11	1.11567	1.17795	1.24337	1.31209	1.38423	1.45997	1.53945	1.62285	1.71034	1.80209
12	1.12682	1.19562	1.26824	1.34489	1.42576	1.51107	1.60103	1.69588	1.79586	1.90121
13	1.13809	1.21355	1.29361	1.37851	1.46853	1.56396	1.66507	1.77220	1.88565	2.00577
14	1.14947	1.23176	1.31948	1.41297	1.51259	1.61869	1.73168	1.85194	1.97993	2.11609
15	1.16097	1.25023	1.34587	1.44830	1.55797	1.67535	1.80094	1.93528	2.07893	2.23248
16	1.17258	1.26899	1.37279	1.48451	1.60471	1.73399	1.87298	2.02237	2.18287	2.35526
17	1.18430	1.28802	1.40024	1.52162	1.65285	1.79468	1.94790	2.11338	2.29202	2.48480
18	1.19615	1.30734	1.42825	1.55966	1.70243	1.85749	2.02582	2.20848	2.40662	2.62147
19	1.20811	1.32695	1.45681	1.59865	1.75351	1.92250	2.10685	2.30786	2.52695	2.76565
20	1.22019	1.34685	1.48595	1.63862	1.80611	1.98979	2.19112	2.41171	2.65330	2.91776

複利利子要所(CVIF)

n i	6.0	6.5	7.0	7.5	8.0	8.5	9.0	9.5	10.0	10.5
1	1.06000	1.06500	1.07000	1.07500	1.08000	1.08500	1.09000	1.09500	1.10000	1.10500
2	1.12360	1.13422	1.14490	1.15562	1.16640	1.17722	1.18810	1.19902	1.21000	1.22102
3	1.19102	1.20795	1.22504	1.24230	1.25971	1.27729	1.29503	1.31293	1.33100	1.34923
4	1.26248	1.28647	1.31080	1.33547	1.36049	1.38586	1.41158	1.43766	1.46410	1.49090
5	1.33823	1.37009	1.40255	1.43563	1.46933	1.50366	1.53862	1.57424	1.61051	1.64745
6	1.41852	1.45914	1.50073	1.54330	1.58687	1.63147	1.67710	1.72379	1.77156	1.82043
7	1.50363	1.55399	1.60578	1.65905	1.71382	1.77014	1.82804	1.88755	1.94872	2.01157
8	1.59385	1.65500	1.71819	1.78348	1.85093	1.92060	1.99256	2.06687	2014359	2.22279
9	1.68948	1.76257	1.83846	1.91724	1.99900	2.08386	2.17189	2.26322	2.35795	2.45618
10	1.79085	1.87714	1.96715	2.06103	2.15892	2.26098	2.36736	2.47823	2.59374	2.71408
11	1.89830	1.99915	2.10485	2.21561	2.33164	2.45317	2.58043	2.71366	2.85312	2.99906
12	2.01220	2.12910	2.25219	2.38178	2.51817	2.66169	2.81266	2.97146	3.13843	3.31396
13	2.13293	2.26749	2.40984	2.56041	2.71962	2.88793	3.06580	3.25374	3.45227	3.66193
14	2.26090	2.41487	2.57853	2.75244	2.93719	3.13340	3.34173	3.56285	3.79750	4.04643
15	2.39656	2.57184	2.75903	2.95888	3.17217	3.39974	3.64248	3.90132	4.17725	4.47130
16	2.54035	2.73901	2.95216	3.18079	3.42594	3.68872	3.97030	4.27195	4.59497	4.94079
17	2.69277	2.91705	3.15881	3.41935	3.70002	4.00226	4.32763	4.67778	5.05447	5.45957
18	2.85434	3.10665	3.37993	3.67580	3.99602	4.34245	4.71712	5.12217	5.55992	6.03283
19	3.02560	3.30859	3.61653	3.95149	4.31570	4.71156	5.14166	5.60878	6.11591	6.66627
20	3.20713	3.52364	3.86968	4.24785	4.66096	5.11204	5.60114	6.14161	6.72750	7.36623

複利利子要所(CVIF)

n \ i	11.0	11.5	12.0	12.5	13.0	13.5	14.0	14.5	15.0	15.5
1	1.11000	1.11500	1.12000	1.12500	1.13000	1.13500	1.14000	1.14500	1.15000	1.15500
2	1.23210	1.24322	1.25440	1.26562	1.27690	1.28822	1.29960	1.31102	1.32250	1.33402
3	1.36763	1.38620	1.40493	1.42383	1.44290	1.46214	1.48154	1.50112	1.52087	1.54080
4	1.51807	1.54561	1.57352	1.60181	1.63047	1.65952	1.68896	1.71879	1.74901	1.77962
5	1.68506	1.72335	1.76234	1.80203	1.84244	1.88356	1.92541	1.96801	2.01136	2.05546
6	1.87041	1.92154	1.97382	2.02729	2.08195	2.13784	2.19497	2.25337	2.31306	2.37406
7	2.07616	2.14252	2.21068	2.28070	2.35261	2.42645	2.50227	2.58011	2.66002	2.74204
8	2.30454	2.38891	2.47596	2.56678	2.65844	2.75402	2.85259	2.95423	3.05902	3.16706
9	2.55804	2.66363	2.77308	2.88651	3.00404	3.12581	3.25195	3.38259	3.51788	3.65795
10	2.83942	2.96995	3.10585	3.24732	3.39457	3.54780	3.70722	3.87306	4.04556	4.22493
11	3.15176	3.31149	3.47855	3.65324	3.83586	4.02675	4.22623	4.43466	4.65239	4.87980
12	3.49845	3.69231	3.89598	4.10989	4.33452	4.57036	4.81790	5.07768	5.35025	5.63617
13	3.88328	4.11693	4.36349	4.62363	4.89801	5.18736	5.49241	5.81395	6.15279	6.50977
14	4.31044	4.59037	4.88711	5.20158	5.53475	5.88765	6.26135	6.65697	7.07570	7.51879
15	4.78459	5.11827	5.47356	5.85178	6.25427	6.68248	7.13794	7.62223	8.13706	8.68420
16	5.31089	5.70687	6.13039	6.58325	7.06732	7.58462	8.13725	8.72746	9.35762	10.03025
17	5.89509	6.36316	6.86604	7.40615	7.98608	8.60854	9.27646	9.99294	10.76126	11.58494
18	6.54355	7.09492	7.68996	8.33192	9.02427	9.77069	10.57517	11.44191	12.37545	13.38060
19	7.26334	7.91084	8.61276	9.37341	10.19742	11.08974	12.05569	13.10099	14.23177	15.45459
20	8.06231	8.82058	9.64629	10.54509	11.52309	12.58685	13.74348	15.00063	16.36653	17.85005

複利利子要所(CVIF)

n \ i	16.0	16.5	17.0	17.5	18.0	18.5	19.0	19.5	20.0	25.5
1	1.16000	1.16500	1.17000	1.17500	1.18000	1.18500	1.19000	1.19500	1.20000	1.20500
2	1.34560	1.35722	1.36890	1.38062	1.39240	1.40422	1.41610	1.42802	1.44000	1.45202
3	1.56090	1.58117	1.60161	1.62223	1.64303	1.66401	1.68516	1.70649	1.72800	1.74969
4	1.81064	1.84206	1.87389	1.90613	1.93878	1.97185	2.00534	2.03926	2.07360	2.10838
5	2.10034	2.14600	2.19245	2.23970	2.28776	2.33664	2.38635	2.43691	2.48832	2.54059
6	2.43640	2.50009	2.56516	2.63164	2.69955	2.76892	2.83976	2.91211	2.98598	3.06141
7	2.82622	2.91260	3.00124	3.09218	3.18547	3.28117	3.37931	3.47997	3.58318	3.68900
8	3.27841	3.39318	3.51145	3.63331	3.75886	3.88818	4.02138	4.15856	4.29982	4.44525
9	3.80296	3.95306	4.10840	4.26914	4.43545	4.60750	4.78545	4.96948	5.15978	5.35653
10	4.41143	4.60531	4.80683	5.01624	5.23383	5.45988	5.69468	5.93853	6.19173	6.45461
11	5.11726	5.36519	5.62399	5.89409	6.17592	6.46996	6.77667	7.09654	7.43008	7.77781
12	5.93603	6.25045	6.58007	6.92555	7.28759	7.66690	8.06424	8.48037	8.91610	9.37226
13	6.88579	7.28177	7.69868	8.13752	8.59936	9.08528	9.59645	10.13404	10.69932	11.29357
14	7.98752	8.48326	9.00745	9.56159	10.14724	10.76606	11.41977	12.11018	12.83918	13.60876
15	9.26552	9.88300	10.53872	11.23487	11.97374	12.75778	13.58953	14.47166	15.40701	16.39855
16	1074800	11.51369	12.33030	13.20097	14.12902	15.11797	16.17154	17.29364	18.48842	19.76025
17	12.46768	13.41345	14.42645	15.51114	16.67224	17.91479	19.24413	20.66589	22.18610	23.81111
18	14.46251	15.62667	16.87895	18.22558	19.67324	21.22903	22.90051	24.69574	26.62332	28.69238
19	16.77651	18.20507	19.74837	21.41506	23.21443	25.15640	27.25161	29.51141	31.94798	34.57432
20	19.46075	21.20891	23.10559	25.16270	27.39302	29.81033	32.42941	35.26614	38.33758	41.66205

<부표 2> 現價利子要素(PVIF) $PVIF = \frac{1}{(1+i)^n}$ (n = 기간, i = 기간당 할인율)

n \ i	1.0	1.5	2.0	2.5	3.0	3.5	4.0	4.5	5.0	5.5
1	0.99010	0.98522	0.98039	0.97561	0.97087	0.96628	0.96154	0.95694	0.95238	0.94787
2	0.98030	0.97066	0.96117	0.95181	0.94260	0.93351	0.92456	0.91573	0.90703	0.89845
3	0.97059	0.95632	0.94232	0.92860	0.91514	0.90194	0.88900	0.87630	0.86384	0.85161
4	0.96098	0.94218	0.92385	0.90595	0.88849	0.87114	0.85480	0.83856	0.82270	0.80722
5	0.95147	0.92826	0.90573	0.88385	0.86261	0.84197	0.82193	0.80245	0.78353	0.76513
6	0.94205	0.91454	0.88797	0.86230	0.83748	0.81350	0.79031	0.76790	0.74622	0.72525
7	0.93272	0.90103	0.87056	0.84127	0.81309	0.78599	0.75992	0.73483	0.71608	0.68744
8	0.92348	0.88771	0.85349	0.82075	0.78941	0.75941	0.73069	0.70319	0.67684	0.65160
9	0.91434	0.87459	0.83676	0.80073	0.76642	0.73373	0.70259	0.67290	0.64461	0.61763
10	0.90529	0.86167	0.82035	0.78120	0.74409	0.70892	0.67556	0.64393	0.61391	0.58543
11	0.89632	0.84893	0.80426	0.76214	0.72242	0.68495	0.64958	0.61620	0.58468	0.55491
12	0.88745	0.83639	0.78849	0.74356	0.70138	0.66178	0.62460	0.58966	0.55684	0.52598
13	0.87866	0.82403	0.77303	0.72542	0.68095	0.63940	0.60057	0.56427	0.53032	0.49856
14	0.86996	0.81185	0.75788	0.70773	0.66112	0.61778	0.57748	0.53997	0.50507	0.47257
15	0.86135	0.79985	0.74301	0.69047	0.64186	0.59689	0.55526	0.51672	0.48102	0.44793
16	0.85282	0.78803	0.72845	0.67362	0.62317	0.57671	0.53391	0.49447	0.45811	0.42458
17	0.84438	0.77639	0.71416	0.65720	0.60502	0.55720	0.51337	0.47318	0.43630	0.40245
18	0.83602	0.76491	0.70016	0.64117	0.58739	0.53836	0.49363	0.45280	0.41552	0.38147
19	0.82774	0.75361	0.68643	0.62553	0.57029	0.52016	0.47464	0.43330	0.39573	0.36158
20	0.81954	0.74247	0.67297	0.61027	0.55368	0.50257	0.45639	0.41464	0.37689	0.34273

現價利子要素(PVIF)

n \ i	6.0	6.5	7.0	7.5	8.0	8.5	9.0	9.5	10.0	10.5
1	0.94340	0.93897	0.93458	0.93023	0.92593	0.92166	0.91743	0.91324	0.90909	0.90498
2	0.89000	0.88166	0.87344	0.86533	0.85734	0.84946	0.84168	0.83401	0.82645	0.81898
3	0.83962	0.82785	0.81630	0.80496	0.79383	0.78291	0.77218	0.76165	0.75131	0.74116
4	0.79209	0.77732	0.76290	0.74880	0.73503	0.72157	0.70843	0.69557	0.68301	0.67073
5	0.74726	0.72988	0.71299	0.69656	0.68058	0.66505	0.64993	0.63523	0.62092	0.60700
6	0.70496	0.68533	0.66634	0.64796	0.63017	0.61295	0.59627	0.58012	0.56447	0.54932
7	0.66506	0.64351	0.62275	0.60275	0.58349	0.56493	0.54703	0.52927	0.51316	0.49712
8	0.62741	0.60423	0.58201	0.56070	0.54027	0.52067	0.50187	0.48382	0.46651	0.44989
9	0.59190	0.56735	0.54393	0.52158	0.50025	0.47988	0.46043	0.44185	0.42410	0.40714
10	0.55839	0.53273	0.50835	0.48519	0.46319	0.44229	0.42241	0.40351	0.38554	0.36845
11	0.52679	0.50021	0.47509	0.45134	0.42888	0.40764	0.38753	0.36851	0.35049	0.33344
12	0.49697	0.46968	0.44401	0.41985	0.39711	0.37570	0.35553	0.33654	0.31863	0.30175
13	0.46884	0.44102	0.41496	0.39056	0.36770	0.34627	0.32618	0.30734	0.28966	0.27308
14	0.44230	0.41410	0.38782	0.36331	0.34046	0.31914	0.29925	0.28067	0.26333	0.24713
15	0.41727	0.38883	0.36245	0.33797	0.31524	0.29414	0.27454	0.25632	0.23939	0.22365
16	0.39365	0.36510	0.33873	0.31439	0.29189	0.27110	0.25187	0.23409	0.21763	0.20240
17	0.37136	0.34281	0.31657	0.29245	0.27027	0.24986	0.23107	0.21378	0.19784	0.18316
18	0.35034	0.32189	0.29586	0.27205	0.25025	0.23028	0.21199	0.19523	0.17986	0.16576
19	0.33051	0.30224	0.27651	0.25307	0.23171	0.21224	0.19449	0.17829	0.16351	0.15001
20	0.31180	0.28380	0.25842	0.23541	0.21455	0.19562	0.17843	0.16282	0.14864	0.13575

現價利子要素(PVIF)

n i	11.0	11.5	12.0	12.5	13.0	13.5	14.0	14.5	15.0	15.5
1	0.90090	0.89686	0.89286	0.88889	0.88496	0.88106	0.87719	0.87336	0.86957	0.86580
2	0.81162	0.80436	0.79719	0.79012	0.78315	0.77626	0.76947	0.76276	0.75614	0.74961
3	0.73119	0.72140	0.71178	0.70233	0.69305	0.68393	0.67497	0.66617	0.65752	0.64901
4	0.65873	0.64699	0.63552	0.62430	0.61332	0.60258	0.59208	0.58181	0.57175	0.56192
5	0.59345	0.58026	0.56743	0.55493	0.54276	0.53091	0.51937	0.50813	0.49718	0.48651
6	0.53464	0.52042	0.50663	0.49327	0.48032	0.46776	0.45559	0.44378	0.43233	0.42122
7	0.48166	0.46674	0.45235	0.43846	0.42506	0.41213	0.39964	0.38758	0.37594	0.36469
8	0.43393	0.41860	0.40388	0.38974	0.37616	0.36311	0.35056	0.33850	0.32690	0.31575
9	0.39092	0.37543	0.36061	0.34644	0.33288	0.31992	0.30751	0.29563	0.28426	0.27338
10	0.35218	0.33671	0.32197	0.30795	0.29459	0.28187	0.26974	0.25819	0.24718	0.23669
11	0.31728	0.30198	0.28748	0.27373	0.26070	0.24834	0.23662	0.22550	0.21494	0.20493
12	0.28584	0.27083	0.25668	0.24332	0.23071	0.21880	0.20756	0.19694	0.18691	0.17743
13	0.25751	0.24290	0.22917	0.21628	0.20416	0.19278	0.18207	0.17200	0.16253	0.15362
14	0.23199	0.21785	0.20462	0.19225	0.18068	0.16985	0.15971	0.15022	0.14133	0.13300
15	0.20900	0.19538	0.18270	0.17089	0.15989	0.14964	0.14010	0.13120	0.12289	0.11515
16	0.18829	0.17523	0.16312	0.15190	0.14150	0.13185	0.12289	0.11458	0.10686	0.09970
17	0.16963	0.15715	0.14564	0.13502	0.12522	0.11616	0.10780	0.10007	0.09293	0.08632
18	0.15282	0.14095	0.13004	0.12002	0.11081	0.10235	0.09456	0.08740	0.08081	0.07474
19	0.13768	0.12641	0.11611	0.10668	0.09806	0.09017	0.08295	0.07633	0.07027	0.06471
20	0.12403	0.11337	0.10367	0.09483	0.08678	0.07945	0.07276	0.06666	0.06110	0.05602

現價利子要素(PVIF)

n \ i	16.0	16.5	17.0	17.5	18.0	18.5	19.0	19.5	20.0	20.5
1	0.86207	0.85837	0.85470	0.85106	0.84746	0.84388	0.84034	0.83682	0.83333	0.82988
2	0.74316	0.73680	0.73051	0.72431	0.71818	0.71214	0.70616	0.70027	0.69444	0.68869
3	0.64066	0.63244	0.62437	0.61643	0.60863	0.60096	0.59342	0.58600	0.57870	0.57153
4	0.55229	0.54287	0.53365	0.52462	0.51579	0.50714	0.49867	0.49038	0.48225	0.47430
5	0.47611	0.46598	0.45611	0.44649	0.43711	0.42797	0.41905	0.41036	0.40188	0.39361
6	0.41044	0.39999	0.38984	0.37999	0.37043	0.36115	0.35214	0.34339	0.33490	0.32665
7	0.35383	0.34334	0.33320	0.32340	0.31393	0.30477	0.29592	0.28736	0.27908	0.27108
8	0.30503	0.29471	0.28478	0.27523	0.26604	0.25719	0.24867	0.24047	0.23257	0.22496
9	0.26295	0.25297	0.24340	0.23424	0.22546	0.21704	0.20897	0.20123	0.19381	0.18669
10	0.22668	0.21714	0.20804	0.19935	0.19106	0.18315	0.17560	0.16839	0.16151	0.15493
11	0.19542	0.18639	0.17781	0.16966	0.16192	0.15456	0.14757	0.14091	0.13459	0.12857
12	0.16846	0.15999	0.15197	0.14439	0.13722	0.13043	0.12400	0.11792	0.11216	0.10670
13	0.14523	0.13733	0.12989	0.12289	0.11629	0.11007	0.10421	0.09868	0.09346	0.08855
14	0.12520	0.11788	0.11102	0.10459	0.09855	0.09288	0.08757	0.08258	0.07789	0.07348
15	0.10793	0.10118	0.09489	0.08901	0.08352	0.07838	0.07359	0.06910	0.06491	0.06098
16	0.09304	0.08685	0.08110	0.07575	0.07078	0.06615	0.06184	0.05782	0.05409	0.05061
17	0.08021	0.07455	0.06932	0.06447	0.05998	0.05582	0.05196	0.04839	0.04507	0.04200
18	0.06914	0.06399	0.05925	0.05487	0.05083	0.04711	0.04367	0.04049	0.03756	0.03485
19	0.05961	0.05493	0.05064	0.04670	0.04308	0.03975	0.03670	0.03389	0.03130	0.02892
20	0.05139	0.04715	0.04328	0.03974	0.03651	0.03355	0.03084	0.02836	0.02608	0.02400

<부표 3> 年金의 複利利子要所(CVIFA) $CVIFA = \dfrac{(1+i)^n - 1}{i}$

n \ i	1.0	1.5	2.0	2.5	3.0	3.5	4.0	4.5	5.0	5.5
1	1.00000	1.00000	1.00000	1.00000	1.00000	1.00000	1.00000	1.00000	1.00000	1.00000
2	2.01000	2.01500	2.02000	2.02500	2.03000	2.03500	2.04000	2.04500	2.05000	2.05500
3	3.03010	3.04522	3.06040	3.07562	3.09090	3.10622	3.12160	3.13702	3.15250	3.16802
4	4.06040	4.09090	4.12161	4.15252	4.18363	4.21494	4.24646	4.27819	4.31012	4.34227
5	5.10100	5.15227	5.20404	5.25633	5.30914	5.36247	5.41632	5.47071	5.52563	5.58109
6	6.15201	6.22955	6.30812	6.38774	6.46841	6.55015	6.63298	6.71689	6.80191	6.88805
7	7.21353	7.32299	7.43428	7.54743	7.66246	7.77941	7.89829	8.01915	8.14201	8.26689
8	8.28567	8.43284	8.58297	8.73612	8.89234	9.05169	9.21423	9.38001	9.54911	9.72157
9	9.36853	9.55933	9.75463	9.95452	10.15911	10.36850	10.58279	10.80211	11.02656	11.25626
10	10.46221	10.70272	10.94972	11.20338	11.46388	11.73139	12.00611	12.28821	12.57789	12.87535
11	11.56683	11.86326	12.16871	12.48347	12.80779	13.14199	13.48635	13.84118	14.20679	14.58350
12	12.68250	13.04121	13.41209	13.79555	14.19203	14.60196	15.02580	15.46403	14.91713	16.38559
13	13.80933	14.23683	14.68033	15.14044	15.61779	16.11303	16.62684	17.15991	17.71298	18.28680
14	14.94742	15.45038	15.97394	16.51895	17.08632	17.67699	18.29191	18.93211	19.59863	20.29257
15	16.09689	16.68214	17.29342	17.93192	18.59891	19.29568	20.12359	20.78405	21.57856	22.40866
16	17.25786	17.93237	18.63928	19.38022	20.15688	20.97103	21.82453	22.71933	23.65749	24.64114
17	18.43044	19.20135	20.01207	20.86473	21.76158	22.70501	23.69751	24.74170	25.84036	26.99640
18	19.61474	20.48937	21.41231	22.38635	23.41443	24.49969	25.64541	26.85508	28.13238	29.48120
19	20.81089	21.79671	22.84056	23.94600	25.11686	26.35718	27.67123	29.06356	30.53900	32.10267
20	22.01900	23.12366	24.29737	25.54465	26.87037	28.27968	29.77807	31.37142	33.06595	34.86831

年金의 複利利子要所(CVIFA)

n\i	6.0	6.5	7.0	7.5	8.0	8.5	9.0	9.5	10.0	10.5
1	1.00000	1.00000	1.00000	1.00000	1.00000	1.00000	1.00000	1.00000	1.00000	1.00000
2	2.06000	2.06500	2.07000	2.07500	2.08000	2.08500	2.09000	2.09500	2.10000	2.10500
3	3.18360	3.19922	3.21490	3.23062	3.24640	3.26222	3.27810	3.29402	3.31000	3.32602
4	4.37462	4.40717	4.43994	4.47292	4.50611	4.53951	4.57313	4.60696	4.64100	4.67526
5	5.63709	5.69364	5.75074	5.80839	5.86660	5.92537	5.98471	6.04462	6.10510	6.16616
6	6.97532	7.06373	7.15329	7.24402	7.33593	7.42903	7.52333	7.61886	7.71561	7.81361
7	8.39384	8.52287	8.65402	8.78732	8.92280	9.06050	9.20043	9.34265	9.48717	9.63403
8	9.89747	10.07686	10.25980	10.44637	10.63663	10.83064	11.02847	11.23020	11.43589	11.64561
9	11.49132	11.73185	11.97799	12.22985	12.48756	12.75124	13.02104	13.29707	13.57948	13.86840
10	13.18079	13.49442	13.81645	14.14709	14.48656	14.83510	15.19293	15.56029	15.93742	16.32458
11	14.87164	15.37156	15.78360	16.20812	16.64549	17.09608	17.56029	18.03852	18.53117	19.03866
12	16.86994	17.37071	17.88845	18.42373	18.97713	19.54925	20.14072	20.75217	21.38428	22.03770
13	18.88214	19.49981	20.14064	20.80551	21.49530	22.21093	22.95338	23.72363	24.52271	25.35168
14	21.01506	21.76729	22.55049	23.36592	24.21492	24.09886	26.01919	26.97738	27.97498	29.01360
15	23.27597	24.18217	25.12902	26.11836	27.15211	28.23227	29.36091	30.54023	31.77248	33.06003
16	23.67252	26.75401	27.88805	29.07724	30.32428	31.63201	33.00339	34.44155	35.94973	37.53133
17	28.21287	29.49302	30.84021	32.25803	33.75022	35.32073	36.97370	38.71349	40.54470	42.47212
18	30.90565	32.41006	33.99903	35.67738	37.45024	39.32299	41.30133	43.39127	45.59917	47.93169
19	33.75998	35.51672	37.37896	39.35318	41.44626	43.66544	46.01845	48.51344	51.15908	53.96452
20	36.78558	38.82530	40.99549	43.30467	45.76196	48.37701	51.16011	54.12222	57.27499	60.63080

年金의 複利利子要所(CVIFA)

n i	11.0	11.5	12.0	12.5	13.0	13.5	14.0	14.5	15.0	15.5
1	1.00000	1.00000	1.00000	1.00000	1.00000	1.00000	1.00000	1.00000	1.00000	1.00000
2	2.11000	2.11500	2.12000	2.12500	2.13000	2.13500	2.14000	2.14500	2.15000	2.15500
3	3.34210	3.35822	3.37440	3.39062	3.40690	3.42322	3.43960	3.45602	3.47250	3.48902
4	4.70973	4.74442	4.77933	4.81445	4.84980	4.88536	4.92114	4.95715	4.99337	5.02982
5	6.22780	6.29003	6.35285	6.41626	6.48027	6.54488	6.61010	6.67593	6.74238	6.80945
6	7.91286	8.01338	8.11519	8.21829	8.32271	8.42844	8.53552	8.64395	8.75374	8.86491
7	9.78327	9.93492	10.08901	10.24558	10.40466	10.56628	10.73049	10.89732	11.06680	11.23897
8	11.85943	12.07744	12.29969	12.52628	12.75726	12.99273	13.23276	13.47743	13.72682	13.98101
9	14.16397	14.46634	14.77566	15.09206	15.41571	15.74675	16.08535	16.43165	16.78584	17.14807
10	16.72201	17.12997	17.54873	17.97857	18.41975	18.87256	19.33729	19.81424	20.30372	20.80602
11	19.56143	20.09992	20.65458	21.22589	21.81432	22.42036	23.04451	23.68731	24.34927	25.03095
12	22.71318	23.41141	24.13313	24.87912	25.65018	26.44710	27.27074	28.12197	29.00166	29.91075
13	26.21163	27.10372	28.02911	28.98901	29.98470	31.01746	32.08865	33.19965	34.35191	35.54691
14	30.09491	31.22065	32.39260	33.61264	34.88271	36.20482	37.58106	39.01360	40.50470	42.05668
15	34.40535	35.81102	37.27971	38.81422	40.41746	42.09247	43.84241	45.67057	47.580741	49.57547
16	39.18994	40.92929	42.75327	44.66599	46.67173	48.77495	50.98034	53.29280	55.71747	58.25967
17	44.50083	46.63616	48.88367	51.24924	53.73906	56.35957	59.11759	62.02026	65.07508	68.28991
18	50.39592	52.99931	55.74971	58.65540	61.72513	64.96811	68.39405	72.01320	75.83635	79.87485
19	56.93947	60.09423	63.43967	66.98732	70.74940	74.73880	78.96922	83.45511	88.21180	93.25545
20	64.20282	68.00507	72.05243	76.36073	80.94682	85.82854	91.02491	96.55610	102.44357	108.71004

年金의 複利利子要所(CVIFA)

n i	16.0	16.5	17.0	17.5	18.0	18.5	19.0	19.5	20.0	20.5
1	1.00000	1.00000	1.00000	1.00000	1.00000	1.00000	1.00000	1.00000	1.00000	1.00000
2	2.16000	2.16500	2.17000	2.17500	2.18000	2.18500	2.19000	2.19500	2.20000	2.20500
3	3.50560	3.52222	3.53890	3.55562	3.57240	3.58922	3.60610	3.62302	3.64000	3.65702
4	5.06650	5.10339	5.14051	5.17786	5.21543	5.25323	5.29126	5.32951	5.36800	5.40671
5	6.87714	6.94545	7.01440	7.08398	7.15421	7.22508	7.29660	7.36877	7.44160	7.51509
6	8.97748	9.09145	9.20685	9.32368	9.44197	9.56172	9.68295	9.80568	8.92992	10.05568
7	11.41387	11.59154	11.77201	11.95533	12.14152	12.33064	12.52271	12.71779	12.91590	13.11710
8	14.24009	14.50414	14.77325	15.04751	15.32699	15.61180	15.90203	16.19775	16.49908	16.80610
9	17.51851	17.89733	18.28471	18.68082	19.08585	19.49999	19.92341	20.35632	20.79890	21.25135
10	21.32147	21.85039	22.39311	22.94996	23.52131	24.10748	24.70886	25.32580	25.95868	26.60788
11	25.73290	26.45570	27.19993	27.96621	28.75514	29.56737	30.40354	31.26433	32.15041	33.06250
12	30.85016	31.82089	32.82392	33.86029	34.93106	36.03733	37.18021	38.36087	39.58049	40.84031
13	36.78619	38.07133	39.40399	40.78584	42.21865	43.70423	45.24445	46.84124	48.49659	50.21257
14	43.67198	45.35310	47.10266	48.92336	50.81801	52.78952	54.84090	56.97528	59.19591	61.50614
15	51.65949	53.83636	56.11012	58.48495	60.96525	63.55557	66.26067	69.08546	72.03509	75.11490
16	60.92501	63.71936	66.64883	69.71982	72.93899	76.31335	79.85019	83.55712	87.44210	91.51345
17	71.67301	75.23305	78.97913	82.92078	87.06801	91.43132	96.02173	100.85076	105.93052	111.27371
18	84.14069	88.64650	93.40559	98.43192	103.74025	109.34611	115.26585	121.51665	128.11662	135.08481
19	98.60320	104.27318	110.28453	116.65750	123.41349	130.57514	138.16636	146.21239	154.73994	163.77719
20	115.37971	122.47825	130.03290	138.07256	146.62792	155.73153	165.41797	175.72381	186.68792	198.35151

〈부표 4〉 年金의 現價利子要素(PVIFA)

$$PVIFA = \frac{1 - \frac{1}{(1+i)^n}}{i}$$

n \ i	1.0	1.5	2.0	2.5	3.0	3.5	4.0	4.5	5.0	5.5
1	0.99010	0.98522	0.98039	0.97561	0.97087	0.96618	0.96154	0.95694	0.95238	0.94787
2	1.97039	1.95588	1.94156	1.92742	1.91347	1.89969	1.88609	1.87267	1.85941	1.84632
3	2.94098	2.91220	2.88388	2.85602	2.82861	2.80164	2.77509	2.74896	2.72325	2.69793
4	3.90197	3.85438	3.80773	3.76197	3.71710	3.67308	3.62990	3.58753	3.54595	3.50515
5	4.85343	4.78264	4.71346	4.64583	4.57971	4.51505	4.45182	4.38998	4.32948	4.27028
6	5.79548	5.69719	5.60143	5.50812	5.41719	5.32855	5.24214	5.15787	5.07569	4.99553
7	6.72819	6.59821	6.47199	6.34939	6.23028	6.11455	6.00206	5.89270	5.78637	5.68297
8	7.65168	7.48592	7.32548	7.17014	7.01969	6.87396	6.73275	6.59589	6.46321	6.33457
9	8.56602	8.36051	8.16224	7.97086	7.78611	7.60769	7.43533	7.26879	7.10782	6.95220
10	9.47130	9.22218	8.98259	8.75206	8.53020	8.31661	8.11090	7.91272	7.72174	7.53763
11	10.36763	10.07112	9.78685	9.51421	7.25262	9.00155	8.76048	8.52892	8.30642	8.09254
12	11.25508	10.90750	10.57534	10.25776	9.95400	9.66334	9.38507	9.11858	8.86325	8.61582
13	12.13374	11.73153	11.34837	10.98318	10.63495	10.30274	9.98565	9.68285	9.39357	9.11708
14	13.00370	12.54338	12.10625	11.69091	11.29607	10.92052	10.56312	10.22282	9.89864	9.58965
15	13.86505	13.34323	12.84926	12.38138	11.93793	11.51741	11.11839	10.73955	10.37966	10.03758
16	14.71787	14.13126	13.57771	13.05500	12.56110	12.09412	11.65230	11.23401	10.83777	10.46216
17	15.56225	14.90765	14.29187	13.71220	13.16612	12.65132	12.16567	11.70719	11.27407	10.86461
18	16.39827	15.67256	14.99203	14.35336	13.75351	13.18968	12.65930	12.15999	11.68959	11.24607
19	17.22601	16.42616	15.67846	14.97889	14.32380	13.70984	13.13394	12.59329	12.08532	11.60765
20	18.04555	17.16863	16.35143	15.58916	14.87747	14.21241	13.59033	13.00794	12.46221	11.95038

年金의 現價利子要素(PVIFA)

n \ i	6.0	6.5	7.0	7.5	8.0	8.5	9.0	9.5	10.0	10.5
1	0.94340	0.93897	0.93458	0.93023	0.92593	0.92166	0.91743	0.91324	0.90909	0.90498
2	1.83339	1.82063	1.80802	1.79557	1.78326	1.77111	1.75911	1.74725	1.73554	1.72396
3	2.67301	2.64848	2.62432	2.60053	2.57710	2.55402	2.53129	2.50891	2.48685	2.46512
4	3.46511	3.42580	3.38721	3.34933	3.31213	3.27560	3.23972	3.20448	3.16987	3.13586
5	4.21236	4.15568	4.10020	4.04588	3.99271	3.94064	3.88965	3.83971	3.79079	3.74286
6	4.91732	4.84101	4.76654	4.69385	4.62288	4.55359	4.48592	4.41983	4.35526	4.29218
7	5.58238	5.48452	5.38929	5.29660	5.20637	5.11851	5.03295	4.94961	4.86842	4.78930
8	6.20979	6.08875	5.97130	5.85730	5.74664	5.63918	5.53482	5.43344	5.33493	5.23919
9	6.80169	6.65611	6.51523	6.37889	6.24689	6.11906	5.99525	5.87528	5.75902	5.64632
10	7.36009	7.18883	7.02358	6.86408	6.71008	6.56135	6.41766	6.27880	6.14457	6.01477
11	7.88687	7.68904	7.49867	7.31542	7.13896	6.96898	6.80519	6.64730	6.49506	6.34821
12	8.38384	8.15873	7.94269	7.73528	7.53608	7.34469	7.16073	6.98384	6.81369	6.64996
13	8.85268	8.59974	8.35765	8.12584	7.90378	7.69096	7.48690	7.29118	7.10336	6.92304
14	9.29498	9.01384	8.74547	8.48915	8.24424	8.01010	7.78615	7.57185	7.36669	7.17018
15	9.71225	9.40267	9.10791	8.82712	8.55948	8.30424	8.06069	7.82817	7.60608	7.39382
16	10.10590	9.76777	9.44665	9.14151	8.85137	8.57533	8.31256	8.06226	7.82371	7.59622
17	10.47726	10.11058	9.76322	9.43396	9.12164	8.82519	8.54363	8.27604	8.02155	7.77939
18	10.82760	10.43247	10.05909	9.70601	9.37189	9.05548	8.75563	8.47127	8.20141	7.94515
19	11.15812	10.73471	10.33560	9.95908	9.60360	9.26772	8.95011	8.64956	8.36492	8.09515
20	11.46992	11.01851	10.59401	10.19449	9.81815	9.46334	9.12855	8.81238	8.51356	8.23091

年金의 現價利子要素(PVIFA)

n \ i	11.0	11.5	12.0	12.5	13.0	13.5	14.0	14.5	15.0	15.5
1	0.90090	0.89686	0.89286	0.88889	0.88496	0.88106	0.87719	0.87336	0.86957	0.86580
2	1.71252	1.70122	1.69005	1.67901	1.66810	1.65732	1.64666	1.63612	1.62571	1.61541
3	2.44371	2.42262	2.40183	2.38134	2.36115	2.34125	2.32163	2.30229	2.28323	2.26443
4	3.10245	3.06961	3.03735	3.00564	2.97447	2.94383	2.91371	2.88410	2.85498	2.82634
5	3.69590	3.64988	3.60478	3.56057	3.51723	3.47474	3.43308	3.39223	3.35216	3.31285
6	4.23054	4.17209	4.11141	4.05384	3.99755	3.94250	3.88867	3.83600	3.78448	3.73407
7	4.71220	4.63704	4.56376	4.49230	4.42261	4.35463	4.28830	4.22358	4.16042	4.09876
8	5.14612	5.05564	4.96764	4.88205	4.79877	4.71774	4.63886	4.56208	4.48732	4.41451
9	5.53705	5.43106	5.32825	5.22848	5.13166	5.03765	4.94637	4.85771	4.77158	4.68789
10	5.88923	5.76777	5.65022	5.53643	5.42624	5.31952	5.21612	5.11591	5.01877	4.92458
11	6.20652	6.06975	5.93770	5.81016	5.68694	5.56786	5.45273	5.34140	5.23371	5.12951
12	6.49236	6.34058	6.19437	6.05348	5.91765	5.78666	5.66029	5.53834	5.42062	5.30693
13	6.74987	6.58348	6.42355	6.26976	6.12181	5.97943	5.84236	5.71034	5.58315	5.46055
14	6.98187	6.80133	6.62817	6.46201	6.30249	6.14928	6.00207	5.86056	5.72448	5.59355
15	7.19087	6.99671	6.81086	6.63289	6.46238	6.29893	6.14217	5.99176	5.84737	5.70870
16	7.37916	7.17194	6.97399	6.78479	6.60388	6.43077	6.26506	6.10634	5.95424	5.80840
17	7.54879	7.32909	7.11963	6.91982	6.72909	6.54694	6.37286	6.20641	6.04716	5.89472
18	7.70162	7.47004	7.24967	7.03984	6.83991	6.64928	6.46742	6.29381	6.12797	5.96945
19	7.83929	7.59664	7.36578	7.14652	6.93797	6.73946	6.55037	6.37014	6.19823	6.03416
20	7.96333	7.70982	7.46944	7.24135	7.02475	6.81890	6.62313	6.43680	6.25933	6.09018

年金의 現價利子要素(PVIFA)

n i	16.0	16.5	17.0	17.5	18.0	18.5	19.0	19.5	20.0	20.5
1	0.86207	0.85837	0.85470	0.85106	0.84746	0.84388	0.84034	0.83682	0.83333	0.82988
2	1.60523	1.59517	1.58521	1.57537	1.56564	1.55602	1.54650	1.53709	1.52778	1.51857
3	2.24589	2.22761	2.20959	2.19181	2.17427	2.15698	2.13992	2.12309	2.10648	2.09010
4	2.79818	2.77048	2.74324	2.71643	2.69006	2.66412	2.63859	2.61346	2.58873	2.56440
5	3.27429	3.23646	3.19935	3.16292	3.12717	3.09208	3.05764	3.02382	2.99061	2.95801
6	3.68474	3.63645	3.58918	3.54291	3.49760	3.45323	3.40978	3.36721	3.32551	3.28465
7	4.03857	3.97979	3.92238	3.86631	3.81153	3.75800	3.70570	3.65457	3.60459	3.55573
8	4.34359	4.27449	4.20716	4.15154	4.07757	4.01519	3.95437	3.89504	3.83716	3.78069
9	4.60654	4.52746	4.45057	4.37578	4.30302	4.23223	4.16333	4.09627	4.03097	3.96738
10	4.83323	4.74460	4.65860	4.57513	4.49409	4.41538	4.33894	4.26466	4.19247	4.12230
11	5.02864	4.93099	4.83641	4.74479	4.65601	4.56994	4.48650	4.40557	4.32706	4.25087
12	5.19711	5.09098	4.98839	4.88918	4.79323	4.70037	4.61050	4.52349	4.43922	4.35757
13	5.34233	5.22831	5.11828	5.01207	4.90951	4.81044	4.71471	4.62217	4.53268	4.44612
14	5.46753	5.34619	5.22930	5.11666	5.00806	4.90333	4.80228	4.70474	4.61057	4.51960
15	5.57546	5.44737	5.32419	5.20567	5.09158	4.98171	4.87586	4.77384	4.67547	4.58058
16	5.66850	5.53422	5.40529	5.28142	5.16235	5.04786	4.93770	4.83167	4.72956	4.63119
17	5.74870	5.60878	5.47461	5.34589	5.22233	5.10368	4.98966	4.88006	4.77643	4.67318
18	5.81785	5.67277	5.53385	5.40076	5.27316	5.15078	5.03333	4.92055	4.81220	4.70804
19	5.87746	5.72770	5.58449	5.44745	5.31624	5.19053	5.07003	4.95444	4.84350	4.73696
20	5.92884	5.77485	5.62777	5.48719	5.35275	5.22408	5.10086	4.98279	4.86958	4.76096